Intensive Care Nurse's Answers

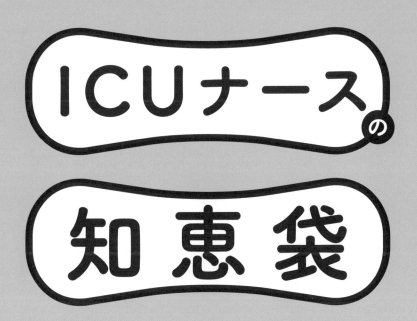

ICUナースの知恵袋

編集

藤野智子

序文

　誰も予想しなかった感染症が世界中で猛威を奮い、早くも3年目となりました。

　この文章を記している現在も、新型コロナウイルス感染症（COVID-19）第7波の真っ最中で、臨床現場はまたしても感染症対応や入院病床確保、そして医療者の感染による医療崩壊に直面しています。

　ご存知のように、COVID-19の流行は、医療界に大きな変化をもたらしました。定期手術の延期、入院前のPCR検査、病床隔離、家族の面会中止、テレビモニターによる患者観察、フルPPE装着での医療や看護ケアの実施、ウェブでの病状説明など多岐に渡ります。また、世界的な人工呼吸器の不足により、通常であれば人工呼吸器を装着した治療対象となる患者さんにおいても、ご本人の意思により人工呼吸器を装着しないという事態も発生しました。さらに、学生の実習中止や実習形態の変更などももたらしました。

　しかし、ワクチンや治療薬の普及・開発により、流行期と非流行期を繰り返すようになり、非流行期には、ほぼCOVID-19流行以前の体制を取り戻しています。このような感染症の流行は7年間程度続くという有識者もおり、まだまだ予断が許されませんが、われわれは、「with COVID-19」の環境に適応し、対応していくしかない状況なのでしょう。

　本書は、急性期や集中治療に精通した看護師やクリニカルエンジニアらにより作成いたしました。COVID-19に関係なく、一般的に実践されている最新の医療行為や看護ケア、またCOVID-19にて多用されたECMOや腹臥位療法なども収載しました。しっかりした最新の根拠（エビデンス）に加え、『ナースの知恵袋』というタイトルにあるように、筆者それぞれの持つワザやコツなども加えていただくことで、臨床実践に非常に役立つ内容となりました。

　COVID-19により急性期実習ができなかった若手看護師にも、すぐに役立つ内容となっています。ぜひ、皆さんの臨床実践や若手教育などにご活用くださいますと幸いです。

2022年8月

COVID-19の早期終息を祈念して

藤野智子

CONTENTS

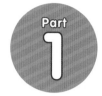

Part 1 集中治療の知恵袋

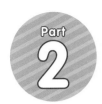

重症集中ケアの知恵袋

装丁：小口翔平＋須貝美咲（tobufune）
本文イラストレーション：今﨑和広、秋葉あきこ
本文DTP：明昌堂

ICUナースの知恵袋

執筆者一覧（敬称略）
....

●編集
藤野智子　　聖マリアンナ医科大学病院、急性・重症患者看護専門看護師/集中ケア認定看護師

●執筆（掲載順）

吉田　奏　　聖路加国際病院麻酔科・周術期センター 周麻酔期看護師チーフ/特定看護師

畑中　晃　　京都岡本記念病院 臨床工学科副技士長、臨床工学技士

石田幹人　　国立病院機構関門医療センター 看護部 副看護師長、クリティカルケア認定看護師

後小路 隆　　社会医療法人陽明会小波瀬病院 看護部、救急看護認定看護師/診療看護師

荻野　充　　国家公務員共済組合連合会平塚共済病院 救急センター、クリティカルケア認定看護師

伊藤貴公　　国家公務員共済組合連合会平塚共済病院 集中治療室 主任、集中ケア認定看護師

遠藤太一　　時計台記念病院 臨床工学科、臨床工学技士、医療機器安全管理責任者

五十嵐義浩　聖マリアンナ医科大学病院 クリニカルエンジニア部 主事、認定集中治療関連臨床工学技士

嶋岡征宏　　山口大学医学部附属病院 看護部、急性・重症患者看護専門看護師

嶋岡麻耶　　山口大学医学部附属病院 看護部、急性・重症患者看護専門看護師

小松克弘　　愛知医科大学病院 看護部 EICU、集中ケア認定看護師

神保大士　　聖マリアンナ医科大学病院 救命救急センター、救急看護認定看護師

藤野雄大　　聖マリアンナ医科大学病院 救命センター 看護師

小林奈美　　町田市民病院 看護部 ICU・CCU看護師長、クリティカルケア認定看護師

寺本　俊　　町田市民病院 看護部 ICU・CCU担当係長、救急看護認定看護師

渡邊真貴　　聖マリアンナ医科大学病院 総合周産期母子医療センター（NICU）、集中ケア認定看護師

永井彰大　　聖マリアンナ医科大学病院 感染制御部 主査、感染管理認定看護師

笠間秀一　　東邦大学健康科学部看護学科 トランスレーショナル看護領域 助教、感染看護専門看護師

中谷佳子　　聖マリアンナ医科大学病院 感染制御部 副部長、感染管理認定看護師/特定看護師

岡　啓太　　京都岡本記念病院 看護部、集中ケア認定看護師

山下将志　　聖マリアンナ医科大学病院 看護部、集中ケア認定看護師

劔持雄二　　青梅市立総合病院 集中治療室 看護主任、集中ケア認定看護師

柳田和之　　福岡和白病院 ICU 主任、集中ケア認定看護師

斉藤岳史　　川崎市立多摩病院 看護部 総合内科所属 診療看護師

牧野夏子　　札幌医科大学附属病院 看護部、急性・重症患者看護専門看護師

清水孝宏　一般社団法人Critical Care Research Institute（CCRI）、クリティカルケア認定看護師

花山昌浩　川崎医科大学附属病院 高度救命救急センター 看護副主任、急性・重症患者看護専門看護師

木村保美　聖マリアンナ医科大学東横病院 看護部、クリティカルケア認定看護師/特定看護師

佐藤可奈子　聖マリアンナ医科大学病院 消化器・一般外科病棟、集中ケア認定看護師

辻本雄大　奈良県立医科大学附属病院 リソースナースセンター、急性・重症患者看護専門看護師/特定看護師

須河裕也　奈良県立医科大学附属病院 看護部

西村佳剛　奈良県立医科大学附属病院 看護部

古厩智美　さいたま赤十字病院 看護係長、急性・重症患者看護専門看護師

大坂　卓　川崎医療福祉大学保健看護学部保健看護学科 講師

古賀雄二　川崎医療福祉大学保健看護学部保健看護学科 准教授

多田昌代　小田原市立病院 看護部 看護師長、急性・重症患者看護専門看護師

河合佑亮　藤田医科大学病院 看護部 看護長、集中ケア認定看護師

高田　誠　宇治徳洲会病院 集中治療室 主任、集中ケア認定看護師

須藤　翔　宇治徳洲会病院 看護部

小原秀樹　聖マリアンナ医科大学病院 看護部、救急看護認定看護師

山下雄輔　聖マリアンナ医科大学病院 看護部、脳卒中リハビリテーション看護認定看護師

五十嵐 真　医心館訪問看護介護ステーション 看護介護管理者、クリティカルケア認定看護師/特定看護師

宮崎聡子　東海大学医学部付属病院 看護部 ICU・CCU 主任、急性・重症患者看護専門看護師

濱本実也　公立陶生病院 看護局 集中治療室 看護師長、集中ケア認定看護師

南條裕子　東京大学医学部附属病院 看護部 看護師長、集中ケア認定看護師

露木菜緒　一般社団法人Critical Care Research Institute（CCRI）、集中ケア認定看護師

前田倫厚　京都岡本記念病院 看護部 主任、集中ケア認定看護師/特定看護師

長﨑一美　独立行政法人労働者健康安全機構 東京労災病院 看護部、慢性疾患看護専門看護師

木村慶子　聖マリアンナ医科大学東横病院 看護部、脳卒中リハビリテーション看護認定看護師

Part

1

集中治療の知恵袋

術後鎮痛・鎮静①

術後鎮痛の基礎を知る

吉田　奏

　術後の痛みは、患者が苦痛なだけではありません。心筋虚血や心房細動などの循環器合併症、無気肺や肺炎などの呼吸器合併症、深部静脈血栓症、せん妄、慢性痛への移行など、さまざまな合併症を引き起こします（図1）。ERAS（enhanced recovery after surgery：早期回復力の強化、詳細は次稿〈p.4〉参照）に示されるように、早期離床、合併症予防に向けて、積極的な術後鎮痛が重要です。特に、側方開胸の手術や上腹部開腹術、大関節手術では痛みが強いといわれています。また、術前の痛みや不安、若い年齢なども術後痛が強くなる因子です。痛みのピークは侵襲の程度にもよりますが、術後24〜48時間ごろまでといわれていますので、この時期は鎮痛薬の需要が高いことを覚えておきましょう。痛みの種類は、組織や臓器が傷つくことによる侵害受容性疼痛がメイン（神経障害性や心因性も重なる可能性）で、以下の2つに分類されます。

❶体性痛（痛む場所が明瞭）

●原因：皮膚切開創や骨、筋肉など深部組織の侵害受容器や神経の直接損傷。

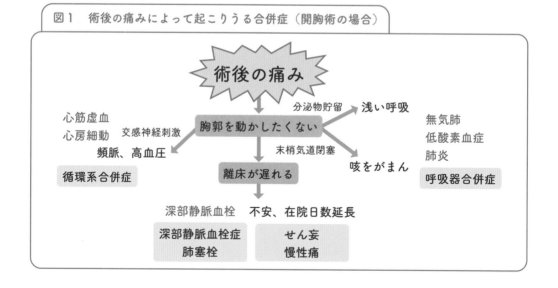

図1　術後の痛みによって起こりうる合併症（開胸術の場合）

- 痛みの表現：鋭い痛み、ズキズキ、シクシク、刺し込むような。
- 骨膜、腱、関節、脊椎など深部痛は強い体性痛、胸壁・腹壁や体表は弱い体性痛。
- 効果的な鎮痛法：局所麻酔法（硬膜外麻酔、神経ブロック）、NSAIDs、麻薬など。

❷内臓痛（痛む場所は不鮮明、関連痛が出ることがある）

- 原因：管腔臓器の内圧上昇、内臓の炎症や虚血、胸膜・腹膜への侵害刺激。
- 痛みの表現：鈍い痛み、ズーンと重い感じ、締め付けられるような。
- 効果的な鎮痛薬：麻薬、NSAIDsなど。

＊

　術後痛では、開腹術や開胸術では体性痛が、腹腔鏡手術では内臓痛が主体です。安静時痛（体を動かさないとき）と体動時痛（咳嗽、深呼吸、体位変換、歩行時など）をそれぞれ評価しつつ、術後合併症予防と早期離床に向けて適切な鎮痛管理を行えるようにしましょう。

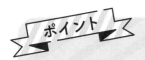
ポイント

①それは本当に傷の痛み？

　合併症に伴う痛みの鑑別も重要です。例えば、胸痛では心筋梗塞、肺塞栓や気胸、腹痛では縫合不全やイレウス、術後出血などを状況によっては疑わなければなりません。バイタルサインや痛み以外の症状、ドレーンや創部の確認、胸部・腹部の身体診察などから総合的に判断します。

②術前の患者教育が術後痛を軽減する？

　術前の教育的・心理的介入によって、術後痛を低下させる、また麻薬の使用量を減らせることが複数の研究で明らかにされてきました。例えば、術後早期離床や合併症低減のために、鎮痛薬の使用はがまんする必要がないこと、痛みが出た際の対処方法（ナースコール、PCAボタンのプッシュなど）、NRS（Numeric Rating Scale）やVAS（Visual Analogue Scale）など術後使用する痛みスケール、不安や懸念事項に対するていねいな説明、などが含まれます。

　外来や病棟では術前教育が難しい場合には、ICUナースの術前訪問で実践できたら理想的です。

術後鎮痛・鎮静②

ERASとマルチモーダル鎮痛って何？

吉田　奏

　術後の疼痛管理は、単純に苦痛緩和だけでなく術後の合併症回避や早期退院にもつながる周術期管理で非常に重要な要素となります。ERASは、日本では「術後回復力の強化」と訳されることがあります。ERASは手術前から手術中・術後を通して、科学的なエビデンスに裏づけされた複数の管理方法の組み合わせ（プロトコール）からなっており、手術侵襲の低減、合併症を予防し、術後の円滑な回復を促進していくための考え方です。具体的には、表1[1]の項目を実践することで、在院日数の最小化、早期の社会復帰、医療費の削減にまでつなげられることが示されており、近年では周術期管理の基本的な考え方の一つになっています。

　ERASのなかで、鎮痛管理に直接かかわるものとして表1の赤色で示した「術前教育（前述）」と「多角的（マルチモーダル）鎮痛法」が大事なポイントになります。マルチモーダル鎮痛法とは、麻薬による副作用を最小限に抑えるため、作用機序の異なるNSAIDsやアセトアミノフェンなどの鎮痛薬と硬膜外麻酔や末梢神経ブロック等の局所麻酔法などを組み合わせてアプローチすることで、麻薬

表1　周術期の期間に分けたERASプロトコールの要素

術前	麻酔・手術中	術後
・全身状態適正化	・硬膜外麻酔や神経ブロック	・早期離床、リハビリテーション
・栄養学的介入	・小切開手術	・早期経口摂取再開
・禁酒・禁煙	・低体温回避	・多角的（マルチモーダル）鎮痛法（鎮静作用を減らす、麻薬の量を減らす）
・術前カウンセリング（術前教育）	・過剰輸液はしない、脱水も注意	
・嘔気予防	・血糖コントロール	・嘔気予防
・浣腸をしない	・ドレーン留置なし	・社会資源の活用と早期退院計画
・絶飲食時間を短く	・胃管留置なし	
・前投薬なし		

Smith TW, Wang X, Singer MA, et al : Enhanced recovery after surgery : A clinical review of implementation across multiple surgical subspecialties. Am J Surg 2020 ; 219 : 530-534.

の使用量を減らし、効果的で副作用の少ない鎮痛（決して痛がらせるわけではありません）を目指す考え方です。麻薬の鎮痛効果は非常に強く術後鎮痛でほぼマストな薬ではありますが、嘔気・嘔吐、呼吸抑制、傾眠、便秘やイレウス、尿閉などの副作用に注意を要することも少なくありません。マルチモーダル鎮痛は、図1のようなステップで考えていきます[2]。まず、1段目は主に手術室で行われる局所麻酔ですが、手術侵襲によって各種局所麻酔法が選択されます。開腹術や開胸術であれば硬膜外麻酔、上下肢の手術であれば各四肢の神経ブロック、腹腔鏡手術であれば皮下浸潤麻酔や体幹腹壁の神経ブロックなどです。次に2段目では、局所麻酔法に加え麻薬以外の鎮痛薬（NSAIDs、アセトアミノフェン、ステロイドなど）を使用します。最終的に、麻薬は局所麻酔ではカバーできない部分の鎮痛目的やレスキュー薬として使用が推奨されます。理想的な考え方ですが、ICUに入るような侵襲の大きな症例では麻薬の使用は必要になることが多いと思います。また、先制（先行）鎮痛という考え方もあります。これは、患者の体に痛み刺激が加わる前に鎮痛薬を使用しておくと、手術による侵害刺激が加わった後に患者が痛がりにくくなる（神経の過興奮が抑制される）という考え方です[3]。さまざまな側面からみて、術後にはある程度積極的な鎮痛が必要になってきます。

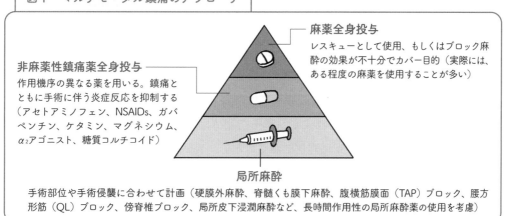

図1　マルチモーダル鎮痛のアプローチ

麻薬全身投与
レスキューとして使用、もしくはブロック麻酔の効果が不十分でカバー目的（実際には、ある程度の麻薬を使用することが多い）

非麻薬性鎮痛薬全身投与
作用機序の異なる薬を用いる。鎮痛とともに手術に伴う炎症反応を抑制する（アセトアミノフェン、NSAIDs、ガバペンチン、ケタミン、マグネシウム、α_2アゴニスト、糖質コルチコイド）

局所麻酔

手術部位や手術侵襲に合わせて計画（硬膜外麻酔、脊髄くも膜下麻酔、腹横筋膜面（TAP）ブロック、腰方形筋（QL）ブロック、傍脊椎ブロック、局所皮下浸潤麻酔など、長時間作用性の局所麻酔薬の使用を考慮）

Dunkman WJ, Manning MW：Enhanced recovery after surgery and multimodal strategies for analgesia. Surg Clin North Am 2018；98：1171-1184.

引用文献

1. Smith TW, Wang X, Singer MA, et al：Enhanced recovery after surgery：A clinical review of implementation across multiple surgical subspecialties. Am J Surg 2020；219：530-534.
2. Dunkman WJ, Manning MW：Enhanced recovery after surgery and multimodal strategies for analgesia. Surg Clin North Am 2018；98：1171-1184.
3. Gottschalk A, Smith DS：New concepts in acute pain therapy：preemptive analgesia. Am Fam Physician 2001；63：1979-1984.

術後鎮痛・鎮静③

術式とさまざまな術後鎮痛法を知る

吉田　奏

術式と術後の鎮痛方法の概要を表1に示します。

体幹部の手術

　上腹部（臍から上）の開腹術では、下腹部（臍から下）より術後痛が強くなります。また、側方開胸は胸骨正中切開に比べ術後痛が強いといわれます。肝臓、胃、食道、膵臓などの開腹術や腹腔鏡補助下手術、開心術以外の開胸手術、胸腔鏡補助下肺葉切除・区域切除では硬膜外鎮痛が効果的です。胸腔ドレーン留置中の体性痛は看過できないため、ドレーン抜去後までは硬膜外麻酔の使用を検討します。凝固時間延長・血小板数低下、ヘパリン等の抗凝固薬服用がある場合など、硬膜外麻酔は避けるべきケースもあります。その場合、末梢神経ブロックやIV-PCA（intravenous patient-controlled analgesia：経静脈投与患者自己調節鎮痛法）を併用することも多いです。カテーテルを皮下に留置する持続皮下浸潤麻酔法もあります。下腹部の開腹術では硬膜外鎮痛が効果的ですが、神経ブロックや術後IV-PCAも選択されます。帝王切開では脊髄くも膜下モルヒネ（局所麻酔にモルヒネ0.1〜0.15mg混ぜておくことで、18〜24時間の鎮痛効果がみられる）による管理も、近年増えてきています。

表1　術式と術後の鎮痛方法の概要

体幹部	●開腹術（特に上腹部）、開胸術：硬膜外麻酔 ●小開腹、小開胸：硬膜外麻酔や末梢神経ブロック、IV-PCA ●腹腔鏡・胸腔鏡手術：各種全身鎮痛薬
上肢	●末梢神経ブロック、各種全身鎮痛薬
下肢	●硬膜外麻酔、末梢神経ブロック、各種全身鎮痛薬
頭頸部	●各種全身鎮痛薬

下肢手術

腰部硬膜外麻酔はよい適応ですが、下肢筋力低下を伴って離床やリハビリテーションが遅れたり、手術部位の機能温存評価が困難になることもあり、末梢神経ブロックの使用が増えています。関節内・関節周囲局所浸潤麻酔（局所麻酔薬、モルヒネ、NSAIDs、ステロイド等の混合薬を使用）も効果的な局所麻酔法の一つです。

その他

頭頸部手術、腹腔鏡下小手術（虫垂、胆嚢、鼠径ヘルニア、卵巣など）では術後強い痛みの訴えは少ないですが、患者ごとに評価が必要です。

末梢神経ブロック

末梢神経本幹や神経叢（解剖学的に名前のついた太い神経やその束）の周囲に行う局所麻酔法です。皮下浸潤麻酔と異なり、ブロックされた神経より末端の神経支配領域全域が麻痺するため、より確実で強力な鎮痛方法といえます。効かせたい範囲を限定できる、副作用や循環動態への影響が少ない、麻薬の使用を減らせる、ことなどが利点です。複数種類を組み合わせて行うこともあります。

● 四肢のブロック：上肢や肩の手術では腕神経叢ブロック、大腿骨手術では大腿外側皮神経ブロック、膝の手術では大腿神経・坐骨神経・閉鎖神経ブロック、下腿以遠では坐骨神経ブロックなどがよい適応です。単回注入での麻酔効果は18〜24時間程度です。カテーテルを留置して持続注入することもあります。

● 体幹のブロック：傍脊椎ブロック、肋間神経ブロック、体幹側腹部に効果のある腹横筋膜面や脊柱起立筋ブロック、腹部正中に効果のある腹直筋鞘ブロックなどがあります。単回注入では麻酔効果は6〜12時間程度です。

術後鎮痛・鎮静④

ICUで使用される鎮静薬を もっと知りたい

吉田　奏

　　ここでは、人工呼吸管理中に使用される鎮静薬であるプロポフォールとデクスメデトミジンについて解説します。

プロポフォール（ディプリバン®）

　　人工呼吸管理中に深めの鎮静を行う際に使用されます。調節性にすぐれ、長時間持続投与していても覚醒が早いのが特徴です。鎮痛作用はありません。ICUの人工呼吸管理中では、0.5～3mg/kg/時（例：1％製剤で体重60kgなら1時間あたり6～18mLで投与）が投与量のめやすですが、鎮静レベルを随時評価しながら調整します。持続投与量が増え鎮静が深くなるにつれて、挿管していない患者では上気道閉塞が起こりやすくなり、循環抑制も強く出てきます。

　　薬の溶媒に卵黄レシチンや大豆油が使用されていますので、卵や大豆アレルギーのある患者では注意が必要です。小児の人工呼吸管理中の鎮静では、プロポフォール注入症候群の発症が懸念されるため、使用は禁忌となっています。

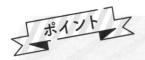

TCIポンプって何？

　　TCI（target controlled infusion）ポンプ（図1）は、プロポフォールを持続注入する際に手術室ではよく使用されています。搭載されたソフトが、設定した目標血中濃度になるように自動的に投与量を計算して薬液注入量を増減しながら持続投与してくれます。プロポフォールのTCIポンプ専用シリンジを設置して、年齢・体重・目標血中濃度を入力して投与を開始します。鎮静中は、目的とする鎮静レベルになるように適宜目標血中濃度の設定を変更します。

図1　TCIポンプ

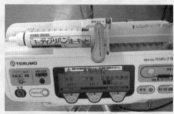

デクスメデトミジン（プレセデックス®）（図2）

　調節性がよいことから人工呼吸管理中や離脱後の鎮静薬としてよく使用され、軽度の鎮痛作用もあります。普段の睡眠のような鎮静が特徴で、声かけや軽い刺激で開眼するため適度な覚醒が維持されます。持続投与量のめやすは0.2〜0.7μg/kg/時です。非挿管時では上気道の開通性にすぐれ、呼吸抑制も少ないといわれていますが、徐脈になりやすい点は注意が必要です。せん妄予防にも効果が示されている薬です。また、浅めの鎮静（ライトセデーション）は、人工呼吸器使用期間やICU滞在日数の低下に有効なことがわかってきていますので、適度な覚醒が維持できるこの薬はよく使用されています。

　近年の研究では、軽度から中程度の鎮静レベルであれば上気道開通性はプロポフォールと差がないとする報告[1]もありますので、非挿管患者の鎮静でプロポフォールかデクスメデトミジンで悩んだ場合には、慣れている薬剤を選択してもよいかもしれません。

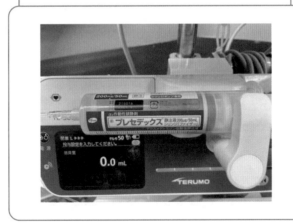

図2　デクスメデトミジン（プレセデックス®）

引用文献

1. Lodenius A, Maddison KJ, Scheinin M, et al：Upper airway collapsibility during dexmedetomidine and propofol sedation in healthy volunteers：A nonblinded Randomized Crossover Study. Anesthesiology 2019；131：962-973.

術後疼痛管理：IV-PCA・硬膜外麻酔①

IV-PCA（経静脈投与患者自己調節鎮痛法）って何？

吉田　奏

PCAの考え方

患者が鎮痛薬を必要と感じたタイミングで、患者自身がボタンを押し、タイムラグなく鎮痛薬を投与できる方法です。

ICUでは、人工呼吸管理中は麻薬性鎮痛薬のフェンタニルをシリンジポンプで持続投与し、痛みがあれば医療者がボーラス投与するのが一般的です。一方、PCA（自己調節鎮痛法）は患者に意識があることが前提ですので、ここでは人工呼吸管理をしていない患者を想定した解説をしていきます。

IV-PCA（intravenous patient controlled analgesia：経静脈投与患者自己調節鎮痛法）では、麻薬であるフェンタニルやモルヒネが主に使用されます。強力な鎮痛効果の反面、呼吸抑制や過鎮静など重篤な副作用との兼ね合いもあるため、持続投与の有無、1時間に投与可能な回数は慎重に判断します。ICUは監視体制が整っているため持続投与が一般的ですが、一般病棟では持続投与なしの設定で開始するのがよいでしょう。また、ERASやマルチモーダル鎮痛の観点から、IV-PCAに加えてアセトアミノフェンやNSAIDsの併用も考慮します。

IV-PCAは、体性痛・内臓痛ともに有効な鎮痛を得られますが、体動時痛は取りきれないことが多いです。中等度以上の痛みが数日間続くことが予測される患者、開腹術・開胸術などで出血傾向のある患者や抗凝固薬使用により硬膜外麻酔が行えない患者などがよい適応です。ディスポーザブル型ポンプか電動式ポンプを使用します（図1）。

図1　ディスポーザブル型ポンプ（左）と電動式ポンプ（右）

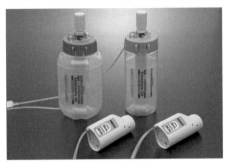

クーデック バルーンジェクター
（大研医器株式会社）

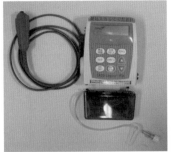

CADD-Legacy®
（スミスメディカル・ジャパン株式会社）

PCAの設定項目

- リザーバー容量：薬液バッグの量（mL）。
- 持続投与速度：mL/時。
- ロックアウトタイム：ボタンを押した後、次に有効になるまでの時間（分）。
- PCAドーズ量：プッシュしたときに入る薬液量（mL）。
- 時間有効回数：１時間に何回有効な回数を押せるかの設定。

※ディスポーザブル型ポンプでは、上記の項目の設定を変更するにはそのつど製品の交換が必要です。電動式ポンプには、ドーズ回数（実際に押した回数）、ドーズ有効回数（実際に押したうち有効だった回数）も記録されます。

薬液組成とPCA設定（当院の例）

> 生理食塩水80mL＋フェンタニル20mL/1000μg
> ＝計100mL（フェンタニル10μg/mL）

　一般病棟では、基本的にフェーズ１で開始しますが、ICUではフェーズ２が選択されることも少なくありません。疼痛管理が不十分になった場合、フェーズを段階的に上げて調整します（表１）。

表1　IV-PCAのフェーズ設定

フェーズ （フェンタニル）	1 （0〜240μg/時）	2 （20〜140μg/時）	3 （40〜180μg/時）	4 （40〜200μg/時）	5
持続投与速度	0mL/時	2mL/時	4mL/時	4mL/時	麻酔科 コール
ドーズ量	2mL	2mL	2mL	4mL	
ロックアウト タイム	5分	10分	10分	15分	
時間有効回数	12回	6回	6回	4回	

IV-PCA使用時の注意点

　　ポンプの記録をうまく使いましょう。患者がボタンを押したドーズ回数と、実際に投与された回数が同じ程度なら、PCAで有効な鎮痛が得られているめやすになります。一方、痛みが強く、1時間でドーズ回数30回、ドーズ有効回数6回のケースでは、持続投与量や有効回数の増加を検討します。

　　持続投与設定では、痛みが落ち着いた後にも麻薬が入り続けますので、意識レベルや呼吸の副作用に注意します。鎮静、いびきや無呼吸など上気道閉塞の所見、呼吸数低下（麻薬による呼吸抑制に特徴的）がないか経時的に確認しましょう。呼吸評価には、目視だけでなくマスクタイプのカプノメータ（図2）やパルスオキシメータなどの持続モニタリングが推奨されます。認知機能や意識レベルの低下、せん妄の患者では、痛みがなくても漫然とPCAボタンを押し続けてしまうことがあるため、医療者主体の鎮痛薬投与が望ましいと考えます。

図2　マスクタイプのカプノメータ

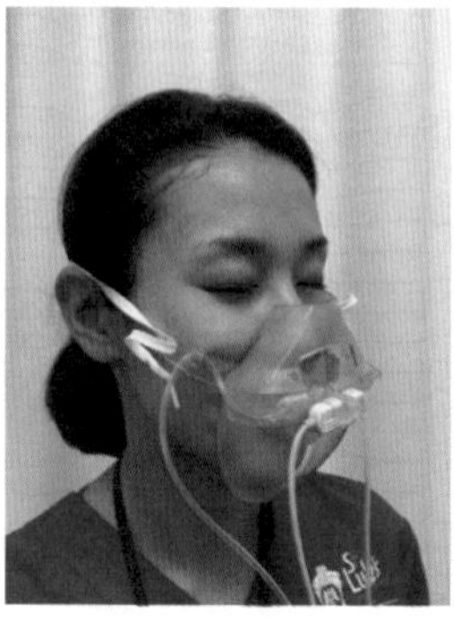

術後疼痛管理：IV-PCA・硬膜外麻酔②

硬膜外麻酔の基本を知る

吉田　奏

　脊髄を包む硬膜の外側に細いカテーテルを留置して、局所麻酔薬を持続投与します。開腹術や開胸術など術後の強い体性痛の鎮痛によく用いられ、体動時痛にも有効です。挿入部位は手術部位に応じて、呼吸器外科では第4〜7胸椎、上腹部は第7〜10胸椎、下腹部は第10胸椎〜第1腰椎の椎間が主に選択されます。皮膚でのカテーテル挿入長は8〜11cm程度です（図1）。

　低濃度の局所麻酔薬（例：0.1〜0.2％アナペイン®、0.125％ポプスカイン®など）を使用します。早期離床に向け、痛みを伝える感覚神経（細い神経）のみブロックし、下肢を動かす運動神経（太い神経）はブロックしないことが理想です。少量の麻薬（フェンタニルなど）を加えると局所麻酔薬の必要量を減らせ、より良好な鎮痛効果が得られます。硬膜外PCA（patient controlled epidural analgesia：PCEA）使用時にも、基本的に持続投与に加えPCA設定をします。持続投与量は4〜7mL/時、PCAドーズは2〜4回/時程度に設定します。

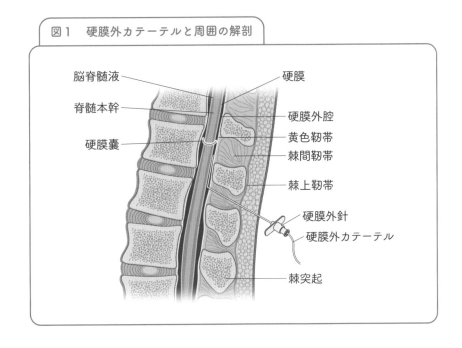

図1　硬膜外カテーテルと周囲の解剖

脳脊髄液
脊髄本幹
硬膜嚢

硬膜
硬膜外腔
黄色靭帯
棘間靭帯
棘上靭帯
硬膜外針
硬膜外カテーテル
棘突起

表1　PCEAのフェーズ設定

フェーズ （フェンタニル）	1 （24〜45μg/時）	2 （35〜55μg/時）	3 （35〜75μg/時）	4 （40〜100μg/時）	5
持続投与速度	5mL/時	7mL/時	7mL/時	8mL/時	麻酔科 コール
ドーズ量	2mL	2mL	4mL	4mL	
ロックアウト タイム	30分	15分	15分	15分	
時間有効回数	2回	2回	2回	3回	

薬の組成と電動PCAポンプの設定（当院の例）

0.2％アナペイン® 89.5mL＋フェンタニル® 10mL（500μg）
＋嘔気予防のドロレプタン® 0.5mL（2.5mg）
＝計100mL（フェンタニル 5μg/mL）

　基本的にフェーズ1で管理し、術後疼痛管理が不十分になった場合にはフェーズを段階的に上げて調整しています（表1）。

麻酔の広がりってどう調べるの？

　痛みの場所や程度を患者に確認します。客観的な判定法では、冷覚試験（cold test）を実践しましょう。痛覚と冷覚はほぼ同じ範囲で感覚麻痺がみられます。創部を中心に、アルコール綿やアイスパックなどで触れ、どの範囲まで冷覚が麻痺しているかで硬膜外麻酔の広がりを推測できます。ただし、冷たさを感じても鎮痛効果が得られている場合もあります。左右半身の麻酔効果がない場合（いわゆる片効き）、持続投与量を増やしたり、カテーテルを1〜2cm程度引き抜いて位置を調整することで反対側に麻酔が広がることがありますが、広がりが得られない場合にはカテーテルの入れ替えを考慮します。上下への広がりが不十分な場合、ボーラス投与や持続投与量を増やしてみます。一方、痛みがなく創部より広範囲に麻酔範囲が広がり、血圧低下や運動麻痺など副作用があれば、持続投与量を減量します。

術後の下肢筋力低下、麻酔効果？　合併症？

　特に、下腹部術後には下肢（腰髄神経）にも麻酔が広がりやすく、筋力低下がみられることがあります。離床に影響する場合、持続投与の減量を検討します。

　硬膜外血腫の主症状は、下肢の筋力低下と背部痛です。発症は稀ですが、重篤化すると血腫による脊髄圧迫で半身不随になる可能性があるため、早期発見・早期治療が予後を左右します。手術室退室後、下肢筋力は回復傾向かどうか経過を追うことが重要です。左右とも膝立て可能か、足首は動くか、一般病棟にも申し送りましょう。徐々に悪化する運動麻痺では、硬膜外投与を停止して筋力回復があるか確認します。出血傾向や抗凝固薬を使用している患者では、特に注意しましょう。

ポイント

交感神経＜感覚神経＜運動神経の順で神経は太くなります。

参考文献

1. 吉田奏：連載 麻酔を極めよう！ 第5回 硬膜外麻酔　適応と禁忌，実施方法，使用薬剤，副作用と合併症. ナース専科. https://knowledge.nurse-senka.jp/500144（2022/6/28アクセス）.

BIS™モニター①

脳波って数字で評価できるの？

吉田　奏

　　手術室やICUでたびたび鎮静度評価に使用されるBIS™モニターですが、前額部に貼り付けて脳波から導かれる数字（BIS値：bispectral index）が表示され、その数値を参考に鎮静度を評価しています。

　　Richmond Agitation-Sedation Scale（RASS）やSedation-Agitation Scale（SAS）などを用いた主観的な鎮静評価は、患者に与えた声かけや刺激による反応で評価する方法です。一方、BIS™モニターで表示される客観的な数値では、患者がどの鎮静レベル（浅すぎないか、深すぎないかなど）にあるのかがリアルタイムにわかります。

BIS™モニターとは？

　　脳波は何億個にも及ぶ脳細胞の電気信号の総和で、前額部で測定するセンサーでキャッチします。次に、周波数の異なる波形が重なり合わさった脳波にフィルターがかけられ、アーチファクトが除外されます。ここは、12誘導心電図とモニター心電図の関係に似ていますね。最終的に、解析された脳波から鎮静度合いを0から100の数字（BIS値）で表示するのがBIS™モニター（図1）です。0は完全にフラットな脳波、100は完全に覚醒している状態です（表1）。

　　もちろんBIS値は大事ですが、それが示す意味を知り、表示されるほかのパラメータとともに総合的に判断をするため、脳波の勉強をもう少し掘り下げてみましょう。

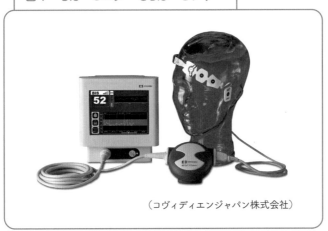

図1　BIS™モニターとBIS™センサー

（コヴィディエンジャパン株式会社）

表1　BIS値と鎮静状態

BIS値	鎮静状態
90〜100	覚醒状態
65〜80	鎮静状態
40〜60	手術時に適切な全身麻酔状態
30以下	深すぎる全身麻酔状態（burst suppression）
0	平坦脳波

脳波の種類を知ろう

　脳波と聞くと少しややこしく感じますが、これだけ覚えましょう。

　脳波は、その周波数（1秒間に往復する波の数）によって分類されます（図2）。意識があり覚醒しているときは、周波数が高く（細かい波）、振幅が低い（波の高さが低い）ガンマ波やベータ波、そしてアルファ波が多く出ます。アルファ波は日常でもリラックスしているときに増える脳波ですが、鎮静が深くなるにつれベータ波が減りアルファ波がさらに多くみられるようになり、シータ波やデルタ波などゆっくりで振幅の大きい波が出るようになります。全身麻酔状態では、アルファ波（波1つ1つが綺麗にみえる、振幅も少し高い）とデルタ波（ゆっくりした波、振幅が大きい）が特に多く出ている状態です。深すぎる全身麻酔状態では、群発（バースト）する脳波の後に突然中断（サプレッション）が起こり、平坦な脳波が混じるようになります。さらに麻酔が深くなると完全に脳波はフラットになります。つまり、意識がある状態では低くて細かい波の脳波、

鎮静が深くなるにつれて荒くて高さのある波が増えてくる、と覚えておきましょう（図3）。

図2　脳波の種類

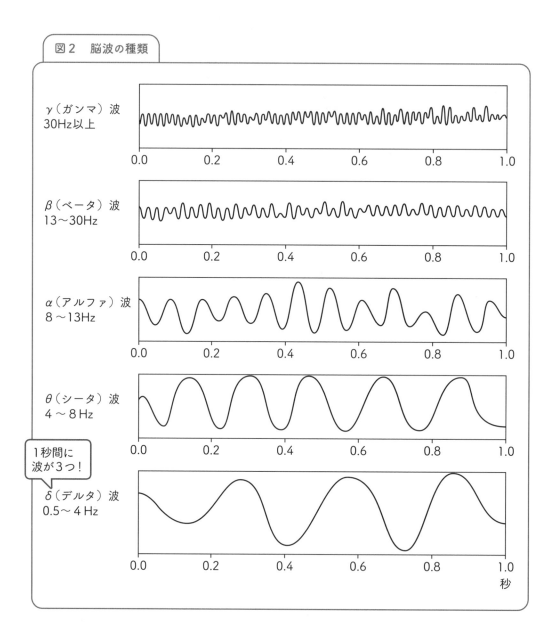

γ（ガンマ）波
30Hz以上

β（ベータ）波
13〜30Hz

α（アルファ）波
8〜13Hz

θ（シータ）波
4〜8Hz

1秒間に
波が3つ！

δ（デルタ）波
0.5〜4Hz

秒

図3 鎮静の深さと実際の脳波

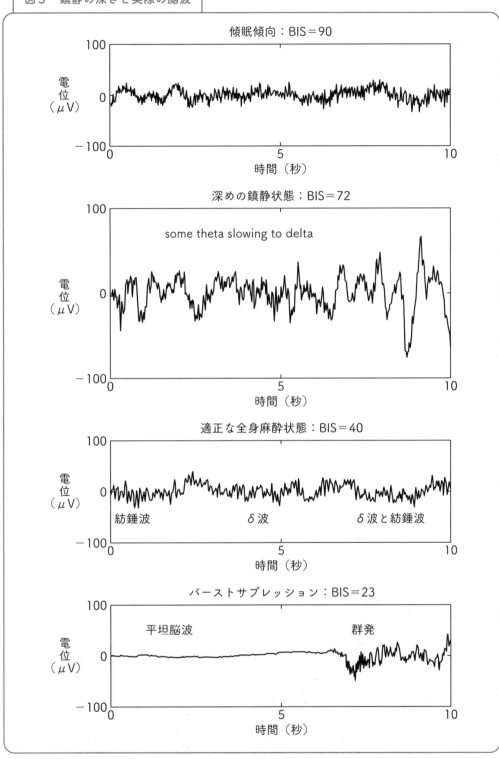

傾眠傾向：BIS＝90

深めの鎮静状態：BIS＝72

some theta slowing to delta

適正な全身麻酔状態：BIS＝40

紡錘波　　　δ波　　　δ波と紡錘波

バーストサプレッション：BIS＝23

平坦脳波　　　　群発

Bennett C, Voss LJ, Barnard JPM, et al：Practical Use of the Raw Electroencephalogram Waveform During General Anesthesia: The Art and Science. Anesth Analg 2009；109：539-550.

BIS™モニター②

BIS™モニターではここを見る

吉田　奏

　生体情報モニターに表示されたBISの表示例（図1）を参考に、BIS™モニターに表示されているパラメータの解説とモニター時の注意点を解説します。

①BIS値（bispectral index）：リアルタイムの数値が表示されます。基本的にこの数値で鎮静レベルを判断します。

②EEG（electroencephalogram：脳波）：リアルタイムの脳波の波形が表示されます。

③SQI（signal quality index）：過去1分間の入力信号の質の程度を0〜100の数値で表示します。100が最高点で、インデックスが低いとBIS値の信頼性は低くなります。SQIが50以下ではBIS値は表示されなくなります。SQIの高さを電波の本数のように表現している製品もあります。

④SR（suppression ratio：サプレッション率）：過去1分間に平坦な脳波（0.5秒以上継続するもの）が混じっていた時間の割合を表示します。SRは0が適切で、数値が上昇して平坦脳波が混じった状態は鎮静が深すぎるため、鎮静・

図1　生体情報モニターに表示されたBISの表示例

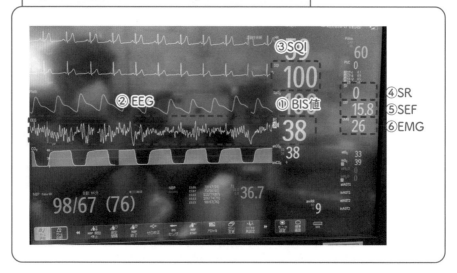

麻酔薬の量を減量します。

⑤**SEF（spectral edge frequency：スペクトラルエッジ周波数）**：おおまかに言うと、どの種類の脳波がたくさん出ているかで変化します。鎮静が浅いとベータ波など周波数の高い脳波が増え数値は30Hz程度と高くなり、鎮静が深いとデルタ波など周波数の低い脳波が増えるため10〜15Hz程度と低くなります。絶対値ではなくトレンドを追うのがよいです。

　詳細を説明すると、まずデルタ波やアルファ波などそれぞれの種類の脳波がどのくらいたくさん出ているのかを視覚的に見やすく表示したグラフ（パワースペクトル）があり、そのグラフの面積のうち周波数0から数えて95%の面積が含まれる部分の端（エッジ）の周波数がSEFとして表示されます（図2）。SEFでなくSEF95と表示されることもあります。仮にSEF90であれば、グラフ面積90%が納まる範囲ということになります。

⑥**EMG（electromyogram：筋電図）**：シバリングだけでなく、目に見えないような細かい筋肉の震え（筋電図）の混入も示します。また、温風式加温器のように、細かな振動を発するような電子機器が近くにあると筋電図として混入することがあります。筋電図は30〜300 Hzの非常に高い周波数のため、BIS™モニターでは覚醒時にたくさん出るガンマ波（30Hz以上）と勘違いして、本当は適切な鎮静状態であってもBIS値が見かけ上高くなることがあるので注意しましょう。特に、筋弛緩薬が投与されていない場合、主観的指標もしっかりと見ていく必要があります。

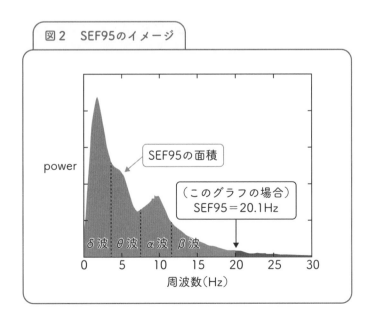

図2　SEF95のイメージ

power

SEF95の面積

（このグラフの場合）
SEF95＝20.1Hz

δ波　θ波　α波　β波

0　　5　　10　　15　　20　　25　　30

周波数（Hz）

センサーを貼り付けたけれどBIS値がうまく表示されないときは？

「センサーチェック」ボタンを押してみましょう。正しく貼り付けられていない場合は、どこのセンサーが接触不良か示してくれます。該当の箇所を、少し強めに、皮膚に圧着すれば測れるようになります。

前額部にセンサーが貼れないけれど、下顎部でも測れるの？

下顎付近に貼り付けてもBISの測定ができたとの報告もありますが、あまりお勧めしません。これは、理論的に考えて脳波は大脳皮質から出ていること、鎮静下では脳波の発生源が前方移動し前頭部付近でパワーが強まること[1]からも、下顎に貼ったときにBISとして見えている波形や数値が何を示すのか、かなり疑問が残ります。

SedLine®とBISは似たようなもの？

脳波モニターでSedLine®という製品があり、両側前頭部に貼ったセンサーから両半球の脳波を測定できます（一部のBIS™センサーで両側測定可能なものもある）。BIS値にあたるPSi値は20〜50の範囲で臨床の全身麻酔レベルといわれています。パラメータ名が多少違ったり、脳波が4本映っていたり、パワースペクトルを赤や青での色の濃さで表現した画面が出たり、何だか見るのが難しそうと身構えてしまいがちですが、今回の脳波とBIS™モニター判読の基本を抑えておけば、解釈はそれほど難しくはありません。

引用文献

1. Vijayan S, Ching S, Purdon PL, et al：Thalamocortical mechanisms for the anteriorization of alpha rhythms during propofol-induced unconsciousness. J Neurosci 2013；33：11070-11075.

NPPV（非侵襲的陽圧換気療法）①

NPPV導入時のポイントを知る

畑中　晃

NPPV（非侵襲的陽圧換気療法）とは

　NPPV（non-invasive positive pressure ventilation：非侵襲的陽圧換気療法）は、気管内挿管や気管切開などの侵襲的な手技を加えず、上気道から専用のマスクを介して陽圧換気を行う人工呼吸療法（図1）です。そのため、気管挿管手技や異物留置に伴う合併症（咽頭浮腫、反回神経麻痺、咽頭肉芽腫）の回避や、長期挿管管理に伴う合併症［気管支静脈還流異常や人工呼吸器関連肺炎（ventilator-associated pneumonia：VAP）など］を減らせるメリットがあります。病状が安定してくれば経口摂取や会話なども可能となり、早期からのリハビリテーションの介入も可能です。患者QOLの高い人工呼吸療法として、慢性期から急性期まで広く用いられています。

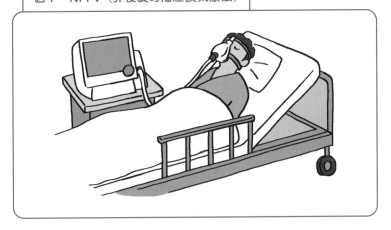

図1　NPPV（非侵襲的陽圧換気療法）

NPPV導入時のポイント

『NPPV（非侵襲的陽圧換気療法）ガイドライン』[1]でも示されているように、NPPVは非常に効果の高い治療法ですが、その効果を十分に発揮するためには、NPPVを導入し、継続する必要があります。導入・治療継続の際の重要なポイントは、「患者の協力・治療への理解・医療者との信頼関係」です。そのため、導入にかかわる医療スタッフは、患者に対して使用するNPPV機器やマスクの特徴・効果などについてわかりやすく説明することで、ネガティブな印象を抱かず納得して治療に向き合えるように環境を整えます。しかし、十分な対応を行っていても容認性に乏しい患者は存在します。特に、COPDの急性増悪や急性心不全などの急性期疾患、不穏やせん妄、認知機能が低下している場合は注意が必要で、そのような患者に対しては鎮静薬の適切な投与なども考慮し、患者の苦痛を取り除くように努めます。以前は、NPPV施行時の鎮静は、過鎮静による呼吸抑制を恐れて控えられていましたが、最近ではデクスメデトミジンを使用する機会が多くなっています[2]。

このようなケアを行っても、NPPVの効果を十分発揮できず、間欠的陽圧換気（intermittent positive pressure ventilation：IPPV）への移行などに至る症例もあります。そのため、NPPV導入時は、事前に患者・家族とIPPVへ移行する意思があるか否かを含めた話し合いを行うことが重要です。**NPPV導入当初は、病態が許す限り低めの設定から開始し（CPAP4cmH$_2$O、またはS/Tモード IPAP8cmH$_2$O、EPAP4cmH$_2$O程度）、患者の認容性をアセスメントしながら徐々に目標設定まで上げていくことが重要です。** また、疾患や患者の精神状態を考慮した導入支援も重要です。例えば、突然発症する急性心不全のクリニカルシナリオ（CS1、表1）では、強い呼吸困難や胸痛に加えてNPPVを装着するという不安とストレスもあります。そのため、パニックを引き起こすこともあります。この場合、NPPVと降圧薬などの薬物療法ですみやかに呼吸苦が改善されるケースも多いため[3,4]、効果を十分に説明しながら患者に寄り添い、治療への協力と信頼関係を築いていくことが大切です。

「わかる」から「安心できる」説明をする

患者は、呼吸困難のなかで大がかりなNPPV機器やマスク、強烈な風量などを目の当たりにして不安と恐怖を感じています。 NPPV導入時のこういった経験が脳裏に焼き付き、協力が得られにくく治療継続が困難になることもあります。

表1 急性心不全クリニカルシナリオと治療法

分類	病態	治療
CS1	●収縮期血圧140mmHg以上 ●急激に発症する ●主病態はびまん性肺水腫 ●全身性浮腫は軽度（体液量が正常または低下している場合もある） ●急性の充満圧の上昇、左室駆出率は保持されていることが多い ●病態生理としては血管性	●NPPVと硝酸薬などの降圧薬 ●容量負荷がある場合を除いて利尿薬の適応はほとんどない
CS2	●収縮期血圧100〜140mmHg ●徐々に発症し体重増加を伴う ●主病態は全身性浮腫 ●肺水腫は軽度 ●慢性の充満圧、静脈圧や肺動脈圧の上昇 ●その他の臓器障害（腎機能障害や肝機能障害、貧血、低アルブミン血症）	●NPPVと硝酸薬などの降圧薬 ●慢性の全身性体液貯留が認められる場合に利尿薬を使用
CS3	●収縮期血圧100mmHg以下 ●急激あるいは徐々に発症する ●主病態は低灌流 ●全身浮腫や肺水腫は軽度 ●充満圧の上昇 ●以下の2つの病態がある ・低灌流または心原性ショックを認める場合 ・低灌流または心原性ショックがない場合	●強心薬と体液貯留所見がなければ容量負荷を試みる ●改善が認められない場合は右心カテーテル検査 ●収縮期血圧100mmHg以下および低灌流が持続している場合には血管収縮薬
CS4	●急性心不全の症状および徴候 ●急性冠症候群の診断 ●心臓トロポニンの単独の上昇だけではCS4に分類しない	●NPPVと硝酸薬などの降圧薬と心臓カテーテル検査 ●ガイドラインが推奨する急性冠症候群の管理（アスピリン、ヘパリン、再灌流療法）、IABP*など
CS5	●急激または緩徐な発症 ●肺水腫はない ●右室機能不全 ●全身性の静脈うっ血所見	●容量負荷を避ける ●収縮期血圧90mmHg以上および慢性の全身性体液貯留が認められる場合に利尿薬を使用 ●収縮期血圧90mmHg以下の場合は強心薬 ●収縮期血圧100mmHg以上に改善しない場合は血管収縮

＊IABP：intra aortic balloon pumping（大動脈内バルーンパンピング）

1. Mebazaa A, Gheorghiade M, Piña IL et al：Practical recommendations for prehospital and early in-hospital management of patients presenting with acute heart failure syndromes. Crit Care Med 2008；36：S129-S139.
2. 日本循環器学会：急性・慢性心不全診療ガイドライン（2017年改訂版）. 75.
以上2文献を参考に作成

そのため、医療スタッフは患者が理解できるよう、簡単な言葉でNPPVの効果やマスクの必要性などについて説明する必要があります。NPPV導入時の説明のしかたや具体的な方法を図2に示します。

このような、励ましや声かけ、「休憩できる」などの短期的な目標や動機づけを行いながら患者に寄り添い、**「わかる」から「安心できる」説明を心がける**ことが重要です。

また、非臨床の場面などで、医療者自身が実際にNPPVを体験することも患者の理解を深めるよいきっかけになりますのでおすすめします。

図2　NPPV導入時の具体的な方法（例）

①患者を半座位などの安楽な体位に整える

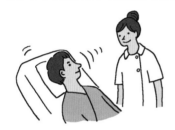

②マスクを患者の見える位置で保持して、顔以外の部分（手など）に当てながら説明する

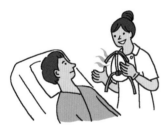

●声かけの具体例
・「いま、○○さんは息が苦しいので、このマスクを装着して呼吸の手助けをさせていただきます。ここから風が出ているのはわかりますか？」
・「最初は、風が来ることに慣れていないので変な感じがありますが、徐々に慣れてきて呼吸が楽になってきます」
・「お話することも可能です。最初は不安だと思いますので、私たちは側にいますし、何かあれば仰ってください」
・「ポイントは、ゆっくり大きく深呼吸するイメージで呼吸する感じですね。苦しいので早く吸いたいですが、息を整えるイメージでゆっくり吸って吐いてください」　など

③実際にマスクフィッティングを行い、徐々に陽圧やマスクに慣れてきたらヘッドストラップを固定する

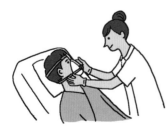

●声かけの具体例
・「どうですか？　呼吸は機械が勝手に合わせてくれるので、楽に自分のペースで呼吸してください」
・「上手に呼吸できていますよ」
・「頑張れていますね。あと○分頑張って休憩をはさみましょう」など

Column

手と目で看る

　随分前にある先生から、「看護の"看"は"手と目で看る"という意味だ」と教わりました。漢和辞典で調べると、「目の上に手をかざして遠くを見る様子」という成り立ちで、「注意してみる・見守る」という意味でしたので、少し脚色された部分はあるかとは思います。しかし、その先生のおっしゃりたかったことは今では納得できます。

　私たち看護師は「患者のそばに一番長くいる」と称される職種です。患者のそばに一番長くいるからこそ、看護の"看"の字が意味する「注意してみる」ができる立ち位置にあるのではないかと思うのです。昨日より浮かない表情だなとか、前回の処置時の創部はこうだったとか、さっきと比べて皮膚の色が変わってきたとか、何となく変だなといった気づきは、清拭やトレイへの移送介助などの療養上の世話の一環で注意してみているからこそ、発見できる患者の変化なのだと思うのです。哲学用語に「関心相関性」という言葉があります。存在や意味や価値といったものは身体や欲望、関心、目的に相関的に（応じて）立ち現れるということを示す語です。私たちは患者の置かれている状況や病態に関心を寄せ、それに応じた対応目的を有しているからこそ見える症状・徴候があるわけです。

　医療はチームで提供するので、私たちのキャッチした変化を職種の違いや経験の多寡によらずに共有するために、さまざまな医療機器類を駆使します。医療機器の示すデータは、医療機器が正しくその変化を提示することが暗黙の前提となっていますが、測定法や測定状況によっては正しくデータを示さないことがあることを看護職ならご存知のはずです。そして、モニターを装着して正しいデータが示されていたとしても、その患者に関心を向けていなければ、症状・徴候の変化をキャッチすることはできません。

　自分自身の手と目とそれ以外の感覚器官を、患者を注意してみる道具としてどれぐらい精度を上げられるか、医療機器について勉強するのと同じくらい大事なことだと思うのです。

（古厩智美）

引用文献

1. 日本呼吸器学会NPPVガイドライン作成委員会 編：NPPV（非侵襲的陽圧換気療法）ガイドライン（改訂第2版）．南江堂，東京，2015．
2. 日本集中治療医学会規格・安全対策委員会，日本集中治療医学会看護部会：ICUにおける疼痛・鎮静に関するアンケート調査．日本集中治療医学会雑誌 2012；19：99-106．
3. Mebazaa A, Gheorghiade M, Piña IL, et al：Practical recommendations for prehospital and early in-hospital management of patients presenting with acute heart failure syndromes. Crit Care Med 2008；36：S129-S139.
4. 日本循環器学会：急性・慢性心不全診療ガイドライン（2017年改訂版）．https://www.j-circ.or.jp/cms/wp-content/uploads/2017/06/JCS2017_tsutsui_h.pdf（2022/6/28アクセス）

NPPVマスクの種類と
選択の注意点はどんなもの？

畑中　晃

　NPPV専用のマスクは、各社よりさまざまな種類とサイズが存在しています（表1）。**マスク選びのポイントは、「簡単・フィット・快適」** です。装着が簡単で、鼻梁などにやさしくフィットして皮膚へのダメージを抑え、快適に過ごせるようなマスクを選びます。

表1　本邦で発売されている各種マスクの種類

ネーザルマスク（鼻マスク）	フルフェイスマスク（鼻口マスク）	トータルフェイスマスク（顔マスク）	ピローマスク
ウィスプ ネーザルマスク（株式会社フィリップス・ジャパン）	AF541 フルフェイスマスク（株式会社フィリップス・ジャパン）	パフォーマックストータルフェイスマスク（株式会社フィリップス・ジャパン）	ニュアンスジェルピローマスク（株式会社フィリップス・ジャパン）
AirFit® N20マスク（帝人ファーマ株式会社）	AirFit® F20マスク（帝人ファーマ株式会社）	フィットライフトータルフェイスマスク（株式会社フィリップス・ジャパン）	AirFit® P10マスク（帝人ファーマ株式会社）

日本褥瘡学会 編：ベストプラクティス 医療関連機器圧迫創傷の予防と管理．照林社，東京，2016：39．より引用

マスクの選択を誤ると不快感やエアリークを増強させ不同調などが起こり、患者はさらに不快に感じ、治療への協力が得られにくくなります。また、エアリークが多くなることで治療効果が得られにくくなるため、マスクを強く締め付けるなどの悪循環な対応となり、**医療関連機器圧迫創傷（medical device related pressure ulcer：MDRPU）を発症させるリスクも増大**します（図1）。そのため、各マスクの特徴を理解し患者の病態や病状に合わせたマスクの選択が必要となります。特に急性期は、高い設定圧や長期間使用しなければならない場合も多いため、ジェルフェイスマスクやトータルフェイスマスクなどが選択されます。

また、創傷予防に関しては栄養管理が非常に重要であり、経口摂取困難患者に対しては経管栄養などを行うことがあります。この経管栄養用の胃管チューブがエアリークやMDRPUの原因になることが多いため、私たちはチューブフィット（TubeFit™）を有するニヴァイロ（Nivairo™）フルフェイスマスクを使用しています（図2）。

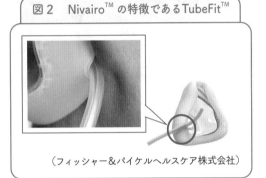

図2 Nivairo™ の特徴であるTubeFit™

（フィッシャー＆パイケルヘルスケア株式会社）

図1 NPPVマスクとヘッドギアによる圧迫創傷が発生しやすい部位と特徴

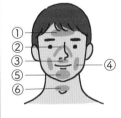
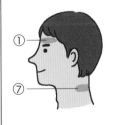

部位	特徴
①前額部	●ヘッドバンドが皮膚に接触する部位 ●ヘッドギアが皮膚に接触する部位
②鼻梁（鼻根部）・鼻周囲	●マスク上部のクッションが皮膚に接触する部位 ※前額部や鼻梁・鼻周囲は皮下組織が薄く皮膚直下に骨があるため圧迫による影響を受けやすい
③鼻腔周囲	●ピローマスクのクッションの先端部が接触する部位
④頬部	●マスクのクッションが接触する部位
⑤下顎部	●マスクのクッションが接触する部位 ※特に前額部や鼻梁、鼻周囲、頬部、下顎部は、開口動作や表情筋の動きにより、たえず皮下軟部組織が動くため摩擦やずれの影響を受けやすい
⑥頸部・前胸部	●トータルフェイスマスクの下部が皮膚に接触する部位
⑦後頸部	●ヘッドギアが皮膚に接触する部位

日本褥瘡学会 編：ベストプラクティス 医療関連機器圧迫創傷の予防と管理. 照林社, 東京, 2016：40. より引用

ニヴァイロフルフェイスマスク（図3）は、従来のマスクに比べて皮膚との接触面が小さいことが特徴的で、前額部や鼻根部の圧迫が軽減されるとともに摩擦・ずれが生じる部位が最小限となることから、MDRPUの予防に効果的です。

マスクの正しい選択（図4）とフィッティング（図5）を実施して、患者が快適に治療継続できることを目標とします。

図3　Nivairo™ RollFit™（ロールフィット）

接触する部分が最小限
（額に接触しない）

ロールフィットシリコンが
柔軟にフィット

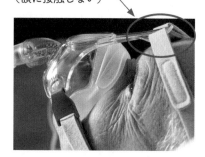
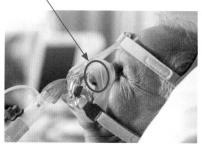

（フィッシャー＆パイケルヘルスケア株式会社）

図4　マスクの選択方法

①マスクサイズを測定する

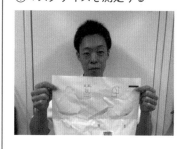
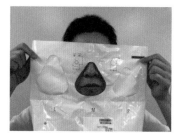

②顔の形態と照合する

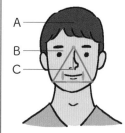

A：鼻根部
B：左右口角
C：下口唇
※A・B・Cを覆うサイズを選択する
（緑の△）

③最終確認

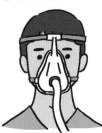

● 顎を上げて天井を見た姿勢で、以下の項目をチェックする
・マスクが顎の下に落ちない
・口を開いても唇がはみ出ない
・クッション部が目に当たらない

図5　マスクフィッティングの手順

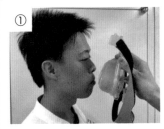

①マスクと患者の顔が平行になるようにアームを調整し、下顎からマスクをやさしくあてる

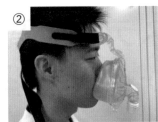

②患者にヘッドギアを被せ、上のストラップを左右均等に軽く引っ張り調整する

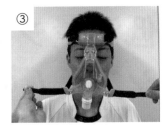

③下のストラップを左右均等に引っ張り、マスクの位置を調整する

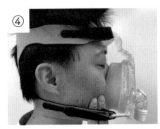

④基本的にゆるめのフィッティングになるように心がける（指2本分が入る程度の隙間）

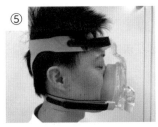

⑤側面から観察し、鼻梁に圧迫がないか、クッション部がめくれあがったり、潰れていないかを確認する

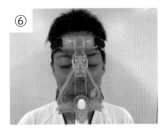

⑥正面から見て左右均等になっているかを確認する

HFNC（高流量鼻カニューラ）①

低流量システムと高流量システムの特徴を理解する

畑中　晃

低流量システムと高流量システム

酸素療法には、鼻カニューラなどの低流量システムとベンチュリーマスクなどの高流量システムがあります（図1）。**低流量システム**では、加温・加湿され

図1　酸素療法デバイスの例

低流量システム

● 経鼻カニューラ

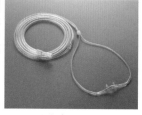

アトム酸素鼻孔カニューラ
（アトムメディカル株式会社）

● 簡易型酸素マスク

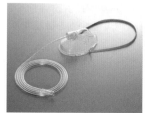

酸素フェースマスク
（アトムメディカル株式会社）

● リザーバーマスク

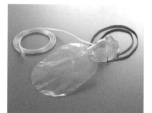

酸素フェースマスク リザーバ
バッグ・呼気サンプルライン付
（アトムメディカル株式会社）

高流量システム

● ベンチュリーマスク

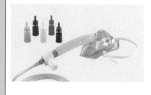

オキシジェンマスク
アキュロックス型
（日本メディカルネクスト株式会社）

● ベンチュリーネブライザー

EZウォーターウォーム
ネブライザーシステム
（日本メディカルネクスト株式会社）

た一定の酸素濃度を共有することが難しく、酸素流量を上げていくと酸素濃度が比例して上昇していきます（表1）。

　一方、**高流量システム**は10L以上の高流量を供給できる反面、高濃度の酸素を投与できないという弱点が存在します。高流量で正確な、安定した酸素療法を行えるのが、高流量鼻カニューラ（high flow nasal cannula：HFNC）です。機種により異なりますが、最大60L/分まで、安定した酸素濃度で専用の鼻カニューラを用いて十分な加温・加湿を行い酸素投与できるシステムです（図2）。

表1　低流量システムでの酸素濃度のめやす

経鼻カニューラ		簡易型酸素マスク		リザーバーマスク	
酸素流量（L/分）	吸入酸素濃度のめやす（%）	酸素流量（L/分）	吸入酸素濃度のめやす（%）	酸素流量（L/分）	吸入酸素濃度のめやす（%）
1	24				
2	28				
3	32				
4	36				
		5〜6	40		
		6〜7	50	6	60
		7〜8	60	7	70
				8	80
				9	90
				10	90↑

図2　ハイフローセラピー（高流量酸素療法）製品の例

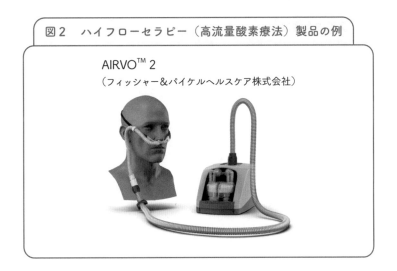

AIRVO™ 2
（フィッシャー＆パイケルヘルスケア株式会社）

非侵襲的陽圧換気療法（non-invasive positive pressure ventilation：NPPV）と比較して、より簡便で、さまざまな病態に使用できる可能性が高いです。ランダム化比較試験（randomized controlled trial：RCT）においても、Ⅰ型急性呼吸不全患者への有用性が報告されています[1]。

HFNCではなぜ高流量の酸素が投与できるの？

酸素療法のポイントは、「どこに酸素を溜めるか」です。例えば、経鼻カニューラの最大酸素流量は4L（表1）ですね。では、なぜ4Lまでなのでしょうか。それ以上流してはなぜダメなのでしょうか。その答えは、空気を溜める場所です。経鼻カニューラの溜める場所は患者自身の鼻腔内です。私たちの鼻の中は湿っていて暖かく、温度37℃、湿度100%の環境です。そして、鼻腔内の最大容量は約50mLだといわれています（図3）。この50mLという少ない空間に溜まった酸素を吸い込むことで、高濃度の酸素を得ることができます。

この少ない空間に乾いた酸素がたくさん入ってきたら、鼻の中はどうなるでしょうか。鼻毛や粘膜のおかげで加温・加湿された空間になっていたものが、過剰な酸素投与によって温度は下がり、粘膜は乾き、粘膜損傷を起こし、ときには痛みを感じることがあります。そして、粘膜乾燥は粘膜クリアランスを低下させ、気道分泌物の増加を引き起こしてしまいます。

HFNCは、専用のカニューラを用いて、十分な加温・加湿をすることで安全に高流量・高濃度の酸素投与ができます。

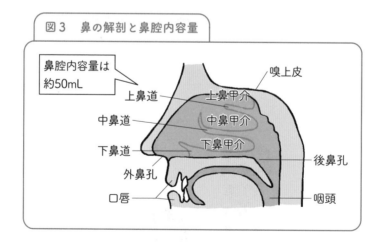

図3　鼻の解剖と鼻腔内容量

鼻腔内容量は約50mL

嗅上皮
上鼻道
上鼻甲介
中鼻道
中鼻甲介
下鼻道
下鼻甲介
外鼻孔
後鼻孔
口唇
咽頭

引用文献

1. Frat JP, Thille AW, Mercat A, et al：High-flow oxygen through nasal cannula in acute hypoxemic respiratory failure. N Engl J Med 2015；372：2185-2196.

HFNC（高流量鼻カニューラ）②

HFNCの効果を理解する

畑中　晃

HFNCの効果には、①解剖学的死腔に溜まった空気の洗い流し、②吸気抵抗の減少・呼気時の気道陽圧、③適正な加湿による分泌物の除去、④安定した吸入酸素濃度の供給、⑤QOLの向上があります[1]。

解剖学的死腔に溜まった空気の洗い流し（ウォッシュアウト）

人間は、必ず呼吸をしなければなりません。呼吸をするにあたり、呼気時にすべてのガスを吐き出すことはできません。つまり、残存ガスが口や鼻、そして気管支に残ります。この残存ガスが残る部分を解剖学的死腔といい、約150mLあるといわれています。

HFNCは、解剖学的死腔である上気道部分の残存ガスを、高流量のフレッシュなガスで洗い流す効果があります。よって、患者は常にフレッシュなガスを吸うことができます。特に、呼吸苦のある、1回換気量が少ない患者においては、高い効果があるといわれています（図1～2）。

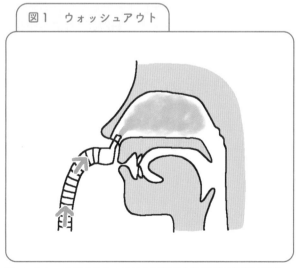

図1　ウォッシュアウト

フィッシャー＆パイケルヘルスケア株式会社資料を参考に作成

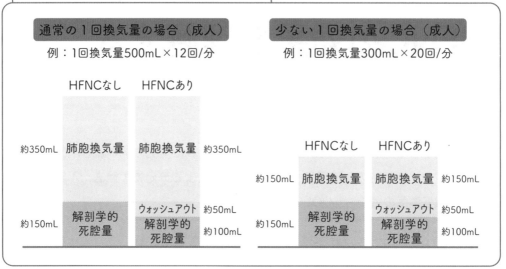

図2　ウォッシュアウトによる死腔量の軽減

通常の１回換気量の場合（成人）
例：１回換気量500mL×12回/分

HFNCなし　HFNCあり

約350mL　肺胞換気量　肺胞換気量　約350mL

ウォッシュアウト　約50mL
約150mL　解剖学的死腔量　解剖学的死腔量　約100mL

少ない１回換気量の場合（成人）
例：１回換気量300mL×20回/分

HFNCなし　HFNCあり

約150mL　肺胞換気量　肺胞換気量　約150mL

ウォッシュアウト　約50mL
約150mL　解剖学的死腔量　解剖学的死腔量　約100mL

フィッシャー＆パイケルヘルスケア株式会社より提供

吸気抵抗の減少（図3）、呼気時の気道陽圧（図4）

　　　　　HFNCは患者の吸気流速よりも多い高流量のガスを供給することで、吸気時に気道内圧が陽圧となり、患者が吸いやすい状態になります。さらに、持続的にフレッシュなガスが上気道内に高流量で流れているため、副次的にPEEP（positive end-expiratory pressure：呼気終末陽圧）様の効果も生まれます。吸気時に多量のガスが流れていることから患者の呼吸仕事量が軽減できます。また、副次的に発生するPEEP効果は、状況によりやや効果に違い（口を閉じた状態を維持できるか等）はありますが、**HFNCで30〜50L/分供給すると、3〜5cmH$_2$OのPEEP様効果があるといわれています。**

適正な加湿による分泌物の除去（図5〜6）

　　前述したとおり、加温・加湿は粘膜を良好な状態に維持するとともに、線毛運動を活発に維持します。しかし、たった10%湿度が下がった状態を15分維持しただけで線毛運動が弱くなり、分泌物が除去されずに残ってしまいます。この状態を１時間放置していると、粘膜上皮が乾燥して線毛運動がさらに阻害され粘膜損傷を引き起こします。高流量のガスを供給するHFNCにとって加湿は非常に重要となります。

　　よくあるインシデントで、滅菌蒸留水のボトルの通気針が機能しておらず、

図3　HFNCによる呼吸補助

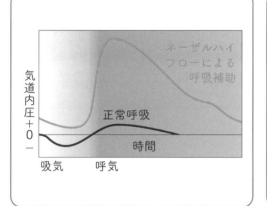

気道内圧 ＋0 −

ネーザルハイフローによる呼吸補助

正常呼吸

時間

吸気　呼気

フィッシャー＆パイケルヘルスケア株式会社より提供

図4　HFNCによるPEEP効果

ネーザルハイフローを使用している患者にどのような変化がみられるか？

電気インピーダンス断層撮影（心臓外科手術後）

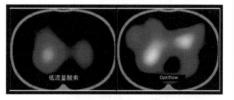

低流量酸素　　Optiflow

ネーザルハイフローによって気道内圧、呼気終末肺容量、1回換気量が増加する（Corley A, et al：Br J Anaesth, 2011）

フィッシャー＆パイケルヘルスケア株式会社より提供

図5　湿度の違いによる線毛運動能力差

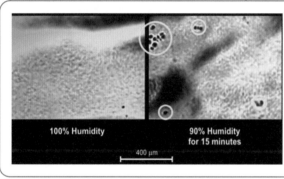

100% Humidity　　90% Humidity for 15 minutes

400 μm

湿度100％は線毛運動が活発で気道分泌物を除去できる（左）。それに対して湿度90％の状態では気道分泌物が除去できていない（右、黄色の囲み部分）

フィッシャー＆パイケルヘルスケア株式会社より提供

図6　粘膜クリアランスの湿度比較

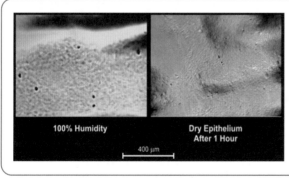

100% Humidity　　Dry Epithelium After 1 Hour

400 μm

湿度100％の状態では線毛運動が活発で気道分泌物を除去できる（左）。湿度90％の状態では気道分泌物が除去できず1時間後に上皮が乾燥した（右）

フィッシャー＆パイケルヘルスケア株式会社より提供

図7	よくあるインシデント

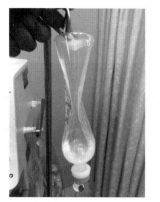

滅菌蒸留水のボトルの通気針が機能していない

表1 500mL蒸留水使用時の交換時間のめやす（加温加湿器37℃設定での理論式）	
設定流量	交換のめやす
30L/分	6.3時間
40L/分	4.7時間
50L/分	3.8時間
60L/分	3.2時間

加温加湿器が空焚きになることがあります（図7）。HFNCは加湿水が非常に減りやすい治療ですので、定期的なチェックを行うことがとても重要です（表1）。

安定した吸入酸素濃度の供給

　　HFNCは、その他の酸素療法デバイスと比較して、設定酸素濃度の信頼性が高いです。経鼻カニューラやオープンフェイスマスクなどは供給流量が1回換気量よりも少なく、不足分を外気から取り込もうとするため、吸入酸素濃度は安定しません。そして、呼吸パターンの変化によっても吸入酸素濃度が変化してしまいます。一方、HFNCは、専用の酸素ブレンダーで酸素濃度を調整しているため、供給される酸素濃度は安定した状態で高流量のガスを患者に供給できます。患者の吸気流量よりも高流量でフレッシュなガスが供給されるため、安定した吸入酸素濃度が維持できます。

QOLの向上

　　HFNCは、NPPVやIPPVに比べると圧迫感や閉塞感が少ないため、患者の快適性は向上します。特に、飲食や会話によるコミュニケーションが可能になることは、QOLが大きく向上するといえます（図8）。NPPVなどに比べて機械の駆動音も静かで快適な睡眠を得ることができ、読書やテレビ鑑賞なども可能になります。NPPVマスクなどに比べて皮膚トラブルが少なく顔面の清拭も行いやすいため、清潔な環境を維持することができます。

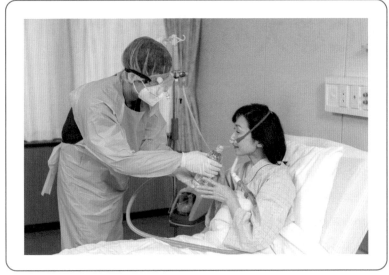

> 図8 HFNCは飲食や会話が可能

フィッシャー＆パイケルヘルスケア株式会社より提供

引用文献

1. Nishimura M：High-flow nasal cannula oxygen therapy in adults：physiological Benefits, indication, clinical benefits, and adverse effects. Respir Care 2016；61：529-541.

HFNC（高流量鼻カニューラ）③

HFNC導入の実際は？

畑中　晃

　HFNCは、設定する項目が少ないため導入が簡便です。

　基本的な導入方法として、以下の手順が挙げられます。

①HFNC装置をセットアップする

②加温加湿器に蒸留水を接続し、注水する

③装置電源をONにして、加温加湿器をウォームアップする

④患者へ経鼻カニューラの説明、フィッティングを行う（図1）

⑤加温加湿器の温度が上昇したら、酸素濃度とHFNC流量を設定する

⑥回路と患者の経鼻カニューラを接続する

　HFNCを導入した後にはその効果判定を行う必要があります（図2）。HFNCによる治療効果がみられない場合は、無理に治療を継続せず、すみやかにNPPVや気管挿管を考慮する必要があります。

　当院では、HFNCフローチャート（図3）を用いて、短期目標を設定し、目標指向方式で実践しています。

図1　創傷被覆材を用いた経鼻カニューラのフィッティング

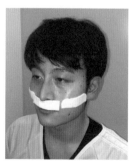 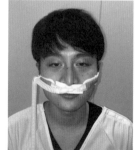

鼻の下と左右の頬に創傷被覆材を貼付する。

図2　HFNCの効果判定パラメータ

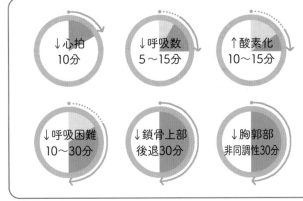

↓心拍
10分

↓呼吸数
5〜15分

↑酸素化
10〜15分

↓呼吸困難
10〜30分

↓鎖骨上部
後退30分

↓胸郭部
非同調性30分

Sztrymfらの報告（2011）では、酸素化と急性呼吸不全患者の臨床的指標における持続的かつ、有益な効果をHFNCと関連付けている。同様に、Rittayamaiらの報告（2014）では、抜管後の患者において著しい改善がみられた

フィッシャー＆パイケルヘルスケア株式会社資料を参考に作成

図3　当院のHFNCフローチャート

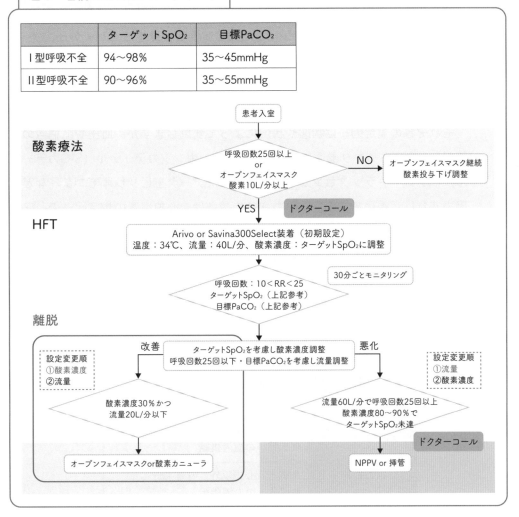

	ターゲットSpO$_2$	目標PaCO$_2$
Ⅰ型呼吸不全	94〜98%	35〜45mmHg
Ⅱ型呼吸不全	90〜96%	35〜55mmHg

患者入室

酸素療法

呼吸回数25回以上
or
オープンフェイスマスク
酸素10L/分以上

NO → オープンフェイスマスク継続
酸素投与下げ調整

YES　ドクターコール

HFT

Arivo or Savina300Select装着（初期設定）
温度：34℃、流量：40L/分、酸素濃度：ターゲットSpO$_2$に調整

呼吸回数：10＜RR＜25
ターゲットSpO$_2$（上記参考）
目標PaCO$_2$（上記参考）

30分ごとモニタリング

離脱

設定変更順
①酸素濃度
②流量

改善　ターゲットSpO$_2$を考慮し酸素濃度調整
呼吸回数25回以下・目標PaCO$_2$を考慮し流量調整　悪化

設定変更順
①流量
②酸素濃度

酸素濃度30％かつ
流量20L/分以下

流量60L/分で呼吸回数25回以上
酸素濃度80〜90％で
ターゲットSpO$_2$未達

ドクターコール

オープンフェイスマスクor酸素カニューラ

NPPV or 挿管

S-Gカテーテル/ビジレオ①

心拍出量は組織灌流および酸素運搬にかかわる重要なパラメータ

石田幹人

心拍出量は「前負荷」「後負荷」「心収縮力」「心拍数」に規定される

重症患者とかかわる医療従事者にとって、血圧の変動は避けたいものです。血圧は、人が活動をしていくうえで必要な血液を全身に送るための圧力です。収縮期血圧は出血のリスク評価、平均血圧は臓器灌流維持の管理目標にと、臨床ではさまざまな指標に使われています（表1）。**血圧は「心拍出量×全身の血管抵抗」に規定**されます。さらに、**心拍出量の規定因子は多岐に渡ります**（図1）。

それぞれの規定因子は状態や状況によって変動しますが、血圧や脈拍数の推移だけをみてもわかりません。しかし、スワンガンツカテーテル（S-Gカテーテル）やフロートラックセンサーから得られたデータをビジレオモニターなどに出力すれば可視化できます。出力された数値は、心拍出量の規定因子の、それぞれどの因子を評価しているのかを知るだけではなく、ほかの項目との関連も考えて評価することは非常に有用です（表2、図2）。最近では、S-Gカテーテルよりも侵襲性が低いフロートラックセンサーやプリセップCVオキシメトリーカテーテルなどが開発され、臨床現場で多く使用されています。

表1　各血圧の指標	
収縮期血圧	●心収縮後の負荷・血管抵抗 ●出血や動脈硬化リスク
拡張期血圧	●冠動脈灌流圧 ●心筋への血液供給
平均血圧	●臓器（心臓以外）の灌流圧 ●臓器への血液供給

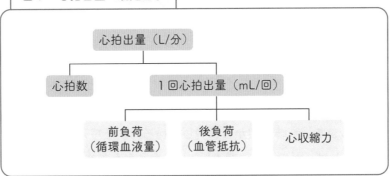

図1　心拍出量の規定因子

（図内）
心拍出量（L/分）

心拍数　　　1回心拍出量（mL/回）

前負荷　　　　後負荷　　　心収縮力
（循環血液量）　（血管抵抗）

表2　ビジレオモニターの代表的なパラメータ

CO（心拍出量）	4.0〜8.0L/分
CI（心係数）	2.5〜4.0L/分/m²
SV（1回心拍出量）	60〜100mL/beat
SVI（1回心拍出量係数）	33〜47mL/beat/m²
SVV（1回拍出量変化）	10%未満
SVR（体血管抵抗）	800〜1200 dynes/秒/cm⁵
SVRI（体血管抵抗係数）	1970〜2390 dynes/秒/cm⁵・m²
ScvO₂（中心静脈血酸素飽和度）	70〜80%

図2　S-Gカテーテルで測定できるパラメータ

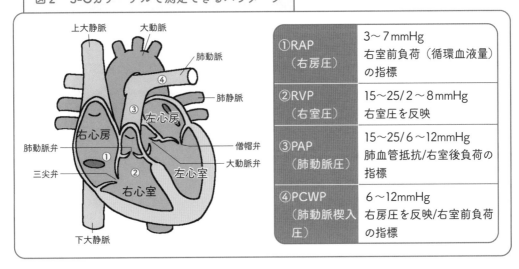

①RAP（右房圧）	3〜7mmHg 右室前負荷（循環血液量）の指標
②RVP（右室圧）	15〜25/2〜8mmHg 右室圧を反映
③PAP（肺動脈圧）	15〜25/6〜12mmHg 肺血管抵抗/右室後負荷の指標
④PCWP（肺動脈楔入圧）	6〜12mmHg 右房圧を反映/右室前負荷の指標

パラメータ単独の絶対評価はしない

　例えば血圧が下がった場合、その要因を「心拍出量×全身の血管抵抗」の観点から臨床経験をもとに想像を巡らし、自覚症状や身体所見を観察します。循環血液量の減少なのか（前負荷）、血管が拡張し血管抵抗が低下したのか（後負荷）、それとも心臓自体の収縮力が低下したのか（心収縮力）、というように、パラメータも確認します。基準範囲から逸脱している、また短時間で変化したパラメータが複数あれば、どのように関連しているかも考えます。

　中心静脈圧［CVP｛＝右房圧（RAP)｝］の低下や1回心拍出量変化（SVV）の上昇（15％以上あれば輸液反応性があると判断する）があれば、循環血液量の減少があると推測します（前負荷の低下）。しかし、同時に体血管抵抗（SVR）が急速に低下していることもしばしばあります。循環血液量減少だけが原因ではなく、SVRが低下するような状況や病態も原因であることも考慮します。例えば、体温の上昇や感染に惹起された際に生じる血管の拡張（血管抵抗の低下）です。これは急速な復温や**敗血症性ショック（ウォームショック）**の際にみられます。輸液投与以外にも復温の中止や血管作動薬（ノルアドレナリンなど）の使用も考慮しなくてはなりません。

S-Gカテーテル/ビジレオ②

循環動態のモニタリングとは"細胞(組織)に酸素が十分届いているかどうか"を確認すること

石田幹人

酸素運搬(供給)量を計算する

循環の目的は、組織(細胞)に必要な酸素を供給することです。酸素運搬(供給)量は、単位時間あたりに供給される酸素絶対量のことで、計算で求めることができます(図1)。酸素を組織に運搬する能力は、前述した心拍出量のほかに、ヘモグロビンと酸素飽和度の評価が重要です。

酸素消費量を意識する

S-GカテーテルやプリセップCVオキシメトリーカテーテルを使用すると、混合静脈や中心静脈の酸素飽和度を測定できます。心臓から送り出された酸素(血液)が、肺動脈に戻ってきたときの酸素飽和度のことです。例えば、SaO_2(動

図1　酸素運搬(供給)量の計算式

酸素運搬量(DO_2)＝酸素含量(CaO_2)×心拍出量(CO)

酸素含量(mL/dL)＝1.34×Hb×SaO_2/100 ＋ 0.0031×PaO_2

Hb15g/dL・$SaO_2$98%
だと約20mL/dL
血液1Lあたり200mL

ヘモグロビンに
結合した酸素

血液に溶け込んだ
酸素

心拍出量(L/分)＝1回心拍出量(SV)×心拍数(HR)

心拍出量を約5L/分とすると
酸素運搬量は
1000mL/分くらい

脈血酸素飽和度）100％の人のSvO$_2$（混合静脈血酸素飽和度）が75％を示していた場合は、酸素飽和度が100％であった血液が、臓器や細胞に酸素を25％配達した後に戻ってきたということです。DO$_2$（酸素運搬量）に対するVO$_2$（酸素消費量）の比（ここでは25％）を**酸素摂取率といい、通常は20〜30％**です。

　図2のように、運搬（供給）では呼吸・循環の影響を、需要（消費）側では代謝の影響を受け、SvO$_2$やScvO$_2$（中心静脈血酸素飽和度）は変化します。DO$_2$とVO$_2$はある程度のバランスを保っているため、SvO$_2$は通常70％前後で維持されています。しかし、体内の酸素供給と需要のバランスが崩れるとSvO$_2$も変化します（図3）。重症患者では、発熱や自発呼吸ですら酸素消費量の増大をまねきます。清拭や体位変換といった通常の看護ケアでさえ、酸素消費を助長します（表1）。侵襲度の少ないケアだと思っていても患者には大きな影響を与えている場合もあるため、SvO$_2$やScvO$_2$のモニタリングは安全な療養生活を送るために有用なパラメータといえます。ICUでのケアや治療のすべてが患者の酸素消費量増大に直結すると認識し、低侵襲かつ安心・安楽な方法を常に考え、工夫し続けることが重要です。

表1　VO$_2$増加の原因（例）
● 発熱
● 不穏
● シバリング
● 不安・緊張
● 痛み
● 医療的ケア

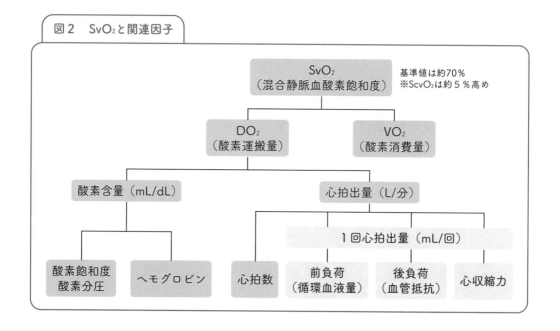

図2　SvO$_2$と関連因子

| 図3　DO$_2$とVO$_2$の関係 |

Part
1

集中治療の知恵袋

■**数値上昇**→酸素供給量増加・酸素消費量減少
　※酸素の利用障害でも上昇する

VO$_2$
（酸素消費量）

DO$_2$
（酸素運搬量）

SvO$_2$
（混合静脈血酸素飽和度）

■**数値下降**→酸素供給量減少・酸素消費量増加

DO$_2$
（酸素運搬量）

VO$_2$
（酸素消費量）

SvO$_2$
（混合静脈血酸素飽和度）

ポイント

集中治療では酸素供給量の維持よりも
血圧の維持を優先する

　通常時の酸素摂取率は20～30％ですが、必要時は2倍に増やし、体内の酸素需要に応えることができます。呼吸不全でSaO$_2$が低下しても、出血でヘモグロビンが減少して半分になったとしても、酸素摂取率を上げることで代償し、組織への酸素供給は維持できます。実際に、極端な低酸素や貧血の人でも症状が軽いときがあるのも納得できます。しかし、血圧が低下すると組織末梢では血管から染み出して細胞へ酸素を届ける圧力が不足します。つまり、血圧の低下は組織（細胞）の低酸素症を引き起こし、細胞は死に至ります。集中治療において酸素供給量の維持よりも血圧を維持することが、いかに優先かつ重要かということがわかります。

参考文献

1.　中村謙介：循環とは何か？～循環を見るための循環モニタリング～．ICUとCCU 2017；41：S63-S66.
2.　分かる！役立つ！Edwards Critical Care System AtoZ．エドワーズライフサイエンス，東京，2013：1-30.
3.　宮本聡史，神谷典男，伊藤朋晃：スワンガンツカテーテルvsビジレオモニター徹底比較．HEART nursing 2015；28：78-99.

チェストドレーンの目的は「胸腔内から不要なものを排出すること」と「肺の虚脱を改善すること」

後小路 隆

チェストドレーンの目的

チェストドレナージ留置には、①気胸、②肺切除術後、③膿胸・胸水でのドレーン挿入など、入れる病態はさまざまですが、大きな目的は胸腔内に貯留した空気や液体（血液、胸水）を体外に排出させ、肺の拡張を促し、再虚脱を防止することになります。

表1に示すように、排出したいものは病態によって異なりますが、「胸腔内より不要なものを体外に出す」ということは変わりありません。

胸腔（呼吸）にかかわる生理学とチェストドレーンが必要な病態

①呼吸にかかわる生理学

呼吸運動には「腹式呼吸」と「胸式呼吸」があります。これらの呼吸には呼吸筋といわれる「横隔膜」「外肋間筋」「内肋間筋」がかかわっていますが、主には横隔膜がかかわっていて、横隔膜の収縮と弛緩によって呼吸運動は行われています。

また、肺の外表面と胸郭の内面は胸膜により覆われており、この空間は胸膜

表1 チェストドレーンの挿入例と排出したいもの

● 気胸でチェストドレーン挿入→空気を排出
● 肺切除術後でチェストドレーン挿入→血液・空気を排泄
● 膿胸、胸水でドレーン挿入→膿や水を排泄

「胸腔内より体外へ不要なものを出す」ということは一緒！

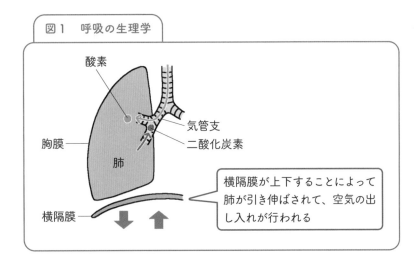

図1　呼吸の生理学

酸素

胸膜

肺

気管支
二酸化炭素

横隔膜

横隔膜が上下することによって肺が引き伸ばされて、空気の出し入れが行われる

腔といいます。胸膜腔は閉鎖腔であり、**通常は外気圧より2〜3mmHg陰圧に**なっています。

　吸息時には横隔膜が下方へ移動し、肋間筋が肋骨と胸骨を挙上することによって胸膜腔内圧が6mmHg程度の陰圧となり、酸素が取り込まれて呼吸が行われます（図1）。

②**気胸の場合**

　気胸は、胸膜腔に空気が貯留した状態のことをいい、その原因はさまざまです。ブラやブレ部が破裂した原発生のものや、慢性閉塞性肺疾患（COPD）などによって肺の組織が脆くなることに伴って起こるものがありますが、いずれにせよ、「肺が破れる」ことによって起こります。肺が破れることによって、肺の中に「空気」が入ってきます。空気が入っていると、肺は膨らもうとしても空気が邪魔で膨らむことができません。胸腔内に15%の空気が入ると、自然に吸収されるまで12日程度かかるといわれています。吸収のスピードはゆっくりですので、ドレナージをせず、自然に吸収するのを経過観察できる気胸の程度は限られています。また、破れることによって肺と胸膜腔は交通してしまいますので、横隔膜が伸びても胸膜腔内は陰圧になることはありません（図2）。そのため、気胸では「余分な空気」を排出する目的でドレナージを行います（図3）。

③**胸水・血胸・膿胸の場合**

　胸水には滲出性と漏出性があり、血胸、膿胸もそれぞれ発生メカニズムがありますが（図4）、詳細は成書を参考いただくとして、ここでは、胸腔内に何かしらの体積がある場合で考えていきます。

　本来なら胸膜腔全体に肺が膨らむはずですが、胸水など体積があるものが存

Part 1

集中治療の知恵袋

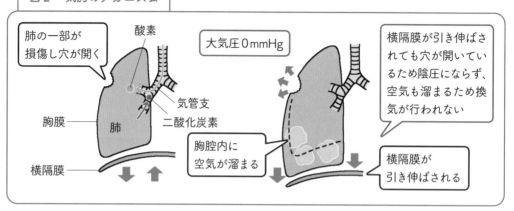

図2　気胸のメカニズム

肺の一部が
損傷し穴が開く

酸素

大気圧 0 mmHg

横隔膜が引き伸ばさ
れても穴が開いてい
るため陰圧にならず、
空気も溜まるため換
気が行われない

気管支

胸膜

肺

二酸化炭素

横隔膜

胸腔内に
空気が溜まる

横隔膜が
引き伸ばされる

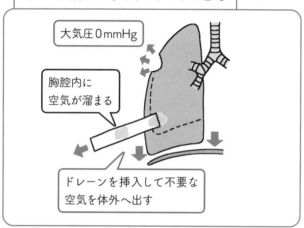

図3　気胸におけるドレナージの目的

大気圧 0 mmHg

胸腔内に
空気が溜まる

ドレーンを挿入して不要な
空気を体外へ出す

◢ ポイント ◣

チェストドレーンの目的を把握して 正常と異常を見きわめる

　チェストドレーンの目的は「胸腔内の余計なものを排出する」ことです。何を排出したいのか、何を排出するために挿入しているのかを考え、それ以外のものは目的以外のものととらえて、正常か異常か見きわめることが大事です。例えば、気胸の改善目的で挿入している場合、ドレーンバックに大量の血液が混入し始めたとしたら異常です。

　異常であれば「余計なもの」ではないので、すぐにリーダーナースへ報告しましょう。

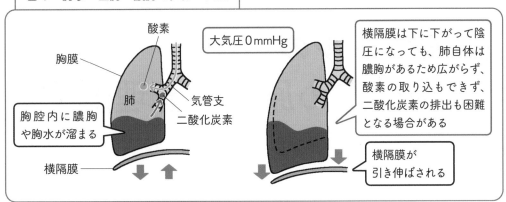

図4　胸水・血胸・膿胸のメカニズム

酸素

胸膜

肺

気管支

二酸化炭素

大気圧0mmHg

胸腔内に膿胸や胸水が溜まる

横隔膜

横隔膜は下に下がって陰圧になっても、肺自体は膿胸があるため広がらず、酸素の取り込もできず、二酸化炭素の排出も困難となる場合がある

横隔膜が引き伸ばされる

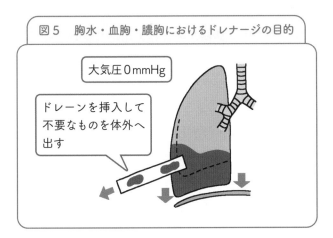

図5　胸水・血胸・膿胸におけるドレナージの目的

大気圧0mmHg

ドレーンを挿入して不要なものを体外へ出す

在すると肺が十分に膨らまず、換気が阻害されてしまいます。そのため、胸水などの堆積物を体外に出すことが胸腔ドレナージの目的となります（図5）。

参考文献

1.　坂本壮, 田中龍馬 編：救急外来, ここだけの話. 医学書院, 東京, 2021.
2.　医療情報科学研究所 編：病気が見えるvol.4 呼吸器 第3版. メディックメディア, 東京, 2019.
3.　長尾大志：レジデントのためのやさしイイ呼吸器教室 第3版. 日本 医事新報社, 東京, 2019.

排液ボトルの「3層構造の原理」を理解する

後小路 隆

どうして3層構造なの？

チェストドレーンバックにはさまざまな種類がありますが、一般的には、患者に挿入されたチューブがベッドサイドの箱につながっているのをイメージできるのではないでしょうか？ ドレーンバックをよく見ると、箱の中は3層構造になっています。どうして3層構造なのでしょうか。

胸腔内は陰圧のため、ドレーンをそのまま解放しておくと大気が胸腔内に入り込む、または大気圧と同等となり呼吸運動が行われなくなります。そこで、空気が入り込まないように水の中にチューブをつけておくと、胸腔内が陽圧（主に呼気時）のときは中の空気が出ていき、陰圧（主に吸気）になると外の空気が入っていかないようになります［図1②：水封ボトル（water seal）］。しかし、胸水や膿胸の場合、チューブから直接水につけると水が汚染されてしまいますので、水の入った瓶の前に空の瓶を足しておきます（図1①：排液ボトル）。水封ボトルは、吸気・呼気によって水面が上下し、これを呼吸性移動といいます。吸引ボトル（図1③）には、吸引圧をデジタル表記で適宜変更できるタイプや、吸引器に接続して吸引圧を設定するタイプがあります。吸引器につなぐ場合、水の高さ以上の陰圧がかかると大気から空気が吸い込まれ、それ以上の圧がかからないようになります。そのため、「水の高さが胸腔内にかかる圧」であることを理解することが大事です。

エアリークとは？

チェストドレーンでは、「エアリーク」の観察をしていると思います。**エアリークとは水封面にバブリング（泡）が発生すること**です。自然気胸などでは排泄するものが空気であることから、陰圧をかけることで胸腔内の空気が排泄され

図1　ドレーンバックの構造と目的

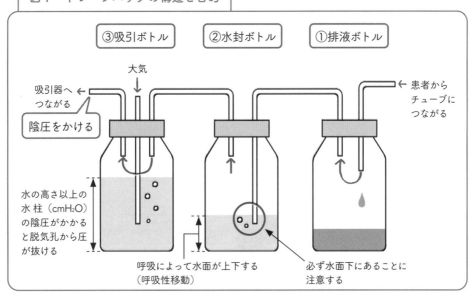

③吸引ボトル　②水封ボトル　①排液ボトル

大気

吸引器へ
つながる

陰圧をかける

← 患者から
チューブに
つながる

水の高さ以上の
水柱（cmH₂O）
の陰圧がかかる
と脱気孔から圧
が抜ける

呼吸によって水面が上下する
（呼吸性移動）

必ず水面下にあることに
注意する

図2　エアリーク

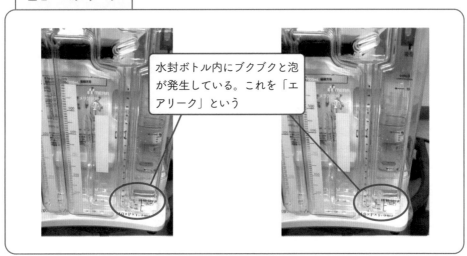

水封ボトル内にブクブクと泡
が発生している。これを「エ
アリーク」という

るため発生します（図2）。エアリークの消失は、よい意味では排出すべき空気がなくなり、肺が拡張して胸腔内の空気がほとんどない状態を指しますが、トラブルとしてはドレーンチューブの閉塞（折れ曲がり・詰まり・先当り）が発生し、消失してしまうことを指すこともあります。その場合、吸引圧により胸腔側の圧は陽圧になるため、水封面の液面が吸引側に移動したり、ドレーンが適切に作動していない場合は他の部位に空気などが漏れる皮下気腫が出現する場合があります。

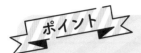

●ドレーンバックの構造を知ることは、正しい管理に役立てることができます。例えば、呼吸性移動の消失などは、呼吸運動の消失や閉塞などの可能性があるため、ただ排液があるかどうかだけでなく、それぞれ3つのボトルの意味を理解することが大切です。

●エアリーク消失時には余分な空気がなくなったことも考えられますが、チューブの閉塞なども考えられるため、水封面の位置、SpO_2の変化、皮下気腫など、呼吸状態を観察することが大切です。

Column

多職種チームが協力して取り組む

　昨今、COVID-19での治療法としてECMOが注目を集めました。PCPSやECMOというと、クリティカルな状態にある患者さんをイメージしませんか？

　ECMO管理は循環・呼吸の双方において有力なサポートとなります。そのため、まずは"しくみ"を理解して管理することが重要です（p.120参照）。チェックリストを使用して正常かどうか、異常である場合は、どこが、どうして、どのような異常なのか？　ということや、機器管理と全身状態をふまえた病態アセスメントを行い、患者に提供すべきケアは何か？　いつ実施すると効果的なのか？　など、具体的なケアプランを考えることが必要です。また、治療方針や治療内容も含め、多職種カンファレンスにより情報を共有し、医療チームで取り組むことが重要です。

　治療効果が望めない場面に直面した際には、臨床倫理カンファレンスを実施することも必要です。当施設では、ジョンセンの4分割法を用いた臨床倫理カンファレンスを、医師（主治医/麻酔科医、精神科医、緩和ケアチームなど、その患者にかかわる診療科）、看護師、薬剤師、理学療法士、臨床工学技士、臨床心理士、ソーシャルワーカー等が適宜行っています。いつでも医療チームが協力して、患者・家族にとってよりよい医療を提供できるように調整できる看護師でありたいと思っています。

（渡邊真貴）

参考文献

1.　坂本壮, 田中龍馬 編：救急外来, ここだけの話. 医学書院, 東京, 2021.
2.　医療情報科学研究所 編：病気がみえる Vol.4 呼吸器 第3版. メディックメディア, 東京, 2019.
3.　長尾大志：レジデントのためのやさしイイ呼吸器教室 第3版. 日本医事新報社, 東京, 2019.

PICC管理①

患者の状態を考慮した PICCの選択って？

荻野　充、伊藤貴公

PICCは合併症が少なく患者にやさしい

　ICUでの重症患者管理において、静脈留置カテーテルはなくてはならないデバイスです。なかでも頸静脈や鎖骨下静脈から挿入する中心静脈カテーテル（central venous catheter：CVC）は高い頻度で使用され、薬剤の投与や中心静脈圧の測定、ときには採血などに用いられます。しかし、動脈誤穿刺による大量出血やそれに伴う気道閉塞、気胸や血管内留置カテーテル関連感染（catheter related blood stream infection：CRBSI）、血栓症などCVC留置に伴う合併症を起こすことも忘れてはいけません。ICUに入室する患者は合併症のリスクが高く、それが致命傷となる可能性があります。

　近年、使用頻度が増加している末梢挿入式中心静脈カテーテル（peripherally inserted central catheter：PICC）と合併症発生頻度を比較すると、CVCより**PICCのほうが合併症が少ない**ことがわかります（表1）。CRBSIなどの感染率も低いため、留置期間もCVCでは28日だったのに対しPICCでは72.8日とPICCのほうが長かったことや[1]、上腕からの挿入のため動きの制限が少なく、患者が感じる快適性が高いなど[2]、重症患者に対するPICCの有用性は高いと考えます。

表1　合併症頻度の比較	
CRBSI	CVC ＞ PICC
動脈損傷	CVC ＞ PICC
気胸	CVC ＞ PICC
心タンポナーデ	CVC ＝ PICC
血栓症	CVC ＜ PICC

患者の状態によりCVC、PICCを選択

　PICCの挿入部位としては、一般的に右上腕内側の尺側皮静脈から行います（図1）。CVCと異なる部位からの挿入となりますが、カテーテルの先端はCVCと同じ上大静脈（中心静脈）に位置しており、逆流防止弁のついていないPICCなら中心静脈圧（central venous pressure：CVP）のモニタリングが可能です。また、近年ではトリプルルーメンや造影剤の高圧注入が行えるPICCも登場しています。しかし、**CVCに比べてPICCは内径が細く、自然滴下での最大投与量はCVCのほうが優位です**（表2）。緊急的に大量輸液や大量輸血が必要な場合はCVCを選択し、長期留置が予想される場合や患者の快適性を求める場合などはPICCを用いるなど、患者の状態に合わせた選択が必要となります。

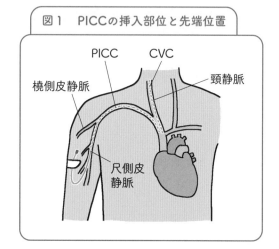

図1　PICCの挿入部位と先端位置

PICC　CVC

橈側皮静脈

頸静脈

尺側皮静脈

表2　自然滴下時の最大投与量の比較

	Arrow CVCトリプルルーメン（テレフレックスメディカルジャパン株式会社）	グローションカテーテルデュアルルーメンPICC（株式会社メディコン）	パワーPICCトリプルルーメン（株式会社メディコン）
ディスタル	16G：2300mL/時	19G：193mL/時	8G：743mL/時*
メディアル	18G：1000mL/時		19G：280mlL/時
プロキシマル	18G：1100mL/時	19G：193mL/時	19G：280mlL/時
＊パワーPICCはトリプルでもディスタル1か所から薬剤が投与される			

引用文献

1. 平岡康子, 市川ゆかり：血液腫瘍内科におけるPICC導入と評価. 環境感染誌 2014；29：405-410.
2. McMahon DD：Evaluating new technology to improve patient outcomes：a quality improvement approach. J Infus Nurs 2002：25：250-255.

参考文献

1. 徳嶺譲芳, 金井理一郎：必ずうまくいくPICC 末梢挿入型中心静脈カテーテルの挿入テクニックから管理まで. 羊土社, 東京, 2017.
2. 岩井充永, 酒井博崇：PICCの教科書 失敗しない！挿入から管理までのポイント. 南山堂, 東京, 2011.

PICC管理②

トラブルを防ぐ
PICCの固定方法とは

荻野　充、伊藤貴公

適切な固定でトラブルを予防

　挿入されているカテーテル類には適切な固定方法があり、そのデバイスに適した固定を行わないと事故抜去やカテーテル感染などのトラブルが起こります。PICCの固定のポイントを図1に示します。基本固定としては、**大きなUの字を描くようなゆるやかなカーブを作る固定方法**が推奨されています。カテーテルを固定する際、腕の細さでカーブが急になってしまう場合は、肘経由の固定方法を行うとカテーテルへのストレスが軽減されます（図2）。急なカーブを作った固定やループを作った状態で固定をすると、滴下不良やカテーテル内血栓の原因となります（図3）。

図1　PICCの基本固定

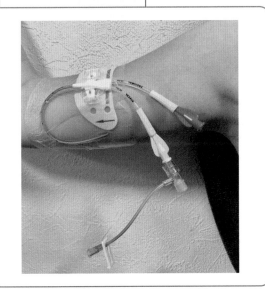

図2　肘経由固定

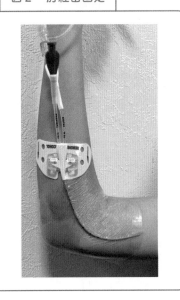

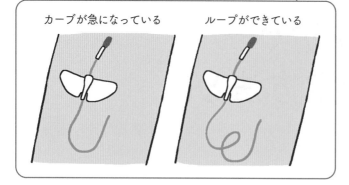

図3　滴下不良や血栓の起こりやすい固定の例

カーブが急になっている　　　　ループができている

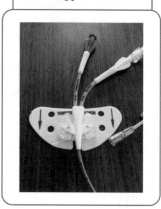

図4　カテーテル固定具の例

無縫合固定で感染予防

　　CVCでは一般的に縫合を行い固定しますが、縫合することによる皮膚への血流低下、糸の汚染などによるCRBSIを生じる可能性があります。PICCの無縫合固定方法にPICC固定用具（スタットロック®）を用いる方法があります（図4）。

　　スタットロック®はシール型の固定具で、PICCの翼の部分とスタットロック®の翼の部分を結合させて固定します。交換の頻度は週に1回程度です。『CDCガイドライン』でも、血管内留置カテーテルに伴う**感染リスクを軽減させるため、無縫合固定具を使用することが推奨されています**（カテゴリーⅡ）。また、縫合による出血や痛みなど、患者に与える苦痛を予防するためにも、皮膚が脆弱な状態でなければスタットロック®を用いるなどの無縫合固定を勧めます。

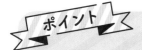

●カテーテルは大きなUの字を描くように固定する。
●急なカーブやループを作って固定しない。
●カテーテル固定具などを使用し、なるべく無縫合固定を行う。

参考文献

1. 徳嶺譲芳, 金井理一郎：必ずうまくいくPICC 末梢挿入型中心静脈カテーテルの挿入テクニックから管理まで. 羊土社, 東京, 2017.
2. 岩井充永, 酒井博崇：PICCの教科書 失敗しない！挿入から管理までのポイント. 南山堂, 東京, 2011.

シリンジポンプのシリンジ交換①

シリンジポンプの使用目的と構造を理解する

遠藤太一

シリンジポンプの特徴

　クリティカルケアを行うICUや救急領域などでは、身体の危機的状況から、循環動態に変動を及ぼす病態の患者が多く存在します。循環動態を安定化させるためには、血圧変動にかかわる薬液をより正確に投与する必要があり、シリンジポンプはそのような場面で使用されます。シリンジ内に満たされた薬液を、機械的に内筒を押して微量輸液するのがシリンジポンプの原理となります。シリンジポンプでは流量は0.1mL/時から設定できるので、血管作動薬などの注入が可能です。生命維持、状態安定化のために多くの薬剤を必要としますが、なかでも、微量の輸液投与が可能なシリンジポンプでの循環動態管理は、生命維持に不可欠な要素です。

シリンジポンプの使い方

　クリティカルケア病棟内でのインシデントは、点滴などの薬剤投与の場面が非常に多く、そのなかでも持続投与中の薬剤投与量の誤りが多いといわれています[1]。薬剤投与量の誤りを防ぐため、シリンジポンプの構造や使用の順番を覚えましょう。図1は、シリンジポンプの構造です。なおシリンジは、必ずメーカー指定のものを使用します。同じ容量のシリンジでも、指定以外のものを使用すると、シリンジの内径の違いで流量に誤差が生じる原因となります。

　シリンジポンプの基本的な使用方法は、図2のように、①シリンジメーカー確認、②スリット、クランプ確認、③押し子確認、となります。**押し子の注意点**としては、スライダーフックの上にシリンジの押し子のリブが乗り上げて、押し子が浮き上がることがあります。このままの状態で送液を開始すると次第にシリンジ全体が浮き上がり、シリンジ外れの警報が鳴ることがあります。シ

リンジポンプを使用する際には上記の項目に注意しましょう。

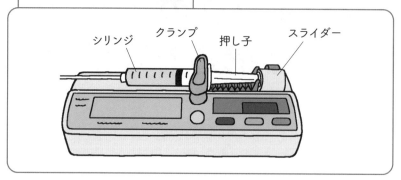

図1　シリンジポンプの構造

シリンジ　クランプ　押し子　スライダー

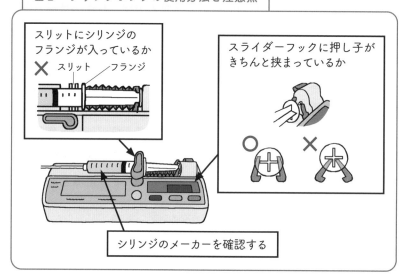

図2　シリンジポンプの使用方法と注意点

スリットにシリンジの
フランジが入っているか
✕　スリット　フランジ

スライダーフックに押し子が
きちんと挟まっているか

○　✕

シリンジのメーカーを確認する

ポイント

クリティカルケア病棟でよく使用される
カテコラミン製剤って？

　クリティカルケア病棟では、カテコラミン製剤を多く取り扱います。カテコラミン製剤とは、ドパミン塩酸塩、ドブタミン塩酸塩、アドレナリンやノルアドレナリンなどの急性心不全や慢性心不全の急性増悪時、ショックなどの心拍出量が低下し血圧が低下した病態に対して用いられる薬です。血圧は、「心拍出量×末梢血管抵抗」で算出することができますが、カテコラミン製剤は血圧の変動に影響します。

参考文献

1.　石原弘規：薬剤投与，輸液ライン管理．ICUとCCU 2004；28：651-657.

シリンジポンプのシリンジ交換②

スライド方式での交換ってどんな方法？

遠藤太一

シリンジ交換

シリンジポンプが問題なく使用開始できたら、次に重要なシリンジ交換となります。シリンジの交換方法は、大きく分けて「**スライド方式**」と「**並走方式**」2種類があります。それぞれを詳細に説明していきます。

スライド方式の特徴

スライド方式とは、シリンジポンプにセットされていたシリンジ内の薬剤の残量がなくなった段階で、図1のようにシリンジポンプからシリンジを外し、すみやかに薬剤が入った新しいシリンジをセットする方法です。この方法は簡便ですが、薬液が流れない時間ができてしまう欠点があります。クリティカル

図1　スライド方式

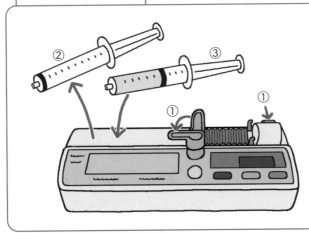

②　③　①　①

※交換前に、留置ラインから接続が外れていることを必ず確認する
※メインルートと三方活栓が閉じていることを確認する
①スライダーとクランプを外す
②残量の少ないシリンジを外す
③薬剤が入った新しいシリンジをセットする

ケア領域のカテコラミン製剤に依存している患者の場合は、少しの間でも薬剤投与が中断されると、予期しない血圧低下やそれに伴う循環動態の変化が起こることがあります。また、薬剤再開時に急激な血圧上昇に伴った出血等のリスクがあります。

シリンジ交換後の注意点

シリンジポンプは、シリンジの外筒を固定し、モーターの力で徐々にスライダーを右から左へと移動させていくことで押し子を動かしていく構造になっています。シリンジポンプにシリンジを新しくセットまたは交換した場合に、スライダーと押し子の間にわずかな隙間が生じます。この隙間により**ポンプ開始直後は適正な流量が得られない**ため、三方活栓等を利用し、早送り操作で押し子との隙間をなくして送液を確認し、輸液を開始する必要があります。スライド方式では早送りを素早く実施する必要があり、押し子の固定を含めて注意が必要です。

シリンジ先端の形状はルアーロック式を選択

送液による圧力がかかったときにシリンジとチューブが外れないようにするため、先端形状がルアーロック式のシリンジを選択します。

シリンジポンプの使用方法に問題がないことを確認した後、血管壁も注意しましょう。シリンジポンプには、留置針などによって血管壁が損傷し薬液が血管外に漏出してしまったときの警報は存在しないため、刺入部の固定状況、穿刺周囲の発赤、静脈炎などの観察は定期的に行う必要があります。

薬剤投与時のサイフォニング現象に注意

シリンジポンプでの薬剤投与の際はさまざまなことに注意を要しますが、スライド方式でシリンジポンプを交換する場合は素早く行わなければならないため、シリンジの固定などには特に注意する必要があります。

サイフォニング現象とは、シリンジの押し子がスライダーに固定されていないときやフランジがスリットに正しく装着されていないときにシリンジポンプの位置が患者より高い位置に設置されていると、**高低落差により過剰送液**されてしまうことをいいます（図2）。また、シリンジポンプを患者より低い位置に設置すると逆流の可能性があります。

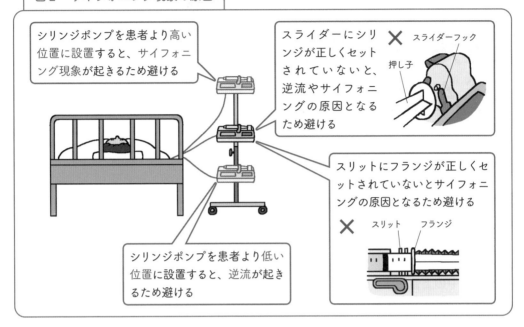

図2 サイフォニング現象の原因

シリンジポンプを患者より高い位置に設置すると、サイフォニング現象が起きるため避ける

スライダーにシリンジが正しくセットされていないと、逆流やサイフォニングの原因となるため避ける

スライダーフック
押し子

スリットにフランジが正しくセットされていないとサイフォニングの原因となるため避ける

スリット　フランジ

シリンジポンプを患者より低い位置に設置すると、逆流が起きるため避ける

シリンジポンプのシリンジ交換③

並走方式での交換って
どんな方法？

遠藤太一

並走方式の特徴

　　並走方式でシリンジポンプを交換する場合は、シリンジポンプを更新用と投与中の2台用意します。更新用シリンジと投与中シリンジから薬剤を同時に投与し、徐々に更新用シリンジの流量を増やして投与中シリンジの流量を減らすことで、投与中の薬剤速度を安定させることを目的としています。

　　この方法は、薬剤が投与されていない時間をなくすことができるだけでなく、血圧の低下があった場合でもすぐに昇圧薬を増量できる利点があります。しかし、理解していないと操作が複雑なためインシデントのもとになりますので、可能であればダブルチェックを行いながら実施するようにしましょう。

更新用シリンジを使用し始める際には注意が必要

　　シリンジポンプ開始後、設定した流量まで安定するのに多少の時間がかかります。シリンジポンプの流量が安定するまでのフラッシュ量は、内筒部分のゴムの厚みと一致しているといった報告があります[1]。**安定流量を得るまでのフラッシュ量は、20mLシリンジ使用時では2mL、50mLシリンジ使用時では4mL**とされています。流量は、シリンジが小さいほど摩擦面積や抵抗が小さくなるため安定する時間が早いことや、事前に早送りすることでポンプの速度が早期に安定するとされています[2]。更新用シリンジポンプにシリンジをセットしたら、早送りでプライミングを行い、シリンジに接続したエクステンションチューブの先端から薬剤が出ることを確認します。次に、患者へ接続しないまま、空運転を行い、投与流量が安定した状態にしておくことが重要です。

並走方式の一例

　図1のように更新用シリンジを低流量で開始し、5分後に投与中シリンジを（更新用シリンジと同等量）減量します。5分ごとに血圧をみながら更新用シリンジの流量を増量し、投与中のシリンジ流量を減量させていきます。このとき、患者への投与量は一定であることが重要です。最終的に更新用シリンジのみになったときに、投与中シリンジのシリンジポンプを停止し、シリンジ交換終了となります。シリンジ交換作業中は常に循環動態の変化に注意し、モニタリングを実施するようにします。

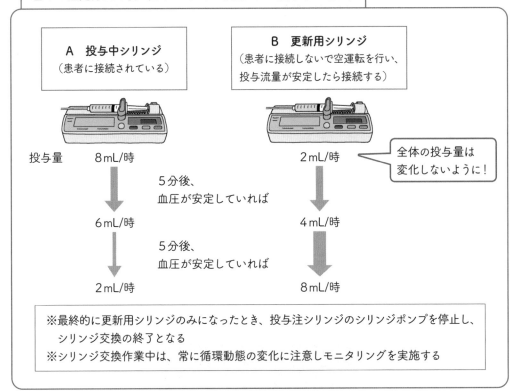

図1　並走方式の例（カテコラミン製剤10mL投与中の場合）

A　投与中シリンジ
（患者に接続されている）

B　更新用シリンジ
（患者に接続しないで空運転を行い、投与流量が安定したら接続する）

投与量　　8mL/時　　　　　　　　　　　　2mL/時　　←全体の投与量は変化しないように！

5分後、血圧が安定していれば

6mL/時　　　　　　　　　　　　　　　　　4mL/時

5分後、血圧が安定していれば

2mL/時　　　　　　　　　　　　　　　　　8mL/時

※最終的に更新用シリンジのみになったとき、投与注シリンジのシリンジポンプを停止し、シリンジ交換の終了となる
※シリンジ交換作業中は、常に循環動態の変化に注意しモニタリングを実施する

引用文献

1.　中西正子，長谷川智晴，伊藤和子：注入薬液の濃度変化を最小限にするシリンジ交換の方法．兵庫県立成人病センター紀要 2000；17：57-64.
2.　小田恵，小野亜樹，本橋聖子，他：循環動態に影響を及ぼさないシリンジ交換の実験的検討．神奈川こども医療センター看護研究集録 2006；29：20-24.

Aライン①

観血的動脈圧測定法の波形と値を正しくみる

伊藤貴公

血圧には、動脈にカテーテル等を挿入して測定する観血的動脈圧測定法（ambulatory blood pressure：ABP）とマンシェットを上腕等に巻いて測定する非観血的動脈圧測定法（non-invasive blood pressure：NIBP）があります。ABPは、心拍１回ごとの血圧を表示し、常時血圧をモニタリングできるとても重要なデバイスです。同時に測定しているときに、これらの値が大きく異なっていることもあります。そのようなときには、波形が正しく出ていないことがあるため注意が必要です。

波形を正しくみる

ABPの波形は、動脈の圧力をトランスデューサーという部位で検知し波形をモニター表示して測定する方法です。その波形には収縮期と拡張期の波があり、心収縮ごとに値を表記しています。それぞれの波が正しく表記されているかみることで、値が正しいか確認します（図1）。

図1　正しい動脈圧波形

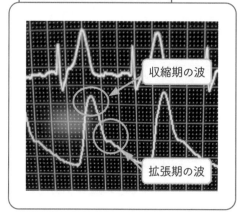

収縮期の波

拡張期の波

波形異常を知る

①アンダーダンピング（図2）

さまざまな理由で収縮期波形が高くなり、収縮期血圧が高く表記されます。圧ラインの長さを変えたり、ダンパーという医療材療を使用することで解消します。これは波形をしっかりとみることで発見できますが、NIBPと値が大きく離れるときは疑ってもよいかもしれません。

②オーバーダンピング（図3）

挿入しているカテーテルの異常や圧ラインの屈曲等の理由で、波形全体がなだらかに表記され、収縮期・拡張期ともに低く表記されます。刺入部の位置調整をしたり圧力ラインの屈曲を解消させますが、時に再挿入が必要になります。これは、波形をみればわかりますが、判断が難しいときはトランスデューサーを操作し、加圧バッグの生理食塩液をフラッシュすることでも発見できます。

③フラッシュテスト

ABPのライン異常や加圧バッグの異常をみるときにトランスデューサーのフラッシュテストを行うとさまざまなことがわかります。オーバーダンピングの確認や加圧バッグの圧異常、生理食塩液の不足等も確認することができるので、波形異常を認識した際には一度行ってみるとよいです（図4）。

図2　アンダーダンピングの波形

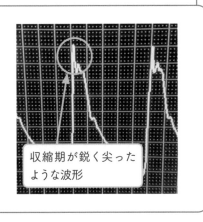

収縮期が鋭く尖ったような波形

図3　オーバーダンピングの波形

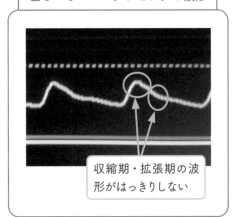

収縮期・拡張期の波形がはっきりしない

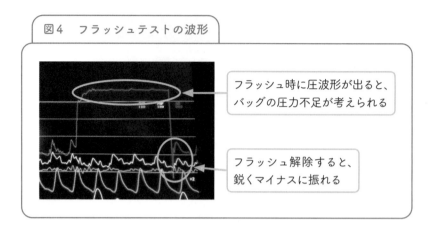

図4 フラッシュテストの波形

フラッシュ時に圧波形が出ると、バッグの圧力不足が考えられる

フラッシュ解除すると、鋭くマイナスに振れる

ABPとNIBPのどちらで管理するか

　昇圧薬や降圧薬などを静脈へ持続投与している場合、血圧の変動に応じてそれらの薬剤をコントロールしますが、その際によく出てくる問題が「ABPとNIBPのどちらで管理をするか」ではないでしょうか。私は、ABPでコントロールすべきと考えます。

　その理由は2つあり、1つは「リアルタイムの変化を確認できる」ことです。静脈へ持続投与される薬剤は流量を変化させた場合、その反応も早く出ます。ABPを用いて薬剤を増減し、ABPの変化を確認して患者の変化を把握すべきと考えます。2つめは、「NIBP測定の侵襲はゼロではない」という点です。血液凝固異常等をきたしている患者は特にですが、頻繁なNIBP測定で、例えば上腕を圧迫することで毛細血管の破壊をきたし、内出血などの不要な障害をきたす可能性があるからです。しかし、ABPは侵襲のあるモニタリング方法ですので、うまく活用して管理しましょう。

Aライン②

観血的動脈圧測定法の波形を さまざまなアセスメントに活用する

伊藤貴公

観血的動脈圧測定法（ABP）は、前述のとおり動脈に直接カテーテル等を挿入して動脈圧を測定するデバイスですが、血圧のモニタリング以外にもさまざまな活用方法があります。

採血に活用する

電解質異常や重症呼吸不全などの場合、頻繁に採血しモニタリングすることがありますが、ABPを活用することで低侵襲に採血をすることができます。閉鎖式観血的動脈圧測定法とシリンジキットを用いることで、簡易に採血することができ、かつ感染の機会を減らすことができます（図1）。しかし、挿入時に侵襲があること、採血を頻繁に行うことによる弊害があること、操作を誤ることで空気混入や感染のリスクがあることを忘れてはいけません。

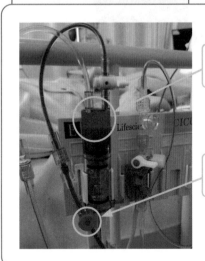

図1　ABPを活用した採血法

シリンジを引くと
血液が充満する

閉鎖ラインより
採血する

体液のモニタリングに活用する

　体液は、体位の変化が起こった際に血管抵抗等を変化させ一定を保とうとする働き（ホメオスタシス）がありますが、体液が著しく減少していたり、何らかの理由で血管抵抗が低下する病態がある場合に、体液平衡を知るためにABPを活用することができます。

①呼吸のタイミングと動脈圧の変動を観察する

　体液量が減少していると、吸気のタイミングで胸腔内圧が高まり、大静脈が圧排されることで血圧が下がることがあります。相対的に動脈圧が下降することがあり、観血的動脈圧測定法を観察していると「波打つ波形」になります（図2）。人工呼吸器で陽圧換気を行っていると、わかりやすく出ます。

②体位変換後の動脈圧の変動を観察する

　特に右側臥位へ体位変換を行った直後に動脈圧が下降した場合、体液減少を想定します。これは、大静脈が臓器により圧排されることで起こる現象です。体液保持されている場合にはホメオスタシスが働くため起こりにくいですが、重症な患者であればあるほど起こりやすい現象です。

図2　動脈ラインの呼吸性変動

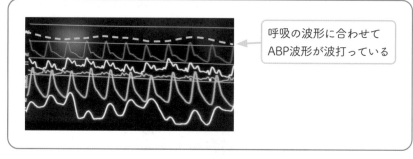

呼吸の波形に合わせて
ABP波形が波打っている

CRRT（持続的腎代替療法）①

CRRTの導入は、腎前性・腎後性腎不全の要素を除外後、「AIUEO」をめやすに判断する

五十嵐義浩

AKIでは、最初に腎前性・腎後性の要素を除外する

　急性腎障害（acute kidney injury：AKI）では、まず腎前性腎不全・腎後性腎不全を除外してから、代謝異常、アシドーシス、無尿・乏尿、体液過剰がないかの適応を判断することが大切です。

　腎前性腎不全の要素には、①体液量の減少、②体液分布の異常、③心拍出量の低下、が考えられます。腎血流量を増加するために、細胞外液500mL〜１Lを１〜２時間投与し、尿量が反応するか確認します。心不全が出現し利尿薬に反応しない場合は、持続的腎代替療法（continuous renal replacement therapy：CRRT）の適応となります。

　腎後性腎不全は、腎からの尿流が対外に排出されず水腎症をきたし、腎盂内圧の上昇のため、尿が排出されなくなった状態です。前立腺肥大や尿路結石による上部尿路閉塞が原因の場合は、比較的急性期の状態で発見されます。CTや腎超音波検査を行い、両側の水腎症、片側の水腎症に対側の萎縮腎を認める場合には、腎後性腎不全の可能性を考えます。まずは、腎前性、腎後性の要素を除外します。

「緊急透析のAIUEO」に当てはまればCRRTを検討する

　CRRTの適応は、多臓器不全、急性腎不全、肝不全、急性薬物中毒、代謝性アシドーシス、体液貯留など急性に血液浄化療法が必要な患者で、表１[1]の「AIUEO」を参考にCRRTを検討します。

表1　緊急透析のAIUEO

	めやす	絶対適応・相対適応
A：acidosis 高度の代謝性アシドーシス	pH7.15以上	相対
	pH7.15以下	絶対
	メトホルミンによる	絶対
I：intoxication 中毒	薬物中毒	絶対
U：uremia 尿毒症	BUN100mg/dL以上 有症状時（嘔吐、意識障害など）	絶対
	BUN76mg/dL以上	相対
E：electrolyte 電解質異常 （特に高カリウム血症）	カリウム6mEq/L以上（心電図異常を伴う場合） 治療下でカリウム5.5mEq/L以上	絶対
	高マグネシウム血症8mEq/L以上（無尿で深部腱反射の消失を認める場合）	絶対
O：overload 溢水（利尿薬に反応しない）	利尿薬抵抗性の乏尿（200mL/12時間） 無尿	絶対
	0.5mL/kg/時未満、6〜12時間	相対
	0.5mL/kg/時未満、12時間	相対
	0.3mL/kg/時未満、24時間以上、無尿12時間以上	相対

Gibney N, Hoste E, Burdmann EA, et al：Timing of initiation and discontinuation of renal replacement therapy in AKI：unanswered key questions. Clin J Am Soc Nephrol 2008；3：876-880.

数値に当てはめるだけなく、病態を把握することが大切

　　表1の値は、あくまで参考値です。pHは数値で決めるのではなく、pH7.15以下でも糖尿病性ケトアシドーシス（diabetic ketoacidosis：DKA）のような病態ではpHが7.0を下回ることもあり、補液してインスリンを使用すればpHは改善するため透析の必要はありません。逆に、アシドーシスでpH7.15以上であっても、維持透析患者で利尿が経時的に得られていない場合や、慢性閉塞性肺疾患（chronic obstructive pulmonary disease：COPD）のような、普段明らかに腎代償をされている人の腎不全による代謝性アシドーシスが高度な場合は適応になります。

　　急性薬物中毒では、体外からの毒素（急性薬物中毒、造影剤など）の除去や体内からの毒素（肝不全時に内因性毒素、横紋筋融解症のミオグロビンなど）

では有効ですが、薬剤によっては透析の効果が期待できないこともあります。

　尿毒症症状では、意識障害や尿毒性神経症を引き起こす可能性があります。尿素窒素（blood urea nitrogen：BUN）100〜150mg/dL程度で透析療法を開始することで、生存率が改善することが明らかにされています[2]。しかし、一見わかりにくいことも多いため、意識障害のことで判断に迷うこともあります。前述にあるように、補液後の尿排出でBUNやクレアチニン値が改善することもあります。

　高カリウム血症では、6mmol/L以上のときに致死的不整脈の可能性が高くなります。また、高カリウム血症でうっ血性心不全や溢水の状態であれば急変のリスクが伴うため、利尿薬やグルコース、インスリン療法などでカリウムの排出ができなければ緊急な適応になります。

　溢水では、利尿ができなければ、肺水腫による呼吸不全になることも考えられます。

　上記の数値に当てはめるだけではなく病態を把握することが大切で、「AIUEO」に当てはめながら6〜12時間ごとに再評価していくことも大切です。

引用文献

1. Gibney N, Hoste E, Burdmann EA, et al：Timing of initiation and discontinuation of renal replacement therapy in AKI：unanswered key questions. Clin J Am Soc Nephrol 3：876-880, 2008.
2. Palevsky PM：Clinical review：timing and dose of continuous renal replacement therapy in acute kidney injury. Crit Care；11：232, 2007.

参考文献

1. 大野博司：ICU/CCUの急性血液浄化の考え方，使い方．中外医学社，東京，2014.
2. 野入英世，花房規男：CRRTポケットマニュアル 第2版．医歯薬出版，東京，2015.
3. 五十嵐義浩：重症患者の管理 ②CRRT．エキスパートナース 2020；36（9）：25-31.
4. 花房規男：持続的腎代替療法．Clinical Enginering 2018；29：451-458.

CRRT施行時のトラブル対応は「PACE」で考える

五十嵐義浩

CRRT施行中のトラブル対応は、「P（Patient：患者）」「A（Access：バスキュラーアクセス）」「C（Circuit：回路）」「E（Equipment：装置）」の順に考えていきます。

①P：Patient（患者）

「P」では、患者の全身状態に注意を払わなければなりません。**CRRT施行中は特に「低血圧」「低体温」「出血」の３つに注意**します。

「低血圧」では、血管内ボリュームの低下で脱血不良になることがあります。血圧低下の原因が循環動態によるものであれば輸液負荷、血管作動薬や強心薬を投与し、血管内ボリュームが原因の場合には輸液負荷、CRRTの除水量の調整を行います（表1）[1]。

表1　血圧低下の原因と対応

症状	原因	対応
開始時	循環血液量の減少	● 血液流量、除水量の減量 ● 膜面積の小さい血液濾過器の選択 ● プライミングボリュームの少ない回路の選択
	膜の生体適合性からくるアナフィラキシーショック	● 治療中止 ● 細胞外液補充液輸液、酸素投与 ● 血液濾過器の変更
経過中	除水過剰	● 細胞外液補充液輸液、酸素投与
急激な血圧低下	アナフィラキシーショック	● 上記参照
	出血	● 出血部位の確認、Hb、Htのチェック
	空気誤入	● 左側臥位、頭部低位、酸素投与

中永士師明：持続的腎代替療法におけるモニタリングの実際と注意点. Clinical Engineering 2013；24：247-253. より引用

また、体外循環を行っているため「低体温」のリスクが発生します。低体温状態であるとシバリング、凝固機能の低下、不整脈が認められる場合があり、CRRT装置に加温バッグが装着されているものもあるため、加温がされているかどうか確認が必要です。

「出血」は、低血圧、挿入部・回路接続部からの漏れや感染のリスクもあります。ローラーポンプを使用しているため、排液に血液が漏血して赤くなっていないかの確認も必要です。

CRRT施行中は、バイタルサイン（足の色、体温、呼吸など）、凝固、電解質・動脈血ガス分析のモニタリングも行いましょう。

②A：Access（バスキュラーアクセス）

CRRT施行中で最も多いトラブルが脱血不良です。血管内のボリューム不足か血管壁にカテーテルがへばりつくことが原因で発生します。脱血不良でアラームが鳴ったら、カテーテルの屈曲やねじれを確認し、患者の体位を確認（挿入部が首であれば傾け、大腿であれば足を伸ばすなどの工夫をします）し、カテーテルの回転や固定をしなおし、カテーテルの凝血フラッシュで対応します。

凝固しやすい患者はカテーテル内に血餅状の血栓が付着していることがあるため、シリンジで凝固の確認をします。その際に、シリンジで1秒間に2mL（120mL/分）のペースでスムーズに血液が引けていれば、血液流量100mL/分を回すのに十分です。

③C：Circuit（回路）

回路が固まる前に異常を感知するため、以下の項目を確認します。

①ヘモフィルタの中空糸が線状に暗赤色になっていないか。

②膜間圧力差（transmembrane pressure：TMP）の値が上がってきていないか。

③動脈圧と静脈圧センサーが上がってきていないか。

④静脈チャンバ内の凝固の有無と液面が下がっていないか。

⑤十分な血流量が確保されているか。

⑥回路が固まりやすい場合は抗凝固薬を確認する。

アラームが鳴って、止まった際には早急に開始するため、表2[2]の原因に従ってチェックを行います。

④E：Equipment（装置）

CRRT施行中のアラームには、圧力上限・下限アラーム、気泡検出アラーム、シリンジポンプ関連、液系（透析液、補液、濾液）アラームがあります（表2）。

表2　アラームの種類、その原因と対応

アラーム		原因		対応
①脱血不良	P	血管壁にへばりつき、血管内ボリューム低下？	P	体位（首、足）位置変更。Volumeを入れる
	A	アクセス内血栓の有無、位置が悪い（先当たり）？	A	AV逆接続、レントゲン確認、入れ替え
	C	鉗子によるクランプ、回路閉塞はないか？	C	ライン屈曲解除、ライン凝結塊除去
	E	血流量は、速すぎないか？　除水が多い？	E	血流量を落とす、除水中止
②入口（動脈）圧上昇	P	体位変換による閉塞、体動はないか？	P	挿入部固定、鎮静、鎮痛コントロール
	A	アクセス内血栓の有無、屈曲？	A	位置の調整、屈曲解除、入れ替え
	C	ピロー、回路閉塞？　動脈チャンバ凝固？　膜凝固？	C	閉塞解除、回路交換
	E	血流量は、速すぎないか？	E	血流量の調整
③返血（静脈）圧上昇	P	体位変換よる閉塞、体動はないか？	P	挿入部固定、鎮静、鎮痛コントロール
	A	アクセス内血栓の有無、屈曲？	A	位置の調整、屈曲解除、入れ替え
	C	返血回路閉塞？　動脈チャンバ凝固？	C	静脈チャンバ凝固、返血ライン屈曲解除
	E	血流量は、速すぎないか？	E	血流量の調整
④動脈・静脈圧低下	P	挿入部は外れていないか？	P	締め込みをする、固定をする
	A	アクセス部の破損、漏れ	A	交換
	C	回路は外れていないか、圧センサー前での屈曲、鉗子によるクランプ、圧センサー部分の目詰まり	C	回路の接続、圧フィルタ交換、目詰まり解除
	E	駆動はしているか？	E	連動スタート
⑤TMP上昇	P	炎症反応、熱、APTTは適切か？	P	抗凝固検討、炎症を抑える
	A	アクセス内血栓の有無、引きづらいか？抵抗あるか？	A	アクセス逆接続、アクセス交換
	C	膜凝固、濾過側ライン屈曲	C	CRRT回路交換
	E	除水、濾過流量は血液流量の20～30%以内か？	E	血流量を上げる、限外濾過率を下げる
⑥気泡検知	P	患者に送っていないかを確認する	P	すぐにポンプを停止、気泡を取り除く
	A	動脈側でのライン脱落	A	すぐに空気除去し、つなぎ変える
	C	抗凝固、プライミングライン、採血ポートからの空気混入	C	気泡除去、回路交換、CRRT中止
	E	過度な陰圧がかかる設定になっていないか	E	設定変更

五十嵐義浩：重症患者の管理 ②CRRT．エキスパートナース 2020；36：30．より引用

アラームの対処をする際もPACEで考えていくことが重要です。CRRTは、間欠的血液浄化療法より効率が悪いため、血液ポンプを止めないこと、不要な回路交換や止まっている時間をなるべく短時間にすることが大切です。血流量（QB）によるlife timeの差は明らかであり、CRRT中の脱血不良などによりQBが不安定になることは、life timeに影響を及ぼす一因になります。

引用文献

1.　中永士師明：持続的腎代替療法におけるモニタリングの実際と注意点. Clinical Engineering 2013；24：247-253.
2.　五十嵐義浩：重症患者の管理 ②CRRT. エキスパートナース 2020；36：25-31.

参考文献

1.　大野博司：ICU/CCUの急性血液浄化の考え方，使い方. 中外医学社，東京，2014.
2.　野入英世，花房規男：CRRTポケットマニュアル 第2版. 医歯薬出版，東京，2015.
3.　藤谷茂樹，讃井將満，林淑朗 編：特集 CRRT. Intensivist 2010；2.
4.　篠﨑正博，秋澤忠男 編：急性血液浄化法徹底ガイド 第2版. 総合医学社，東京，2010.
5.　小尾口邦彦：ER・ICU診療を深める2 リアル血液浄化 Ver.2. 中外医学社，東京，2020.

五十嵐義浩

CRRT（持続的腎代替療法）③

血液浄化をする際の条件設定って？

血液浄化をする際は、「どの物質を」「どんな方法と設定で」「どのような膜で除去したいのか」が大切

　血液浄化をする際の条件設定の考え方は、どの物質（ターゲット）をどんな方法（原理）と設定で除去したいのか、が重要です。また、どのようなデバイスで除去するかも大切です。

　ここでは、①どの物質を除去したいのか（ターゲットは何か）、②どんな方法（原理）と設定で除去したいのか（モードによる方法、浄化量による方法）、③どのようなもので除去したいのか［膜（ヘモフィルタ）による方法］、の順に考えていきます。

どの物質を除去したいのか（ターゲットは何か）

　小分子、中分子、大分子のどの物質を除去したいのか分子量を考えます。ターゲットとする物質の分子量（表1）を参考に、血液データや病態と照らし合わせて設定や膜を選択していきます。

どんな方法（原理）と設定で物質を除去したいのか

　次に、どの物質をどの原理で（拡散か、濾過か、吸着か）除去したいのかで方法と設定を変更します。

①モードによる方法

　CRRTの原理には、**「拡散」「濾過」「吸着」**の3つの特徴があります。

●拡散

　「拡散」は、「CHDモード」が使用されます。濃度が同じになろうと「濃度勾配（濃度の高いほうから低いほうへ移動）」によって、透析液に含まれている電解質（K^+など）と血液の間の物質移動で、分子量が小さい500Da程度（小分子）までを除去します（図1）。薬剤の分子量は数百Daといわれているため、CRRT

表1　除去ターゲット分子量

■小分子量物質

物質	分子量（Da）
ナトリウム	23
マグネシウム	24
カリウム	39
リン	30
HCO$_3$	61
（水酸化）カルシウム	74
乳酸	90
クレアチニン	113
尿素	180
ブドウ糖	180
ビリルビン	585
アミノ酸	75〜204

■中分子量物質

物質	分子量（Da）
ビタミンB$_{12}$	1355
IL-8	8000
β_2マイクログロブミン	12000

■大分子量物質

物質	分子量（Da）
ミオグロビン	17800
各種サイトカイン	20000〜40000
HMGB-1	30000
アルブミン	68000

※一般的な静注薬剤の分子量は数百Da程度

図1　拡散（濃度勾配）の原理

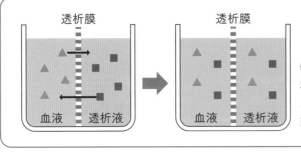

物質は濃度の高いほうから低いほうへ移動する性質がある。透析液に含まれるK$^+$などの電解質と血液の物質移動によって濃度が均一になる

　施行時は薬剤が抜けることを考慮し、投与量を多くするなど調整しましょう。

　拡散の規定因子には「溶質の分子量」「溶質の濃度勾配」「膜の要素（厚さ・膜孔径・面積）」の３つがあります。効率よく拡散が行われる条件として、①溶質の分子量が小さい、②膜（半透膜）を隔てた溶液間の溶質の濃度差が大きい、③膜の表面積が大きく膜抵抗が小さいことが挙げられます。拡散は小分子量物質の除去にすぐれますが、中分子量物質〜大分子量物質（低分子量タンパク）領域の除去はあまり期待できないため、**小分子の除去効率にすぐれたモード**であることを理解しましょう。

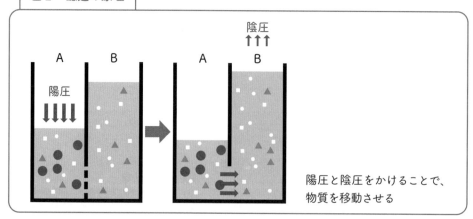

図2 濾過の原理

陰圧

A B A B

陽圧

陽圧と陰圧をかけることで、物質を移動させる

● 濾過

　「濾過」には「CHFモード」が使用されます。浸透圧という力を利用し、**陽圧と陰圧をかける**ことで物理的な圧力で物質を移動させます（図2）。30000Da程度までの中分子を取り除くことを目標にします。

　濾過の規定因子には、「ふるい係数」「膜間圧力差（TMP）」「膜の性能（限外濾過率）」の3つがあります。尿素などの小分子量物質は自由に濾過膜を通過できるため、ふるい係数は1です。現在使用されている膜は、中分子量物質程度であればふるい係数は1で、HFにおけるクリアランスは限外濾過流量（QF）に依存することになります。**中分子以上の物質除去にはCHFモード**を考慮しましょう。

● 吸着

　「吸着」には**モードはありません**が、**膜（ヘモフィルタ）の種類**により、異なった**物質（中・大分子）を吸着**します。多臓器不全や敗血症患者にCRRTを施行する際に、膜孔のサイズの大きい浄化膜を使用すると、炎症性サイトカインであるインターロイキン（interleukin：IL）-6、IL-8、IL-10が減少し循環動態が改善することが報告されています[1,2]。また、サイトカイン吸着能力が高いとされるAN69 hemofilterを使用したCHF群では、炎症性サイトカイン、抗炎症性サイトカインの血中濃度が有意に低下しました[3]。吸着能の強い膜では、腫瘍壊死因子（tumor necrosis factor：TNF）、IL-6、IL-8のサイトカインなどのクリアランスは、濃度に依存することが報告されています[4]。吸着膜の特徴は、後述の「どのような膜（ヘモフィルタ）で除去したいのかを考える」（p.85）を参照してください。**拡散・濾過以外のクリアランス効果**として、**吸着能も考慮**し選択しましょう。

②浄化量による方法

　血液浄化装置によって、設定と言葉の意味が複雑です。

　まずは、設定項目の意味を理解しましょう（表2）。

表2　血液浄化装置の設定項目（用語）の意味

CHD の場合	●QB（blood flow rate）：血流量 ●QD（dialysate flow rate）：透析液流量 ●QE（effluent flow rate）：排液流量	血液ポンプ　　　排液ポンプ（QE） ① 透析液ポンプ（QD） ② 血液（QB）
CHF の場合	●QB（blood flow rate）：血流量 ●QF（filtration flow rate）：濾液流量（≒排液流量） ●QR（replacement flow rate）：置換液流量 　＝QS（substitution flow rate）：補液流量 ●QF＝QS+除水量 ※除水量＝濾液流量（QF）−補液液流量（QS） 　　　　（濾液＝排液）	血液ポンプ　　濾液ポンプ（≒排液ポンプ）（QF） ① 血液（QB） ② 置換液ポンプ（QR） ［補液ポンプ（QS）］
CHDF の場合	●QB（blood flow rate）：血流量 ●QD（dialysate flow rate）：透析液流量 ●QR（replacement flow rate）：置換液流量 　＝QS（substitution flow rate）：補液流量 ●QE（effluent flow rate）：排液流量＝QD+QR ※除水量＝①QE（排液流量：OUT）−②QD（透析液流量：IN）−③QR（置換液流量：IN） ●QF（filtration flow rate）：濾液流量 　＝QE−QD 　＝QS+除水量 ・除水は血液内から引っ張り出してくる量（陰圧、つまりOUT）から血液内に入れる量（陽圧、つまりIN）を差し引いたもの	血液ポンプ　QE＝透析液流量（QD）＋濾液流量（QF） 排液ポンプ ① 透析液ポンプ（QD） ② 血液（QB） ③ 置換液ポンプ（QR）［補液ポンプ（QS）］
※KoA〔総括物質移動面積係数（mL/分）〕：拡散移動のしやすさ（Ko）×膜面積（A） ・Ko（総括物質移動係数）とは、対象とする溶質（尿素）が透析膜を移動する速度を示し、この速度が速いほど透析膜の性能がよい		

小尾口邦彦：ER・ICU診療を深める2 リアル血液浄化 Ver.2. 中外医学社，東京，2020：72-74. より改変して転載

Part 1　集中治療の知恵袋

CRRT（持続的腎代替療法）　81

●拡散（QD）

「拡散」には、透析液の濃度勾配を利用して除去するCHDモードが有用です。「拡散」は、小分子除去物質を除去することに優れており、「拡散」にかかわる部分のQD（透析液流量：IN）と透析液を排出するポンプのQE（排液流量：OUT）を設定します。**QB、QD、KoA（mL/分）の３つの流量のうち最小のものを超えないという定義があり**[5]、CHDモードにおいて、QD＜QB（血液流量）であることから、QBをどんなに上げようがクリアランスは**QDに規定**されるため、QDを上げることで除去量を増加させることが可能です。

●限外濾過量（QF）

「濾過流量」は、膜と血液の間の物質移動に陰圧を利用して除去する力です。

CHFモードでは、溶質に引っ張る力をかけて「限外濾過」して移動させるためのポンプを「濾液ポンプ（濾液流量）」といいます。透析液を排出して溶質の移動をさせるポンプでもあるので「排液ポンプ（排液流量）」と同様の意味合いで使用されています。

限外濾過の除去量を規定する因子は、①膜にかける圧力差（TMP）が高い、②有効膜面積（A）が大きい、③濾過時間が長いほど**限外濾過率が上昇**し、小分子・中分子の除去効率は濾過流量（QF）に依存します。（QD＝QF＝QD＋QFとした場合）中分子量領域以上では、限外濾過が多いぶんCHF＞CHDF＞CHDとなるため、中分子領域の物質を除去したい場合は**CHFが有用**です（図３）[6]。ただし、5000Da以上の大分子は限外濾過でも除去できません。

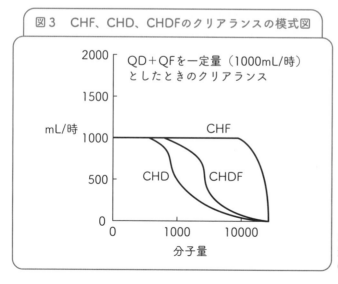

図3 CHF、CHD、CHDFのクリアランスの模式図

QD＋QFを一定量（1000mL/時）としたときのクリアランス

中敏夫, 篠崎真紀, 篠崎正博：持続血液浄化. 腎と透析 2000；48：617-621. より引用

　一般的に、濾過流量（QF：CHDFモードではQS＋除水）を上げることは、濃縮を一時的に作り出し凝固しやすくなるため、**QBの30%程度（後希釈法）を**上限とすることが多く、QB 100mL/分のときは、濾過流量（QF）は1800mL/時までです。

　また、わが国の保険適応内での処方では、透析液・補液の設定流量はQF（＋QD）＝600〜1000mL/時程度になり、分子量500Da以上の中分子物質やサイトカインを除去するにはQF：2000〜6000mL/時必要のため、保険診療の範囲を超えた透析液流量と補液流量設定をする際は、QFを考慮して設定しなければなりません。

●拡散（QD）と限外濾過量（QF）

　CHDFモードでは、「拡散」と「限外濾過」を利用しています。機種によって設定の仕方が異なるため、設定項目の意味を理解しましょう。

　図4より、「拡散」にかかわる部分はQD（透析液流量）ですが、「濾過」にかかわる部分は引っ張る力（陰圧パワー）なので、QE（排液流量：OUT）からQD（透析液流量：IN）を引いたものとなり、①QF（限外濾過）＝QE（排液流量：OUT）－透析液流量（QD：IN）になります。

　同様に図4より、②除水量＝排液流量（QE：OUT）－透析液流量（QD：IN）－置換液流量（QR：IN）、③QE（排液流量：OUT）＝QD（透析液流量：IN）＋置換液流量（QR：IN）であることから、①〜③よりQF（限外濾過）の効果を表す部分は、置換液流量（QR＝QS）＋除水量と計算できますので、CHDFモードで限外濾過の部分はQE（排液流量：OUT）－QD（透析液流量：IN）と補液流量（QS＝QR）＋除水量であることがわかります。

　TR-55Xでは、透析液を排出するポンプを濾液ポンプと表記していますが、排液ポンプの意味です。また、QF（限外濾過）にかかわる部分は、QE（排液流量：OUT）からQD（透析液流量：IN）と抗凝固薬投与量（IN）を引いた部分です。Prismaflexでは、QE（排液流量：OUT）の部分に抗凝固薬投与量分も余分に排液しているため、補液流量（QS＝QR）＋除水量で考えると理解しやすいです（図5）。機種によってわかりにくいため、図4のINとOUTの考え方（QFは引っ張る力）を理解しましょう。

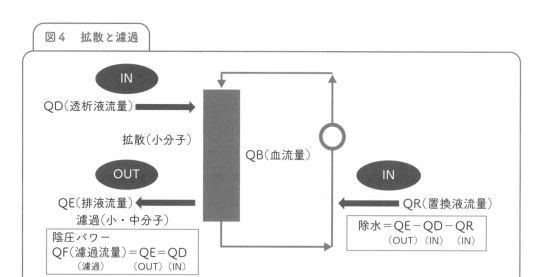

図4　拡散と濾過

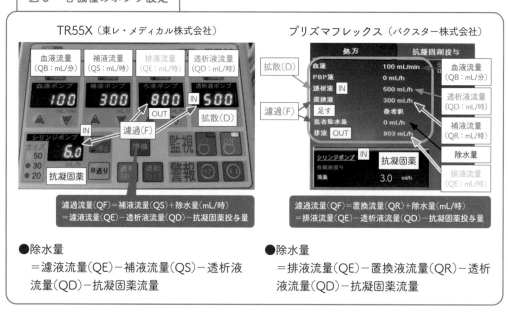

図5　各機種のポンプ設定

処方量として考える

　　CRRTにおけるクリアランスは、QBに対してQD、QF、QD＋QFが非常に小さいため、「CHD（拡散）の場合はQD」「CHF（限外濾過）の場合はQF」「CHDF（拡散限外濾過）の場合はQE＝QD＋QF」で規定されます。

　　CHDFのクリアランスは、上記のように処方量（QE＝QD＋QF）により決ま

るため、CHDFを対象とした研究などでは、処方量は "total effluent flow rate" で表現されています。つまり、濾過流量だけでなく透析液流量も合わせた "処方量（QE＝QD＋QF）" であることに注意が必要です。QD＋QFを一定量（1000mL/時）にした場合、小分子量物質でのクリアランスはCHD＝CHF＝CHDF、中分子量領域以上では、CHF＞CHDF＞CHDとなり（図3）、どの物質を抜きたいのか、小分子なのか（拡散）、中分子なのか（濾過）、バランスよくなのか目的をもった設定を心がけましょう。ただし、濾過をかけすぎると膜が凝固する可能性があるため注意が必要です。

ポイント❶

拡散は、QD:透析液流量の濃度勾配、濾過（QF）は、排液流量（QE）－透析液流量（QD）の引っ張る力を利用して物質を除去します。

どのような膜（ヘモフィルタ）で除去したいのかを考える

CRRTを施行する際に、どのような膜（ヘモフィルタ）で除去したいのかを考えることも重要です。CRRTで用いられるヘモフィルタは、PS膜やCTA膜の濾過膜と、AN69ST膜やPMMA膜の吸着膜などがあります。filter life timeは前者がすぐれていることが報告されています（表3～4）[7,8]。このほかの膜に関しても、表5に特徴をまとめましたので参考にしてください。

①膜を選択する際は抗血栓性、拡散、濾過、吸着能を加味してヘモフィルタを選択する

当院では、基本的には生体適合性が良好で、長時間の使用でも劣化しにくいポリスルホン膜（PS膜）を第一選択としています。PS膜は、膜の内部構造が非対称構造となっており、小分子から中分子までの物質の除去が可能です。

頻回の回路交換が必要、またはヘモフィルタの凝固が認められる場合には、セルローストリアセテート膜（CTA膜）を選択しています。CTA膜は、膜の内部は均一なセルロース膜ですが、疎水性のアセチル基によって生体適合性が高くなっています。合成高分子膜より膜厚が薄いため、疎水性や溶質浸透性が高く、抗血栓性にすぐれます。特に、CTA膜はPS膜に比べ透水性は低いですが、filter life timeにすぐれた膜といえることから、高濾過流量を用いない場合はCTA膜

表3　持続緩徐式血液濾過器（ヘモフィルタ）の種類と特徴

代表膜	SNV-1.0 (東レ・メディカル株式会社)	HFセット1000 (バクスター株式会社)	AUT-11eco (ニプロ株式会社)	UT-700S (ニプロ株式会社)	Sepxiris100 (バクスター株式会社)	CH-1.8N (東レ・メディカル株式会社)	FS-11DP/PUT-11eco (ジェイ・エム・エス株式会社/ニプロ株式会社)
膜素材	ポリスルフォン(PS)	ポリアリルエーテルスルフォン(PAES)	非対称構造トリアセテート(ATA)	セルローストリアセテート(CTA)	AN69ST	ポリメチルメタクリレート(PMMA)	ポリエーテルスルフォン(PES)
膜面積 (m²)	1.0	1.1	1.1	0.7	1.0	1.8	1.1/1.1
プライミングボリューム(mL)	66	162 (セット内の血液容量)	65	45	69	58	68/68
膜厚 (μm)	40	50	25	15	50	30	30/40
特徴	●透水性がよく、濾過がしっかりかけられる。PVPによる血圧低下などに注意 ●非対象構造 ●比較的安定性にすぐれ、長時間のCRRTにすぐれている	●抗血栓性すぐ優れ、多孔質のスキン層、スポンジ層、フィンガ層の3層構造を有するPS系ポリマーで、血液浄化装置プリズマフレックスのプレコネクト回路に組み込まれている	●均質構造であったCTAを非対称構造に改良したことで、膜内表面の平滑性が向上 ●高い透水性能とファウリングの軽減が達成、安定した膜間圧力差（TMP）の推移を示すことで長時間使用が可能	●生体的合成がよく、膜表面への蛋白付着少なく、抗血栓性にすぐれる ●膜共同が高く、薄膜化(15μm)が可能で拡散能にすぐれる	●腎機能障害を伴わない場合にも使用可能。NMも吸着してしまうが、陰性荷電による吸着が行える	●他の膜に対し透水性は劣るが、はまり込み現象による吸着が可能 ●β₂-MG、サイトカイン吸着を有する ●セルロース系より白血球の一過性の減少や補体活性が少ない	●パラフェニン基とエーテル基で交互に結合した構造を有するPS系ポリマーで、スルホン基の割合がPS膜に比べて多いため透水性が高く、機械強度も高い

抗血栓性：CTA＞PS＞PMMA
拡散能：PS、CTA＞PMMA
濾過能：PS＞CTA＞PMMA
吸着能：PMMA＞PS＞CTA

表4　ヘモフィルタの種別における除去特性とfilter life time

大分子量物質除去の機序	ヘモフィルタの種別	濾過流量の増大	サイトカインクリアランス	filter life time
濾過	PS、PES	◎	△	○
	CTA	○	△	◎
吸着	ATA	◎	△	◎
	PMMA	×	◎	×
	AN69ST	△	◎	△

Hirayama Y, Oda S, Wakabayashi K, et al：Comparison of interleukin-6removal properties among hemofilters Consi sting of varying membrane materials and surface areas：an in vitro study. Blood Purif 2011；31：18-25.

が第一選択となります。

　敗血症がある患者でサイトカイン吸着による効果が必要な場合は、AN69ST膜やPMMA膜などの吸着膜を用います。AN69ST膜（セプザイリス®）は、イオン結合を利用してサイトカイン吸着を行います。サイトカインの多くは陽性荷電が多く（アミノ基による）、それを陰性の膜でくっつけようとして作られたのがAN69ST膜です。プラスとマイナスのものがくっつく、という単純な原理です。AN69ST膜は陰性に荷電しているため、ブラジキニンの発生ならびにACE阻害薬との併用禁忌が注意点として挙げられます。使用前にヘパリン添加生理食塩液でプライミングすることにより、膜表面がヘパリンコーティングされます。重症敗血症の患者に対しては、一連につき8回を限度として保険請求が可能です。

　ポリメチルメタクリレート（PMMA膜）は、「疎水結合」を利用してサイトカイン吸着ミクロポア構造である内表面から外表面まで均一膜構造で、β_2ミクログロブリンをはじめとする低分子タンパクやサイトカインに対する吸着特性を有し、拡散、濾過、吸着による物質除去効果があります[9]。吸着特性を有する膜構造のため目詰まりを起こしやすく、life timeが短くなります[10]。PMMA膜、PS膜、CTA膜での吸着、濾過の比較でも[9]、PMMA膜ではIL-6のサイトカインの吸着能が大きいことが示されています。

　吸着膜のサイトカインのクリアランスは、理論値（≒透析液流量＋濾過流量）を大きく超え、濾過流量を増大したCHFの3～5倍となるといった報告もあり[11]、中分子や大分子といった濾過流量が必要な患者に対して、決められた透析液/補充液内でCRRTを施行可能でかつクリアランスも通常よりすぐれているため、臨床上の採血データを参考に膜の選択をします。

表5　そのほかの持続緩徐式血液濾過器

商品名	モデル	膜素材	膜面積 (m²)	内径 (μm)	膜厚 (μm)	血液側容量 (mL)	滅菌方法	Wet/Dry
ヘモフィールCH (東レ・メディカル株式会社)	CH-0.3W CH-0.6W CH-1.3W CH-1.8W	PMMA	0.3 0.6 1.3 1.8	240	30	24 47 101 138	γ線	Wet
UTフィルター (ニプロ株式会社)	UT-300 UT-500 UT-700S UT-1100 UT-1500 UT-2100 UT-300S UT-500S UT-700S UT-1100S UT-1500S UT-2100S	CTA	0.3 0.5 0.7 1.1 1.5 2.1 0.3 0.5 0.7 1.1 1.5 2.1	200	15	20 35 45 65 90 125 20 35 45 65 90 125	γ線	Dry
UフィルターS (ニプロ株式会社)	UT-01S eco	CTA	0.1	200	15	10	γ線	Dry
UTフィルターA (ニプロ株式会社)	AUT-11 eco AUT-15 eco AUT-21 eco	ATA	1.1 1.5 2.1	200	25	65 90 125	γ線	Dry
エクセルフロー (旭化成メディカル株式会社)	AEF-03 AEF-07 AEF-10 AEF-13	PS	0.3 0.7 1 1.3	225	45	26 47 69 97	γ線	Wet
ダイアフィルター (旭化成メディカル株式会社)	HFジュニア	PS	0.09	200		8	EOG	Dry
ヘモフィールSNV (東レ・メディカル株式会社)	SNV-0.8 SNV-1.0 SNV-1.3	PS	0.8 1 1.3	200	40	53 56 85	γ線	Wet
フロースター (ジェイ・エム・エス株式会社)	FS-04DP FS-08DP FS-11DP FS-15DP	PES	0.4 0.8 1.1 1.5	200	30	30 45 68 88	EOG	Dry
シュアフィルター (ニプロ株式会社)	PUT-03eco PUT-09eco PUT-11eco PUT-15eco PUT-21eco PUT-25eco	PES	0.3 0.9 1.1 1.5 2.1 2.5	200	40	23 53 68 93 128 148	γ線	Dry
セプザイリス (バクスター株式会社)	SepXiris 60 SepXiris 100 SepXiris 150	AN69ST	0.6 1 1.5	240	50	47 69 107	EOG	Dry
HFセット（血液回路とのプレコネクトタイプのみ） (バクスター株式会社)	HFセット20 HFセット1000 HFセット4000	PAES	0.2 1.1 1.4	215	50	58(血液回路含む) 162(血液回路含む) 184(血液回路含む)	EOG	Dry

塚本功：規格表④ 持続緩徐式血液濾過器. 臨牀透析 2020；36：925. より引用

どの物質をターゲットとして、どう除去するかが大切です。前述を考慮して、設定や膜を選択しましょう。

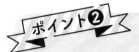

CRRTのときに選ぶ膜は、濾過膜か吸着膜か物質除去能を考えて選択する。

引用文献

1. Haase M, Bellomo R, Baldwin I, et al：Hemodialysis membrane with a high-molecular-weight cutoff and cytokine levels in sepsis complicated by acute renal failure：a phase 1 randomized trial. Am J Kidney Dis 2007；50：296-304.
2. Morgera S, Haase M, Kuss T, et al：Pilot study on the effects of high cutoff hemofiltration on the need for norepinephrine in septic patients with acute renal failure. Crit Care Med 2006；34：2099-2104.
3. Peng Z, Pai P, Hong-Bao, et al：The impacts of continuous veno-venous hemofiltration on plasma cytokines and monocyte human leukocyte antigen-DR expression in septic patients. Cytokine 2010；50：186-191.
4. 友雅司：急性血液浄化療法の血液浄化器の種類・選択．臨牀透析 2010；26：1303-1308.
5. Michaels AS：Operating parameters and performance criteria for hemodialyzers and other membrane separation devices. Trans Am Soc Artif Intern Organs 1966；12：387-392.
6. 中敏夫，篠崎真紀，篠崎正博：持続血液浄化．腎と透析 2000；48：617-621.
7. 早崎裕登，塚本功，土屋陽平，他：持続的腎機能代替療法における各種 hemofilter life time の検討．日本急性血液浄化学会雑誌 2014；5：96-97.
8. Hirayama Y, Oda S, WakabayashiK, et al：Comparison of interleukin-6 removal properties among hemofilters consisting of varying membrane materials and surface areas：an *in vitro* study. Blood Purif 2011；31：18-25.
9. 上野良之，他：東レ持続緩徐式血液濾過器の特徴．日本急性血液浄化学会雑誌 2012；3：14-19.
10. 仲松晋也，塚本功，山下芳久，他：CHDF 施行時のhemofilterに期待される要件．ICUとCCU 2007；31：S115-S119.
11. 森山和広，加藤由布，長谷川大祐，他：Cytokine-adsorbing hemofiltersによるサイトカイン吸着特性の検討．日本急性血液浄化学会雑誌 2019；10：5-9.

参考文献

1. 千原伸也：連載 今，臨床工学技士が知っておきたいCOVID-19 up to date．第1回 COVID-19によるサイトカインストームを起因とした急性腎障害に対するCRRT．Clinical Engineering 2021；32：294-303.
2. 遠藤善裕：血液吸着療法，血漿吸着療法．Clinical Engineering 2015；26：348-354.
3. 林久美子：え？ 知らないの？ CRRTの膜素材の特徴．INTENSIVIST 2013；5：932-935.
4. 森山和広，小野塚紀子，綱島英人：Cytokine-adsorbing hemofilter：バクスターセプザイリス（AN69ST膜hemofilter）．人工臓器 2014；43：233-237.
5. Doi K, Iwagami M, Yoshida E, et al：Associations of polyethylenimine-coated AN69ST membrane in continuous renal replacement therapy with the intensive care outcomes；Observations from a claims database from Japan. Blood Purif 2017；44：184-192.
6. 野入英世，花房規男：CRRTポケットマニュアル 第2版．医歯薬出版，東京，2015.
7. 大野博司：ICU/CCUの急性血液浄化の考え方，使い方．中外医学社，東京，2014.
8. 藤谷茂樹，讃井將満，林淑朗編：特集 CRRT．Intensivist 2010；2（2）.
9. 小尾口邦彦：ER・ICU診療を深める2 リアル血液浄化 Ver.2．中外医学社，東京，2020.
10. 千原伸也，今泉均，升田好樹，他：敗血症性ショックに対する大量置換CHDFの新しい離脱方法の検討．日本急性血液浄化学会雑誌 2014；5：127-132.
11. 中永士師明．持続的腎代替療法におけるモニタリングの実際と注意点．Clinical Engineering 2013；24：247-253.
12. 江川雅博，伊藤孝史：人工腎臓．人工臓器 2015；44：155-157.
13. 塚本功：持続緩徐式血液濾過器.臨床透析 2020；36：27-29.

体温管理（術後低体温予防）①

周術期における体温の変化を理解する

嶋岡征宏、嶋岡麻耶

体温と体温調節機構

体温は、**核心温（深部体温、中枢温）と外殻温（表在体温、末梢温）**に大別されます。体温を調節する機構は、自律性体温調節と行動性体温調節の２つからなります。生理学的で無意識に行われる体温調節機構を自律性体温調節といいます。寒い部屋に入ったときなどに身体が震えたり、運動して身体が温まると汗をかいたりするのは自律性体温調節によるものです。一方、意識的に行われる体温調節機構を行動性体温調節といいます。暑いときに服を脱いだり、寒いと感じたときに身体を動かしたりすることは行動性体温調節によるものです。

閾値間域

人間は、脳や心臓などの重要臓器の働きを適切に保つために、周囲の温度が変化しても核心温は通常37℃±0.2〜0.3℃の狭い範囲にコントロールされています。この幅を**閾値間域**といいます（図１）[1]。体温上昇に伴い暑熱反応閾値を超えると、発汗と末梢血管拡張反応がほぼ同時に出現します。一方、体温低下に伴い寒冷反応閾値を下回ると末梢血管収縮反応が出現し、熱放散を抑制します。続いて、カテコラミンを誘導して代謝を亢進させ非ふるえ性熱産生を行います。それでも閾値間域から外れていれば、最大の熱産生反応であるシバリングが生じます。閾値間域は術前では0.2〜0.3℃前後と狭くなっていますが、深麻酔下では4.0〜4.5℃と拡大します。麻酔覚醒後では閾値間域は再び0.2〜0.3℃前後と狭くなり、炎症性サイトカインの影響もあり、暑熱反応側へ移動します。

図1　全身麻酔導入や手術侵襲に伴う閾値間域の変化

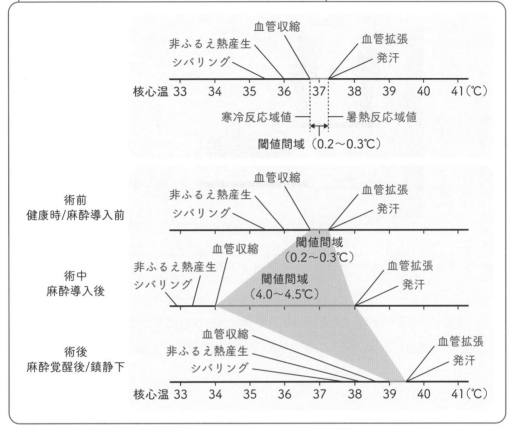

赤田隆：周術期の体温調節性シバリング．Anet 2009；13：15-22．より引用

術中に低体温になる要因と低体温の推移

　低体温を定義する体温の値は、35℃または36℃未満とされることが多いです。低体温になる理由としては、麻酔の使用により生体の体温調節機能が減弱して、**変温性**になるためです。この状態に加えて、①対流（空気の流れによる皮膚温度の低下）、②放射（大気中に熱が伝達）、③蒸散（呼吸、開腹・開胸などにより水分が気化）、④伝導（手術台、消毒液、輸液などとの接触）の４つの因子が関連して体温が低下します。

　術中の核心温の推移は図２の通りです[2]。第１相は麻酔導入後で麻酔薬によって末梢血管が拡張し、血液が急速に末梢へと流れることにより低下します（再分布性低体温）。第２相は４つの因子による熱放散によって低下します。血管収縮が出現する第３相でようやく核心温の低下が予防され、ほぼ一定となります。

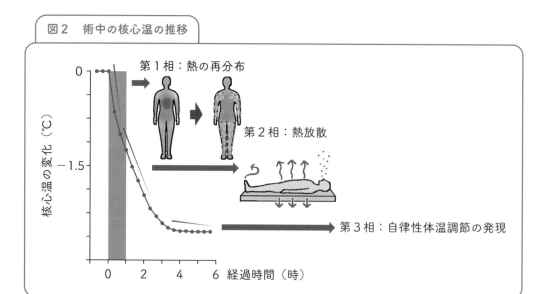

図2 　術中の核心温の推移

第1相：熱の再分布

第2相：熱放散

第3相：自律性体温調節の発現

核心温の変化（℃）

0

−1.5

0 　2 　4 　6 　経過時間（時）

Sessler DI：Perioperative heat balance. Anesthesiology 2000；92：578-590.

　術後も、麻酔の影響による体温調節機構減弱の状態に4つの因子が加わることで、周囲の温度の影響を受けやすい状態であるため注意が必要です。

引用文献

1. 　赤田隆：周術期の体温調節性シバリング．Anet 2009；13：15-22.
2. 　Sessler DI：Perioperative heat balance. Anesthesiology 2000；92：578-590.

体温管理（術後低体温予防）②

術後低体温の合併症と低体温を予防するための体温管理って？

嶋岡征宏、嶋岡麻耶

術中および術後低体温の合併症

　予定外の低体温予防に関するガイドラインは、術中および術後の低体温がさまざまな術後合併症を引き起こすことを示しています（図1）[1]。このほかに、低体温時の代表的な症状として**シバリング**があります。これは、体温が低下した際に正常体温に戻そうと筋肉をけいれんさせる現象で、体温が33.5〜35.5℃の場合に顕著に出現します[2]。生体は、低体温に陥ると自律性体温調節として末梢血管収縮が起こり、熱放散を抑制します。それでも熱放散が産生を上回る場合には、シバリングが生じます。シバリングの不随意的な筋収縮により熱産生が起こり、**基礎代謝率は2〜3倍に上昇し、酸素消費量が多いときには10倍近くにもなります。**末梢血管の収縮も起こることで循環障害により、全身に与える影響も決して少なくありません。上記に示したように、低体温が患者の身体

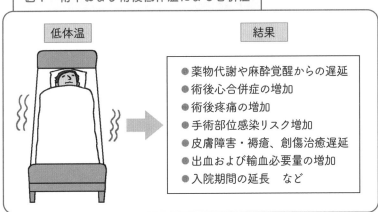

図1　術中および術後低体温による合併症

低体温　→　結果

- 薬物代謝や麻酔覚醒からの遅延
- 術後心合併症の増加
- 術後疼痛の増加
- 手術部位感染リスク増加
- 皮膚障害・褥瘡、創傷治癒遅延
- 出血および輸血必要量の増加
- 入院期間の延長　など

Bashaw MA：Guideline implementation：preventing hypothermia. AORN Journal 2016；103：304-313.

や予後に及ぼす影響は大きいため、適切な体温管理が必要です。

術後低体温予防の方法

①低体温を起こすリスク因子を把握する

　低体温に対して早期に対応するためには、事前に予定外の低体温に寄与する要因の有無を確認しておくことが必要です。ガイドラインでは、周術期看護師に対して患者ケアに関連する健康データを収集するよう指示しています[1]。予定外の低体温に寄与する要因（表1）をもつ患者に関しては、術中・術後に低体温となるリスクが高いと考えられます。そのため、術後に低体温による生体反応に対応できるように準備しておくとともに、より注意して体温管理を行う必要があります。

②体温の測定方法

　昨今では術中から積極的に保温に努めるようになってきましたが、術後低体温になることも少なくないため、術中だけでなく術後も経時的な体温のモニタリングが必要です。脳・肺・心臓・肝臓・腎臓など、主要臓器の温度が生体活動には大切であり、核心温の測定が重要です。体温の測定方法はいろいろありますが、測定部位で正確性が異なるため、可能な限り信頼性の高い測定部位を使用する必要があります。深部体温をより正確に反映するものとして、**血液温、膀胱温、食道温、直腸温**があり、その使用を推奨しています[3]。一方、腋窩温は

表1　予定外の低体温に寄与する要因
●外科手術の種類と時間
●手術室の室温が20℃未満であるか否か
●予定されている麻酔の種類と麻酔時間
●手術関連の装置（止血帯、連続圧迫装置等）
●年齢（早産児、低出生体重児、65歳以上等）
●性別（女性）
●体表面積が小さい、または体重が軽い
●うっ血性心不全
●心室機能が高い
●医学的疾患の併存（甲状腺機能低下、低血糖、栄養不良、熱傷、外傷、神経障害等）
●心血管疾患
●心臓手術歴
●低血圧
●臓器移植歴

Bashaw MA：Guideline implementation：preventing hypothermia. AORN Journal 2016；103：304-313.

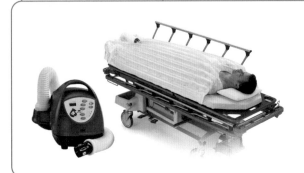

図2　温風式加温装置

左：3M™ベアーハガー™ペーシェント
　　ウォーミング
右：3M™ベアーハガー™ブランケット
（2製品ともスリーエム ジャパン株式会社）

信頼性が低く、ICUでの使用は推奨されていません。

③保温および加温の方法

　低体温では本来の生体機能が発揮されないため、周術期の術後合併症を回避するには、生体機能を正常に保つ必要があります。低体温時には、室温の調整や電気毛布を使用して保温に努めます。保温に努めても体温の低下が進行する場合は、温風式加温装置（図2）などを用いて積極的に加温します。温風式加温装置は、温風の対流による熱伝導で加温する装置です。ブランケットには均一かつ無数の穴があり、温風はその穴から患者の皮膚表面に対流します。そのため、患者の皮膚に直接ブランケットを使用しなければ、加温効率は減少します。

④加温中断のアセスメント

　加温しながら、核心温を観察するとともに四肢末梢の冷感を確認し、自律性体温調節の過程をアセスメントします。術後は、体温の閾値間領域が暑熱反応側に移動しているため、健康時の37℃を目標として加温を中止するとシバリングが出現することがあります。麻酔や手術侵襲の程度による閾値間領域の移動を予測することは困難ですが、寒冷反応である血管収縮反応は、**前腕部と指先の温度較差の拡大によって判断**することができます。指先と前腕部の温度較差は3～4℃といわれています。これ以上温度較差が拡大している場合は、体温調節性血管収縮が起こっている可能性があり、加温継続の指標となります。核心温と同時に外殻温をモニタリングすることで、より適切な体温管理が実施できます。

⑤保温・加温に伴う合併症

　積極的加温は急激な末梢血管拡張を生じ、**相対的循環血液量減少によるショック（リウォーミングショック）を引き起こす可能性**があります。そのほか、加

温による末梢血管の拡張により、冷却された末梢の血液が再還流し、**深部体温が低下するアフタードロップ現象**にも注意が必要です。この現象に起因する心臓冷却により、心機能低下や心室細動などの不整脈の出現につながるリスクがあります。また、外部からの積極的加温では、皮膚の熱傷にも注意が必要です。正常の皮膚は血流による熱放散によって局所の熱の蓄積を防止しています。しかし、熱源と接触する皮膚に血流障害があると熱が蓄積され、熱傷を生じます。意識障害や鎮静中の患者へ長期間加温を行う場合は、低温熱傷の発生に注意しながら定期的に皮膚の観察を行うことが必要です。

⑥シバリングのコントロール方法

　シバリングは、**顔面、手、腕、足（先）、体幹の皮膚加温法**を用いることで減らすことができます。皮膚には温度センサーがあり、上記の部位は体温変化に対して最も感度が高い部位です。**皮膚温が0.4℃上昇すれば、シバリング閾値を1℃変化させる**ことができます。

引用文献

1. Bashaw MA：Guideline implementation：preventing hypothermia. AORN Journal 2016；103：304-313.
2. 黒田泰弘：低体温療法の最新トピック．INTENSIVIST 2013；5：615-618.
3. O'Grady NP, Barie PS, Bartlett JG, et al：Guidelines for evaluation of new fever in critically ill adult patients：2008 update from the American College of Critical Care Medicine and the Infectious Diseases Society of America. Crit Care Med 2008；36：1330-1349.

脳低体温療法

全身管理を行い、シバリングを予防する

小松克弘

脳低体温療法とは体温を低く保ち脳障害の進行を防ぐ治療法

脳低体温療法とは、一次性脳損傷（発熱、高体温、頭部外傷など）の後に、患者の体温を積極的に下げることによって脳障害の進行を防ぎ、中枢神経系の保護作用や代謝抑制効果などを期待する治療方法です。現在まで、頭部外傷に対する脳低体温療法の有効な方法は確立されてはいませんが、AHA（American Heart Association：アメリカ心臓協会）のガイドラインでは、「心停止後にROSC（return of spontaneous circulation：心拍再開）が認められた昏睡状態にあるすべての成人患者に対し、32〜36℃の目標体温を選びその体温に達したら少なくともその状態で24時間以上維持する体温管理療法を施行するべきである」とされています[1]。なお、体温管理療法（targeted temperature management：TTM）とは、低体温療法（脳低体温療法）と平熱療法/常温療法を含め、高体温を回避することで脳障害の進行を防いで中枢神経の保護が期待できる治療法のことをいいます[2]。

日本蘇生協議会の『JRC蘇生ガイドライン2020』においても、「院外でのVF（ventricular fibrillation：心室細動）による心停止後、ROSCした昏睡状態の成人患者に対しては、ROSC後治療のモニタリング管理として体温管理療法を行う」と記載されています[3]。さらに「体温管理療法終了後の発熱を予防・治療することを考慮する」よう明示されており[3]、患者の状態や適応を評価したうえで体温管理療法を実施することが推奨されています。

体温管理療法中はシバリング予防と対策が重要

①脳保護を優先するためにシバリング対策がとても重要

　心肺蘇生後の患者に体温管理療法を行った際、非施行群に比較して有意に転帰が改善すると報告され[4]、多くの施設で導入されています。しかし、シバリングや血圧低下等の副作用も起こりやすく、さらに長時間のブランケットやジェルパッド装着による皮膚トラブルも発生しやすいため、その予防方法や対策を考えなくてはなりません。

　シバリングは中枢温と末梢温の差が4℃以上になることで発生しやすくなることから、TTM中は体表冷却によりシバリングが生じやすくなっています。通常、体温が1℃上昇すると代謝が約13%上昇しますが[5]、**シバリングが出現するとその2〜4倍の代謝が亢進する**といわれており、**酸素消費量は4〜5倍増加**します[6]。シバリングによって代謝の亢進が起こり、脳への酸素需給量も増強することで、本来の目的の脳保護が破綻してしまいます。脳保護を優先するためには、TTM中のシバリング対策はとても重要です。

②シバリングに対する薬物治療と非薬物治療

　シバリング対策では主に薬物治療が中心ですが、非薬物治療の有効性についても報告されています[6]。薬物治療では、麻酔薬のプロポフォールやミダゾラム、デクスメデトミジンを使用して鎮静し、フェンタニル等の鎮痛薬も併用して、深鎮静でシバリングを予防します。さらに必要時はロクロニウム等の筋弛緩薬も使用します。

　非薬物療法では顔や手足をタオルやバスタオルなどで保温し、必要時は末梢のみ保温機器（ブランケット）を使用します。ここでの**体幹への保温は、シバリング出現の原因**になるため原則禁止です。

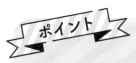

①シバリングを予防するため、深い鎮静～昏睡状態で管理する

先述のとおり、TTM中はいかにシバリングさせないかが重要です。そのため、鎮静レベルを極度に上げて管理する必要があります。鎮静レベルは鎮静評価スケール（Richmond Agitation-Sedation Scale：RASS、表1）で評価し、常に－4～－5で管理することが重要です。鎮静レベルが浅いと神経の興奮によりシバリングが出現しやすくなるためです。シバリングの観察方法として、シバリング評価スケール（Bedside Shivering Assessment Scale：BSAS、表2）を使用してみるのもよいでしょう。

表1　鎮静評価スケール（RASS）

スコア	用語	説明	
+4	好戦的な	明らかに好戦的な、暴力的な、スタッフに対する差し迫った危険	
+3	非常に興奮した	チューブ類やカテーテル類の自己抜去、攻撃的な	
+2	興奮した	頻繁な非意図的な運動、人工呼吸器ファイティング	
+1	落ち着きのない	不安で絶えずそわそわしている、しかし動きは攻撃的でも活発でもない	
0	意識清明な落ち着いている		
－1	傾眠状態	安全に清明ではないが、呼びかけに10秒以上の開眼およびアイコンタクトで応答する	呼びかけ刺激
－2	軽い鎮静状態	呼びかけに10秒未満のアイコンタクトで応答	
－3	中等度鎮静	呼びかけに動き、または開眼で応答するがアイコンタクトなし	
－4	深い鎮静状態	呼びかけに無反応、しかし身体刺激で動くまたは閉眼	身体刺激
－5	昏睡	呼びかけにも身体刺激にも無反応	

Sessler CN, Gosnell MS, Grap MJ, et al：The Richmond Agitation-Sedation Scale: validity and reliability in adult intensive care unit patients. Am J Respir Crit Care Med 2002；166：1338-1344.

表2　シバリング評価スケール（BSAS）

スコア		定義
0	なし	シバリングなし。咬筋、首や胸壁の触診でわかる
1	軽度	首と/または胸郭に局在するシバリング
2	中程度	上肢の運動を含むシバリング（首と胸郭も追加して）
3	重度	体幹、上下肢の運動を含むシバリング

Badjatia N, Strongilis E, Gordon E, et al：Metabolic impact of shivering during therapeutic temperature modulation. Stroke 2008；39：3242-3247.

ポイント

Part 1

集中治療の知恵袋

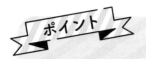
ポイント

②モニタリングを強化し、
フィジカルアセスメントを行って循環変動を最小限に！

　鎮静レベルが深いと鎮静薬の影響で循環動態が変動するため、モニタリングを強化しながら異常の早期発見に努める必要があります。さらに、ＴＴＭにより、血管内容の血管外漏出による循環血液量の減少、心収縮力の抑制や心拍数の減少による心拍出量の低下があり、**循環抑制状態となりやすい**です。フィジカルイグザミネーション（視診・触診・聴診・打診）を用いて患者のフィジカルアセスメントを行い、異常の有無を判断しましょう。必要時は、循環変動が少ない鎮静薬への変更や昇圧薬の投与、輸液負荷を医師に検討してもらいましょう。

③定期的な皮膚の観察で皮膚トラブルを未然に防ごう

　TTMを行うにあたり、多くの施設でブランケットやジェルパッド（図1）などの体温管理システムを導入していると思います。しかし、TTM中は安静の制限や深鎮静により自動運動の消失が起こり、体温管理システムの機材による皮膚トラブル（褥瘡形成）が問題となります。そのため、定期的な皮膚の観察は重要で、4〜6時間ごとに行う必要があります。さらに、皮膚の保湿や褥瘡のハイリスク部分に創傷被覆材や皮膚保護剤を使用することで、皮膚トラブルを未然に防ぐことができます。

図1　体温管理用ジェルパッドの例

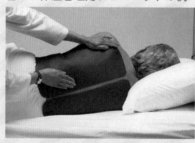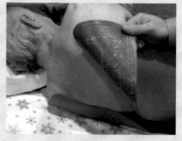

Arcticジェル™ パッド（株式会社メディコン）

④TTM中でも、早期から腸管を使用して
バクテリアルトランスロケーションを防ぐ

　TTMにより白血球の走行性や貪食性は低下し、リンパ球の機能低下も認められ、易感染状態になります。消化管は、冷却や筋弛緩薬の使用による蠕動運動の低下から腸液貯留に伴う管腔内圧の上昇をきたして微小循環障害を引き起こします。さらに、絶食状態であるため腸の絨毛上皮は萎縮し、**バクテリアルトランスロケーション**（bacterial translocation：BT）をきたしやすくなります。そのため、TTM中であっても、積極的に腸管の使用を進めることが大切です。栄養剤はグルタミンやジーエフオー®から始めて、栄養の吸収状況や排便の有無を確認して徐々に栄養剤をアップしていきます。このとき、TTMにより**糖代謝異常**も起こりやすいため、高血糖・低血糖にも注意します。

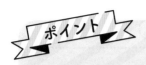

⑤患者・家族の不安を取り除く

　ICUに緊急入室する患者の多くは、急性疾患の突然の発症、突発的な事故や災害、身体侵襲の大きな手術などにより生命の危機にさらされています。また、家族も何の準備も予測もないままに現実に直面し、対処せざるを得ない状況に置かれ、深刻な危機に陥りやすい状態です。緊急入室という状況で患者・家族がどのように状況を認知し、対処していくのかについては個人差があります。クリティカルケア看護の場では、患者ケアだけでなく家族への支援も重要です。看護師には、対人関係を基盤とした患者・家族との十分なコミュニケーションによる信頼関係の構築、複雑な状況への対応能力や高度な専門的能力が求められています。

　ICU看護師ならTTMは珍しくない治療ですが、家族にとっては初めて目にする治療です。家族には、脳を守るために身体を冷やす治療を行っていること、そのため身体に触れると冷たくなっていること、身体を冷やすために専用の装置を使用していること、12〜24時間後にゆっくりと体温を戻していくこと、TTM中は鎮静薬で意識が確認できない状態であること、などを伝える必要があります。特に、患者の身体が冷たいということでショックを受ける家族が多いため、最初の面会時に必ず伝えます。

引用文献

1. Panchal AR, Bartos JA, Cabañas JG, et al：Part 3：Adult basic and advanced life support：2020 American Heart Association Guidelines for cardiopulmonary resuscitation and emergency cardiovascular care. Circuration 2020；142：S366-S468.
2. 山下進，黒田泰弘：体温管理－低体温療法はエビデンスに基づいているのか？．Intensivist 2013；5：603-613.
3. 日本蘇生協議会 監修：第2章 成人の二次救命処置．JRC蘇生ガイドライン2020．医学書院，東京，2021：54.
4. Hypothermia after Cardiac Arrest Study Group：Mild therapeutic hypothermia to improve the neurologic outcome after cardiac arrest. N Engl J Med 2002；346：549-556.
5. 山田幸宏 監修：看護のためのからだの正常・異常ガイドブック．サイオ出版，東京，2016.
6. 関根秀介，横山雄樹，荻原幸彦，他：体温管理療法の現状．日本臨床麻酔学会誌 2020；40：172-177.

脳機能を維持するためには脳循環の状態をモニタリングする

神保大士

　頭蓋内は脳実質（頭蓋内容積の70%）、血液（15%）、脳脊髄液（15%）で構成されており、**頭蓋内圧（intracranial pressure：ICP）** の亢進は構成成分のうち1つまたは複数の成分の容積増加や血腫など、もともとの構成成分ではない成分の出現により引き起こされます。

　脳に障害を受けた場合の治療の重要なポイントは、二次的脳損傷をいかに防ぐかです。そのため、脳機能の維持に必須の脳循環を維持するかが大事であり、ICPならびに**脳灌流圧（cerebaral perfusion pressure：CPP）** のモニタリングは重要になります。

　ICPの正常値は10〜15mmHgです。CPPは脳血流（cerebral blood flow：CBF）の間接的指標として用いられ、「**CPP＝平均血圧－ICP**」の式で算出することができます。

ICP測定の適応を覚えておこう

①GCS8点以下で、頭部CTにて異常所見（血腫、脳挫傷、正中偏位、脳槽の消失など）を認める場合。

②GCS8点以下で、頭部CTにて異常所見を認めない場合。

・除皮質または除脳硬直がある。

・低血圧（収縮期血圧90mmg以下）。

③バルビツレート療法や低体温療法時など。

ICPセンサーの挿入位置を把握しよう

　挿入位置は図1のようになっており、①脳室内、②脳実質内、③硬膜下、に留置する方法が推奨されています。

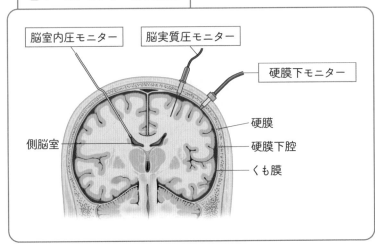

図1　ICPセンサー挿入位置

脳室内圧モニター　脳実質圧モニター

硬膜下モニター

硬膜
硬膜下腔
くも膜

側脳室

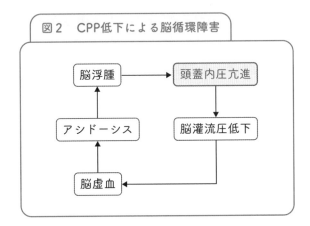

図2　CPP低下による脳循環障害

脳浮腫　→　頭蓋内圧亢進

アシドーシス　　脳灌流圧低下

脳虚血

ICPとCPPの治療閾値はどれくらい？

　まずICPに関して、治療を開始する閾値は15〜25mmHgとするよう推奨されています。患者の転帰に影響を与えるICPの閾値は20〜25mmHgが多く、20mmHg以下に管理するのが重要です。

　CPPに関しては、50〜70mmHgをめやすに管理することが推奨されています。**ICP亢進患者の予後を悪くする理由として、CPP低下による脳循環障害**が挙げられます。CPPが50mmHg以下となると、血管拡張による脳血流の維持が困難となり、脳虚血が進行し、二次的脳損傷を悪化させてしまいます（図2）。しかし、CPPは脳血管自動調節能障害の有無によって適正値が異なります。症例に合った値を保てるよう医師と連携し、管理していくことが重要になります。

ICP（頭蓋内圧）・CPP（脳灌流圧）②

ICP・CPPを維持するためには、全身管理が大事

神保大士

脳への直接的ダメージ以外でICPを上昇させる要因を理解しよう

頭蓋内圧（ICP）を上昇させる要因には、以下のものが挙げられます。

①胸腔内圧の上昇（気管内吸引、バッキング、気管チューブの狭窄や屈曲）。

②$PaCO_2$上昇（体温上昇、人工呼吸器の不適切な設定や回路漏れ）。

③脳静脈還流の阻害（頸部の過度な屈曲）。

④低酸素血症。

これらに関しては、不必要な吸引を避ける、ME機器管理、$EtCO_2$や血液ガス分圧のモニタリングを行う、体位変換時などに首の位置を調整するなど、看護実践で防ぐことができます（図1）。

ICPとCPPを適正な値に保つために全身管理を行ううえでのポイント

①ICPが15〜22mmHg以下で推移している場合

●呼吸・循環管理：低酸素状態になると脳浮腫や脳虚血を助長させてしまうため、PaO_2は80mmHg以上を維持するように管理します。また、$PaCO_2$の上昇や低下は、いずれも脳血流量の低下をまねくため、$PaCO_2$は35〜40mmHgを保つように管理しましょう。循環に関しては、年齢が50〜69歳で収縮期血圧100mmHg以上、15〜49歳と70歳以上では収縮期血圧110mmHg以上を維持することが重要です。

●頭側挙上（図2）静脈還流を促進し、髄液を脊髄くも膜下腔へ移動させることでICPが低下します。頸部が屈曲し静脈還流が障害されると脳組織の充血に伴いICPが上昇するため、頭位を正中位に維持し30度頭側挙上します。30度を

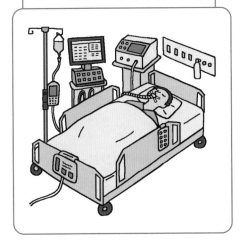

図1　ICUでの患者（イメージ）

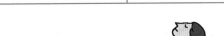

図2　30度頭側挙上

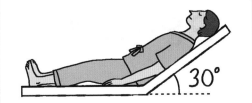

超えると脳灌流圧が低下するため気をつけましょう。

● **高浸透圧利尿薬**：血液脳関門内外での浸透圧勾配を用いて、間質の水分を血管内に引き込むことでICPを下げることができます。マンニトールやグリセオール®がよく用いられます。投与する際には、収縮期血圧が90mmHg以下になっていないか注意しましょう。

②ICPが22mmHg以上で推移している場合

　脳室ドレナージ、低体温療法、減圧開頭術、バルビツレート療法などの治療が行われる可能性があります。

＊

　ICPとCPPを経時的にモニタリングして、値の急激な上昇等を見逃さないことが重要です。また、自覚的には頭痛、嘔吐、視覚障害、他覚的にはうっ血乳頭、意識障害、外転神経麻痺、徐脈、血圧上昇などの症状の観察も大切になります。患者の予後をよくするために、症状増悪の有無を経時的に観察して、異常の早期発見に努め、治療のタイミングを見逃さないことが重要です。

参考文献

1. 日本脳神経外科学会・日本脳神経外傷学会 監修，重症頭部外傷治療・管理のガイドライン作成委員会 編：頭部外傷治療・管理ガイドライン 第4版．医学書院，東京，2020：44-100.
2. 横堀將司：頭蓋内圧モニタリングと管理－頭蓋内圧亢進への対処法．INTENSIVIST　2013；5：525-537.
3. 岡本和文：救急・集中治療最新ガイドライン2018-'19．総合医学社，東京，2018：115-118.

IAP（腹腔内圧）モニター①

IAPをモニタリングするのはなぜ？

藤野雄大

　腹腔内圧（intra-abdominal pressure：IAP）は、**腹部コンパートメント症候群**（abdominal compartment syndrome：ACS）のリスクが考えられる際にモニタリングすることが推奨されており、**IAH（intra-abdominal hypertension：腹腔内圧上昇）/ACSの診断基準**に位置づけられています。

　ICUに入室するような重篤患者において、進行性の臓器障害がある場合、IAH/ACSのリスク因子をスクリーニングすることが必要とされており、2つ以上のリスク因子がある場合はベースラインのIAP測定を行います（表1、図1）[1]。

　IAP12mmHg以上の場合はIAHと判断し、早期にIAPを減少させる治療が必要となります。

表1　IAH/ACSリスク因子

1. 腹壁コンプライアンスの低下
- 急性呼吸不全、特に気道内圧の上昇を伴う場合
- 腹壁に緊張のかかる筋膜縫合、閉創を行った腹部手術
- 重症外傷/熱傷
- 腹臥位、あるいは30度以上のベッド挙上
- BMI高値、中心性肥満

2. 消化管内容物の増加
- 胃蠕動の低下
- イレウス
- 大腸麻痺による通過障害

3. 腹腔内容物の増加
- 腹腔内出血/気腹
- 腹水/肝機能障害

4. 血管透過性亢進/蘇生輸液
- アシドーシス（pH7.2以下）
- 低血圧
- 低体温（深部体温33℃以下）
- 大量輸血（24時間に10単位以上）
- 凝固異常（血小板数55000/mm^{3}以下、PT15秒以上、PTT通常の2倍以上、PT-INR1.5以上のいずれかを満たすもの）
- 大量輸液（24時間に5L以上）
- 膵炎
- 乏尿
- 敗血症
- 重症外傷/熱傷
- damage control laparotomy

株式会社メディコン ホームページ：バード®IAPモニタリングデバイス パンフレット（アルゴリズム）. より引用

図1　IAHアセスメントアルゴリズム

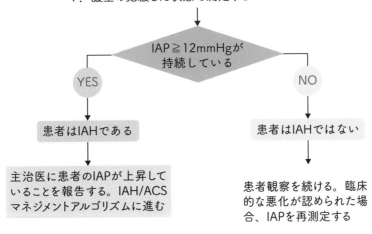

ICUに入院した、もしくは新規に
進行性の臓器障害が発現した患者で、
IAH/ACSのリスク因子に2つ以上該当する

ベースライン時のIAP測定を行う

IAPの測定は以下のように行う
（bladder techniqueの場合）
1.　単位はmmHgとする（mmHg＝1.36cmH$_2$O）
2.　呼気終末期に測定する
3.　仰臥位で行う
4.　中腋窩線の高さをゼロ点とする
5.　生理食塩液の膀胱内注入は最大25mLとする
　　（20kgまでの小児の場合は1mL/kg）
6.　注入直後は膀胱の排尿筋が収縮するため、注
　　入後30～60秒待ってから測定する
7.　腹壁の弛緩した状態で測定する

IAP≧12mmHgが
持続している

YES　　　　　　　　　　NO

患者はIAHである

患者はIAHではない

主治医に患者のIAPが上昇して
いることを報告する。IAH/ACS
マネジメントアルゴリズムに進む

患者観察を続ける。臨床
的な悪化が認められた場
合、IAPを再測定する

Word Society of the Abdominal Compartment Syndrome（WSACS）が
Adaapted from Internsive Care Medicine 2006；32：1722-1732,
Internsive Care Medicine 2007；33：951-962. を改変

株式会社メディコン ホームページ：バード®IAPモニタリングデバイス パンフレット（アルゴリズム）. より引用

IAP上昇によってさまざまな症状が引き起こされる

　　ACSとは、腹壁コンプライアンスの低下や腹腔内容量の増加、血管透過性亢
進などによりIAPが上昇し呼吸・循環などにさまざまな臨床症状が引き起こされ
た状態をいいます。IAPが上昇すると、腹腔内の臓器圧迫による血流低下や壊死
から、アシドーシスや敗血症性ショック、多臓器不全などのリスク因子となり

ます。また、横隔膜の挙上による換気障害から、呼吸性アシドーシスのリスク因子となります。これらのことから、ACSは重症化のリスクが高いといえます。

IAPを経時的にモニタリングすることにより、IAP上昇を早期に発見することができ、早期にIAH/ACSの対応につなげることができます。

ICU入室の重症患者はIAH/ACSリスクが高い

IAH/ACSのリスク因子のみならず、ICU入室の重症患者はIAHリスクが高いこと、SOFAスコアがハイスコアの敗血症患者はACSリスクが高いことが報告されています[2]。ACSであった場合、重症化により入院日数や人工呼吸管理日数が延びるとされています。重症化もしやすいため、早期対応が求められます。

引用文献

1. 株式会社メディコン ホームページ：バード®IAPモニタリングデバイス パンフレット（アルゴリズム）. https://www.bd.com/documents/international/guides/user-guides/patient-monitoring/BDI_Bard-IAP-monitoring-device_ALGORYTHM_UG_JP.pdf（2022/6/28アクセス）
2. Pereira B, Dorigatti A, Melek M, et al：Septic shock patients admitted to the intensive care unit with higher SOFA score tend to have higher incidence of abdominal compartment syndrome-a preliminary analysis. Anaesthesiol Intensive Ther 2019；51：370-372.

IAP（腹腔内圧）モニター②

IAPの測定方法を知る

藤野雄大

IAPのモニタリングは膀胱内圧を測定する

　腹腔内圧（IAP）を直接的に測定することは困難であるため、膀胱内圧を測定して間接的なIAPとして代用します。そこで使用するのが、IAPモニタリングデバイスです（図1）。IAPモニタリングデバイスは、膀胱留置カテーテルに接続することで簡便かつ非侵襲的にIAPを測定することができます。

図1　IAPモニタリングデバイスと必要物品の例

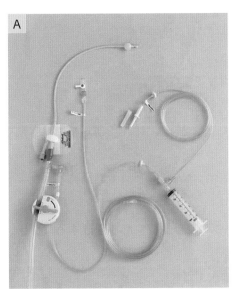
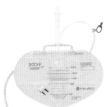
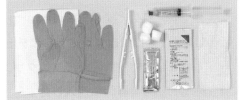

A　バード®IAPモニタリングデバイス

B　膀胱留置カテーテル挿入に必要な物品

（すべて株式会社メディコン）

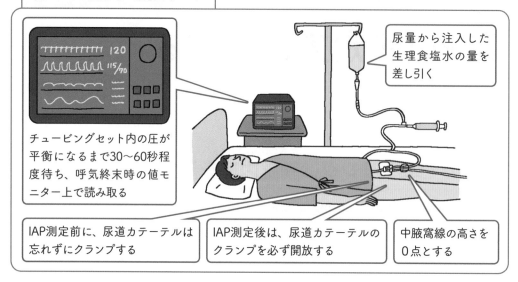

図2　IAP測定時の接続イメージ

尿量から注入した生理食塩水の量を差し引く

チュービングセット内の圧が平衡になるまで30〜60秒程度待ち、呼気終末時の値モニター上で読み取る

IAP測定前に、尿道カテーテルは忘れずにクランプする

IAP測定後は、尿道カテーテルのクランプを必ず開放する

中腋窩線の高さを0点とする

IAPの測定方法と注意点（図2）

　　前述のとおり、IAH/ACSのリスク因子が2つ以上ある場合にはIAP測定を行うことが推奨されています。IAPの測定は以下の要領で、まずベースラインを測定します。

①仰臥位で中腋窩線の高さを0点とする。

②圧トランスデューサーを接続し、0点校正を行う。

③尿道カテーテルのチューブをクランプする。

④デバイスに接続している生理食塩水を最大25mL（体重20kgまでの小児では1 mL/kg）注入する。

⑤注入直後は膀胱が収縮するため30〜60秒待ち、呼気終末期でのモニター上の値を測定結果とする（単位mmHg）。

⑥IAP測定後に尿道カテーテルのチューブのクランプを必ず開放する（クランプしたままだと膀胱破裂のリスクがある）。

⑦水分出納の計算時に注入した生理食塩水の量を差し引く。

IAP（腹腔内圧）モニター③

IAH/ACSマネジメントアルゴリズムって何？

藤野雄大

　先述のとおりIAH/ACSのリスク因子が２つ以上あり、腹腔内圧（IAP）が12mmHg以上20mmHg以下であった場合は**腹腔内圧上昇（IAH）**と判断し、IAHマネジメントアルゴリズム（図1A）に則って治療を進めます[1]。その場合、少なくとも４時間ごとのIAP測定を行います。IAPを減圧する非手術的治療の結果、IAP 12mmHg以下が持続すればIAHが解消したと判断します。

　IAPが20mmHg以上であった場合は腹部コンパートメント症候群（ACS）と判断し、ACSマネジメントアルゴリズム（図1B）に進みます[1]。ACSの原因を検索し、治療を開始することになります。primary ACSかsecondary ACS、もしくはrecurrent ACSかによって確認事項が変わりますが、IAP 25mmHg以上で進行性の臓器障害があるかどうか、早期の外科的処置やインターベンショナルラジオロジー（interventional radiology：IVR）が必要かを検討し、実施することがポイントになります。治療の実施後、もしくは進行性の臓器障害がなかった場合は、IAPを減圧する非手術的治療、４時間ごとのIAPや**腹部灌流圧（abdominal perfusion pressure：APP）**の測定、晶質液/コロイド液/血管作用薬を使用して前負荷、心収縮力、後負荷のバランスのとれた補液を行う（過剰な補液を避ける）ことが必要になります。IAPが12mmHg以下になるまでは状態を観察し、異常の早期発見、原因検索と早期治療を行います。

＊

　IAPモニタリングは、簡便かつ非侵襲的にIAPを測定することができます。そのため、ICUに入室した重症患者やリスク因子からモニタリングが必要と考えた場合は、すみやかに測定することが望ましいです。

　ACSは重症化しやすいため、IAPの値からIAH/ACSリスク因子を考慮したフィジカルイグザミネーション、フィジカルアセスメントにつなげることが重要です。

図1　IAH/ACSマネジメントアルゴリズム

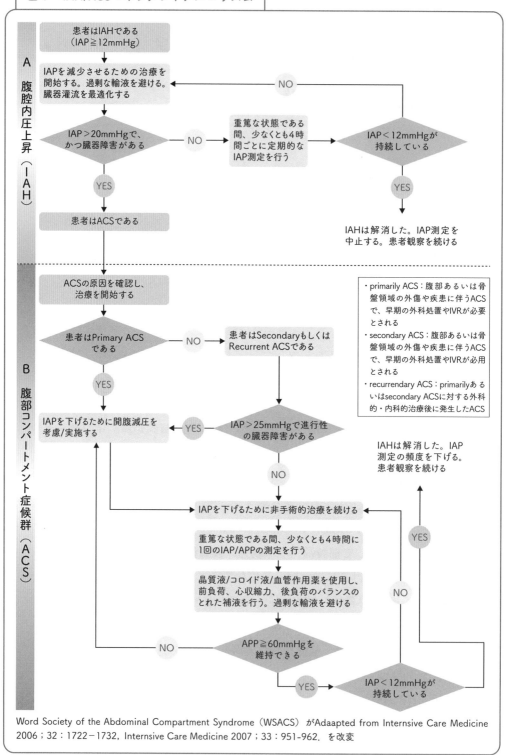

Word Society of the Abdominal Compartment Syndrome（WSACS）がAdaapted from Internsive Care Medicine 2006；32：1722-1732, Internsive Care Medicine 2007；33：951-962. を改変

株式会社メディコン ホームページ：バード®IAPモニタリングデバイスパンフレット（アルゴリズム）. より引用

Column

先入観を持たずに小さなサインも見落とさない

　患者の治療効果が最短期間で最大限に発揮できるように、心身のコンディションを整えるケアはナースの重要な役割の一つです。人間の体は生命維持のために変化を敏感に察知し、調整しています。呼吸、循環、代謝など多角的な視点でのアセスメントと看護ケアを行うためには、基本的な知識や技術に加えて「サインを見逃さない能力」も必要です。

　代表的な症状である「痛み」は、「ここ」とピンポイントに表現するときは骨折など、「このあたり」と曖昧な表現のときは内臓痛であることが多いとされています。

　しかし、心筋梗塞の放散痛はやや異なります。心臓の周囲には複数の脊髄神経があるために、痛みの伝達経路の乗り換えが生じ、心臓とは離れた顎や額、左上肢などの別の場所に痛みを自覚します。さらに、皮膚の温度や湿度、張り感などの感触、表情や呼吸様式の変化など、見えているサインにはなんらかの理由が存在します。同様に、動脈圧波形や人工呼吸器のグラフィック波形の形にも理由があります。

　解剖生理学に立ち返って考えてみることで点が線になり、その理由が見えてきます。ナースとして的確にタイムリーな介入が実践できるよう、基本的な知識と臨床経験を結び付けて考えていくこと、自分で予測した病態と目の前の症状に不一致がないかを確認すること、先入観をもたずに小さなサインも見落とさないように心がけることが大切だと思っています。

（小林奈美）

引用文献

1. 株式会社メディコン ホームページ：バード®IAPモニタリングデバイス パンフレット（アルゴリズム）. https://www.bd.com/documents/international/guides/user-guides/patient-monitoring/BDI_Bard-IAP-monitoring-device_ALGORYTHM_UG_JP.pdf（2022/6/28アクセス）

参考文献

1. 平岡栄治, 則末泰博, 藤谷茂樹：重症患者管理マニュアル. メディカル・サイエンス・インターナショナル, 東京, 2019.
2. 清水敬樹：ICU実践ハンドブック改訂版. 羊土社, 東京, 2019.
3. Malbrain Manu LNG, Cheatham ML, Kirkpatrick A, et al：Results from the international conference of experts on intra-abdominal hypertension and abdominal compartment syndrome. 1. Definitions. Intensive Care Medicine 2006；32：1722-1732.
4. Malbrain Manu LNG, Cheatham ML, Kirkpatrick A, et al：Resulti from the International conference of experts on intrai-abdominal hypertenton and abdominai compartment, syndrome. II. Recommendations. Intensive Care Medicine 2007；33：951-962.
5. Malbrain Manu LNG, Chiumello D, Pelosi P, et al：Incidence and prognosis of intraabdominal hypertension in a mixed population of critically ill patients：a multiple-center epidemiological study. Critical Care Medicine 2005；33：315-322.
6. Raeburn CD, Moore EE：Abdominal compartment syndrome provokes multiple organ failure：Animal and human supporting evidence. Ivatury RR, et al, ed. Abdominal compartment syndrome texas. Landes Bioscience, Austin, 2006：157-169.
7. Malbrain Manu LNG, Chiumello D, Pelosi P, et al：Prevalence of intra-abdominal hypertension in critically ill patients a multicentre epidemiological study. Intensive Care Medicine 2004；30：822-829.

体外循環：IABP（大動脈内バルーンパンピング）①

適切なタイミングで効果的に駆動していることをチェックする

小林奈美、寺本　俊

IABPの基礎知識

　心臓の負担を軽減する方法として、①前負荷（心臓に戻ってくる循環血液量）の減少、②後負荷（血液を駆出するときにかかる負担）の減少、③心収縮力の抑制、④心拍数の抑制、があります。大動脈内バルーンパンピング（intra-aortic balloon pumping：IABP）は、後負荷を減少させることにより心筋酸素消費量を減らし、冠動脈血流を増加させることによって心筋への酸素供給量を増やします（図1）。重症心筋虚血や心筋梗塞、重症心不全などにおいて、薬物療法や血行再建術などの治療と並行して使用されます。

　IABPカテーテルは、バルーンが腹腔動脈や腎動脈などの主要動脈への分岐部を塞がないように身長に合わせたサイズを選択し、大腿動脈から挿入、下行大

図1　IABPの膨張と収縮

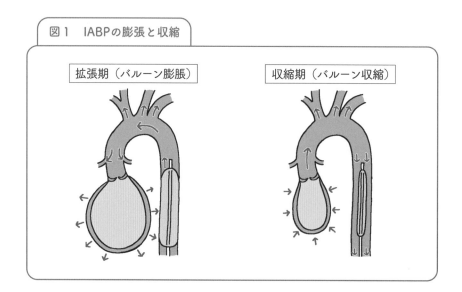

拡張期（バルーン膨脹）　　　　収縮期（バルーン収縮）

動脈に留置します。また、バルーンの膨張と収縮の動きがスムーズにできるように、軽くて応答性のよいヘリウムガスが使用されています。

　IABPの禁忌として、大動脈弁閉鎖不全症（心臓拡張期の左室に対する圧負荷の増大）、大動脈解離（解離進行のリスク）、高度の末梢血管狭窄病変（カテーテルの挿入による下肢阻血のリスク）などがあります。

IABPがもたらす効果（図2～3）

①シストリック・アンローディング効果

　心臓の収縮（全身へ血液を駆出する）直前に、急速にバルーンをしぼませることで大動脈圧を急速に低下させ、心臓が駆出する際の抵抗を減らして血液を拍出しやすくします。後負荷を軽減するため、心臓の仕事量と心筋酸素消費量を減少します。

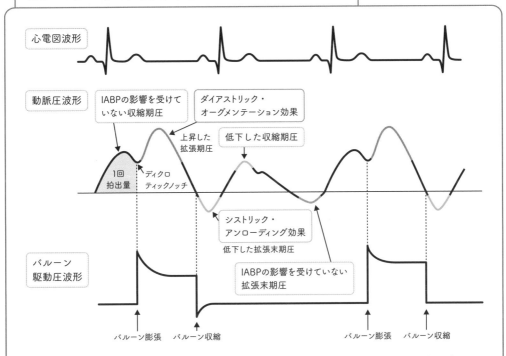

図2　IABPがもたらす効果と適切な駆動波形（1：2の場合）

IABPが効果的にアシストできているときの動脈圧波形は、収縮期圧よりも拡張期圧のほうが高くなる。タイミングが適切かどうかは心電図波形と動脈圧波形で確認する。T波の頂点より少し後（動脈圧波形では大動脈弁閉鎖のタイミングを示すディクロティックノッチ）からバルーンを拡張、QRS波の直前で完全にしぼむように調整する

②ダイアストリック・オーグメンテーション効果

　心臓の拡張開始時にバルーンを膨らませることで、バルーンよりも心臓側の大動脈圧が上昇します。その結果、冠動脈への血流が増加するため、心筋への酸素供給量が増加します。平均動脈圧の上昇により脳や腎臓への血流も増加します。

> 不適切なタイミングで駆動すると逆に心負荷になるため、駆動の波形を常にチェックしてIABPが効果的に働いているかを見きわめることが大切

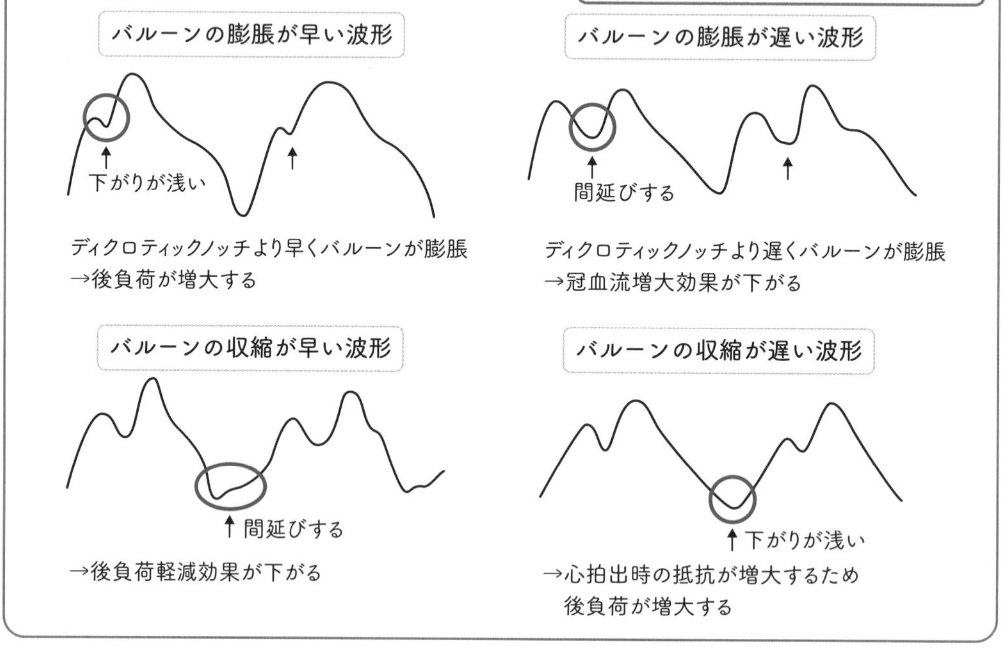

図3　タイミングが合っていない駆動波形

バルーンの膨脹が早い波形
下がりが浅い
ディクロティックノッチより早くバルーンが膨脹
→後負荷が増大する

バルーンの膨脹が遅い波形
間延びする
ディクロティックノッチより遅くバルーンが膨脹
→冠血流増大効果が下がる

バルーンの収縮が早い波形
間延びする
→後負荷軽減効果が下がる

バルーンの収縮が遅い波形
下がりが浅い
→心拍出時の抵抗が増大するため後負荷が増大する

体外循環：IABP（大動脈内バルーンパンピング）②

合併症やポイントを抑えて管理する

小林奈美、寺本　俊

操作モードと設定を理解する

IABPの操作モードと設定を表1にまとめます。

表1　操作モードと設定

項目	設定	留意点など
モード	フルオート	通常は心電図誘導が取れなくなると、自動で動脈圧トリガーに切り替えて駆動するフルオートを選択する
	オート	
	マニュアル	
トリガー	心電図	電極剥がれやアーチファクトによる誤作動に注意
	動脈圧	血圧がある程度保たれていれば比較的安定して駆動。胸骨圧迫時も、その圧に追従して駆動する
	インターナル（内部同期）	トリガーなしに、一定のリズムで設定した回数を駆動する。心停止時に選択されることがある
アシスト比	1：1〜3	●1：1→すべての心拍に対しアシストする。頻脈で追従しないときはアシスト比の変更を考慮する ●1：2→自己心拍2回に対し1回アシストする（自己心拍とIABPにアシストされた心拍が交互にくる） ●1：3までウィーニングができたら、離脱を検討
オーグメンテーション		IABPがサポートしている圧

IABPの位置がずれていないか、こまめにチェックする

　IABPは動脈の拍動のなかで膨張と収縮を繰り返しますが、カテテル本体は滅菌保護カバーで覆われているため、テープなどで直接固定することができません。そのため、カテテル先端による大動脈穿孔やバルーンの位置不良による腎動脈などの閉塞に注意が必要です。日々の胸部X線画像だけでなく勤務交替時やケアの前後など、挿入の深さに変化がないことを常に確認します。

　固定のチェックに加えて、ワイヤー間の長さを計測するなど、工夫して位置確認を行います（図1）。**IABPの先端が鎖骨下動脈分岐部より2cm下にあるのが適正な挿入位置です**（図2）。

図1　IABPカテテルの固定

ワイヤー部分

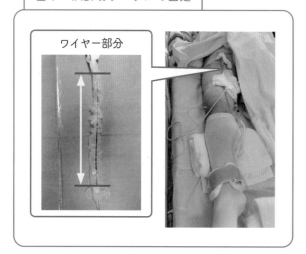

図2　IABPの適切な位置

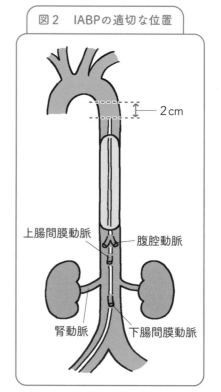

2cm

上腸間膜動脈　　　腹腔動脈

腎動脈　　　下腸間膜動脈

IABPの合併症と観察ポイント

刺入部の出血・血腫、血栓、出血傾向（血小板の破壊）、感染、大動脈穿孔・解離、バルーン破裂（図3）、腎動脈や腹腔動脈などの閉塞（バルーンの位置不良）、腓骨神経麻痺・尖足（肢位不良）などがあります。刺入部の観察のみならず、尿量や腹部症状のほか、触知やドプラにより下肢血流も観察します。さらに、カテーテルが凝固しない

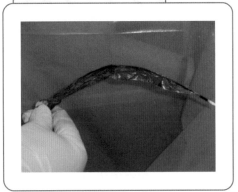

図3　破裂したバルーン

ように加圧バッグの管理（圧の値だけでなく、圧バッグ内の輸液の残量にも注意）、定期的に**活性化凝固時間（activated clotting time：ACT）**をチェックして、凝固能を確認します。

ポイント
①適切なモード、カテーテルの適切な位置を理解する

モードの選択ミスやカテーテルの位置不良は思わぬ合併症につながりますので、適切なモードを理解すること、適切なカテーテル位置の確認ができることが大切です。また、全身へ血流を届ける主要道路の大動脈に、異物が留置されていることも忘れないようにします。

②IABP挿入中の自己圧の考え方

自己圧が上昇し、収縮期圧と拡張期圧の差が小さくなればウィーニングや離脱のめやすとなります。

ウィーニングや離脱の時期は、一見安定していても油断は禁物です。より注意深く「尿量低下や心拍数変化などの心拍出量低下所見」「心不全兆候」を観察する必要があります。また、アシスト比率が1：2、1：3と下がると血栓症のリスクが高くなること、離脱後の血圧低下に備えて離脱前に循環作動薬を可能な範囲で減量するなどの対応も念頭においておきましょう。

参考文献

1. 石川哲也，中嶋康仁，新井久江：HEART nursing 2008年春季増刊 ナースのためのICU・CCUで使うME機器パーフェクトブック．又吉徹 編著．メディカ出版，大阪，2008：130-157.

体外循環：PCPS・ECMO①

チェックリストを使用し、勤務交代時は作動状況を確認する

渡邊真貴

　PCPS（percutaneous cardiopulmonary support：経皮的心肺補助法）やECMO（extracorporeal membrane oxygenation：体外式膜型人工肺）など体外循環装置を装着する患者を受け持つ看護師の役割は、機器やデバイスを管理することから始まると考えられます。チェックリスト（表1）を使用することで、機器の作動状況や設定などを確認することができるため、まずはチェックリストを使用して安全な管理を行いましょう。

①血流量［Flow（L/分）］

　遠心ポンプの回転数を設定することで血流量を調整します。血流量を上げるために回転数の設定を上げますが、回転数を上げたからといって必ずしも血流量が増えるわけではありません。

　日常的な管理の視点としては、回転数の変更がなければ血流量も一定であるはずです（図1）。

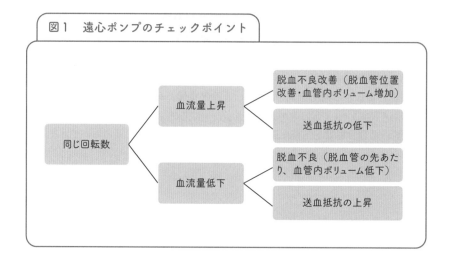

図1　遠心ポンプのチェックポイント

同じ回転数

血流量上昇
- 脱血不良改善（脱血管位置改善・血管内ボリューム増加）
- 送血抵抗の低下

血流量低下
- 脱血不良（脱血管の先あたり、血管内ボリューム低下）
- 送血抵抗の上昇

表1　ECMO/PCPS機器管理記録チェックリスト（例）

> 勤務開始・終了時には必ずチェックリストを使用してチェックポイントを確認しよう

日付	●/×		/		/		/		/	
勤務	夜勤	日勤	夜勤	日勤	夜勤	日勤	夜勤	日勤	夜勤	日勤
①血流量　Flow　L/分	3.5									
②回転数　rpm	2250									
③酸素濃度　F$_i$O$_2$	0.5									
④吹送ガス流量　L/分	2									
⑤非常電源 （コンセントがささっている）	○									
⑥酸素/空気アウトレット （抜けがない）	○									
⑦人工肺の結露の有無	有/⑭	有/無	有/無	有/無	有/無	有/無	有/無	有/無	有/無	有/無
⑧プラズマリークの有無	⑭/無	有/無	有/無	有/無	有/無	有/無	有/無	有/無	有/無	有/無
⑨回路の振動の有無	有/⑭	有/無	有/無	有/無	有/無	有/無	有/無	有/無	有/無	有/無
⑩送血回路の色（鮮紅色である）	○									
⑪送血回路・送血回路のクレンメは開いている	○									
⑫回路屈曲の有無	有/⑭	有/無	有/無	有/無	有/無	有/無	有/無	有/無	有/無	有/無
⑬回路内の空気の有無	有/⑭	有/無	有/無	有/無	有/無	有/無	有/無	有/無	有/無	有/無
⑭遠心ポンプの異常音の有無	有/⑭	有/無	有/無	有/無	有/無	有/無	有/無	有/無	有/無	有/無
⑮回路内の血栓の有無	有/⑭	有/無	有/無	有/無	有/無	有/無	有/無	有/無	有/無	有/無
⑯回路の固定状況	○									
⑰回路の固定の長さ （X線にて先端位置の確認）	○									
⑱刺入部の出血の有無（脱血側）	有/⑭	有/無	有/無	有/無	有/無	有/無	有/無	有/無	有/無	有/無
⑲刺入部の出血の有無（送血側）	有/⑭	有/無	有/無	有/無	有/無	有/無	有/無	有/無	有/無	有/無
⑳送血温/体温設定　℃	37.5/ 37.5									
㉑末梢循環 　左/右　触診/ドプラ	左/ド 右/触									
㉒鉗子　2本	2本									
㉓ライト（1）/タイマー（1）	（1）/ （1）									
サイン　送り/受け	/	/	/	/	/	/	/	/	/	/

②回転数（rpm）

遠心ポンプの回転数は血液量に影響します。血液量が変化したときは要注意です（図1）。

③酸素濃度（F_IO_2）

設定にはF_IO_2と酸素流量があります。酸素化はF_IO_2、PO_2（酸素分圧）は酸素濃度の増減で調整します。初期設定のめやすとして、血液流量：O_2流量＝1：1とされています。ガス交換の調整は酸素濃度の変更と酸素流量によって変化するため、血液データを確認しながら適切な値に調整します（図2、表2）。

④吹送ガス流量（L/分）

換気は酸素流量と考えます。PCO_2（二酸化炭素分圧）は吹送ガス流量の増減で調整します（図2、表2）。

図2　体外循環装置

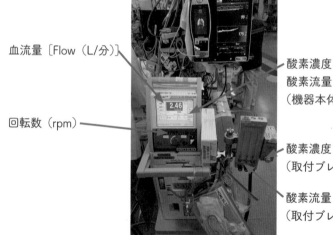

血流量〔Flow（L/分）〕

回転数（rpm）

酸素濃度
酸素流量
（機器本体での設定の場合）

酸素濃度
（取付ブレンダーの場合）

酸素流量
（取付ブレンダーの場合）

表2　人工肺での血液ガスの調整方法

	吹送ガス流量（L/分）の調整	酸素濃度（F_IO_2）の調整
PCO_2を上げる場合	設定を下げる	設定はそのまま
PCO_2を下げる場合	設定を上げる	設定はそのまま
PO_2を上げる場合	設定はそのまま	設定を上げる
PO_2を下げる場合	設定はそのまま	設定を下げる

黒川宗雄：ICUでよく使う機械の入門・実践を看護の視点で解説（前編）IABP・PCPS PCPSの原理・効果・回路の仕組み．重症集中ケア 2017；16：40．より引用

⑤機器本体の電源が非常電源につながっている（コンセントが挿さっている）

　図3のように、単体が望ましいです（使用電力が多いため、たこ足配線は避ける）。また、無停電電源も切り換え時に数秒、電力供給が断続することを忘れないようにします。

⑥酸素/空気アウトレット（抜けがない）

　しっかり挿さっている、抜けがないことを確認します（図4）。

⑦人工肺の結露の有無

　「ウエットラング」ともいい、ガス層で水蒸気が冷えて結露が発生することが原因で生じます。結露を除去する目的で100%酸素フラッシュをする場合は、過

図3　機器本体の電源

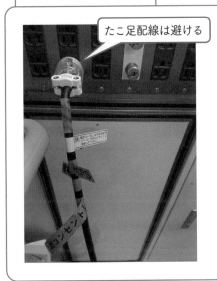

たこ足配線は避ける

●電源の種類

種類		接続電源 （当院でのルール）
赤	発電	・モニター類 ・ポンプ類
緑	無停電	・人工呼吸器 ・PCPS ・ECMO ・IABP ・IMPELLA ・CRRTなど
白	一般電源	

図4　酸素/空気アウトレット

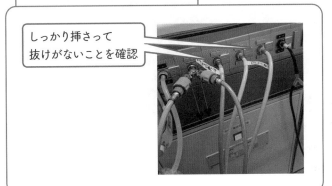

しっかり挿さって
抜けがないことを確認

度の酸素フラッシュはアルカローシスを引き起こし患者に不快感を与えることになる（過換気症候群と同じ状態となる）ため、慎重に行いましょう（図5）。

⑧プラズマリークの有無

　初めは白い泡沫状ですが、時間の経過とともに黄色く変化していきます。人工肺のガス交換能が低下するため、人工肺の交換を考慮します。急にガス交換能が低下する可能性もあるため注意が必要です。医師や臨床工学技士に報告します（図6）。

⑨回路の振動の有無

　直接手で触れて確認します。正常の場合、振動はありません。脱血管を軽く

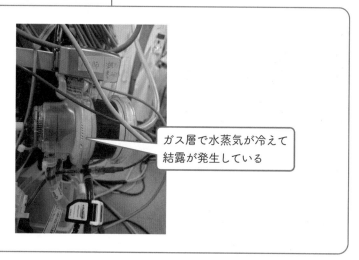

図5　ウエットラング

ガス層で水蒸気が冷えて結露が発生している

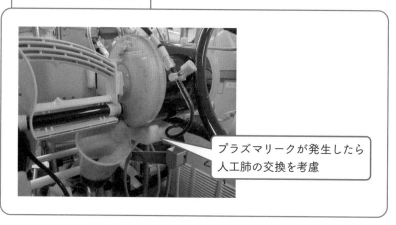

図6　プラズマリーク

プラズマリークが発生したら人工肺の交換を考慮

握り、回路の振動があるかを確認します（図7）。

⑩送血回路の色（鮮紅色である）

　PCPSでは、酸素化された血液を動脈に送ることで必要な循環＋肺の機能を補助します。そのため、静脈血側回路（脱血側）の血液は暗赤色であり、動脈血側回路（送血側）の血液は鮮血色です（図8）。

⑪脱血回路・送血回路のクレンメは開いている

　常時、クレンメが開いている状態であることを確認します。PCPS開始時は空気混入を防止するため、鉗子を外す順番は脱血側→送血側です。送血側を先に外すと、遠心ポンプによって脱血側に過度な陰圧になってしまいます（図9）。

⑫回路屈曲の有無

　ベッド柵などに当たっていないか、挟まっていないか、回路自体が屈曲して

図7　回路の振動

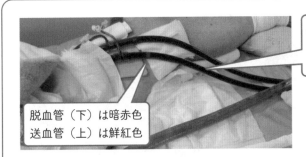

脱血管を握るように触れて振動がある場合は血管内ボリュームの減少などを考えよう！

脱血管（下）は暗赤色
送血管（上）は鮮紅色

図8　送血回路の色

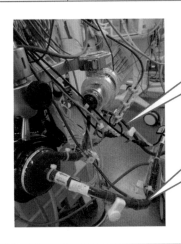

動脈血側回路（送血側）の血液は鮮血色

静脈血側回路（脱血側）の血液は暗赤色

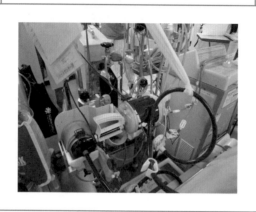

図9　回路のクレンメは開放されているか、
　　　回路は屈曲していないか確認

図10　センサーの向き

静脈血側回路（脱血側）	動脈血側回路（送血側）

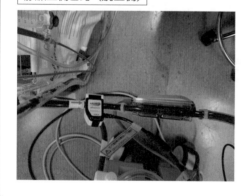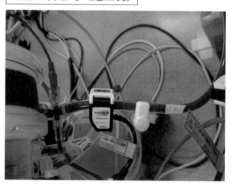

ないかなど、クレンメの確認とともに目視で行います（図9）。

⑬回路内の空気の有無

　センサーがきちんと装着されているか確認します（図10）。刺入部から、静脈血側回路（脱血側）→遠心ポンプ→人工肺→動脈血側回路（送血側）→刺入部まで回路をたどり、空気の混入がないかを確認します。回路からの採血時には、空気の混入がないように慎重に行いましょう。点滴投与時には必ずルート内を薬液で満たし、空気の混入がないことを確認してから接続しましょう。

⑭遠心ポンプの異常音の有無

　正常時、音はしません。カラカラ、シャーシャーというような異常音が聞か

図11　人工肺の血栓

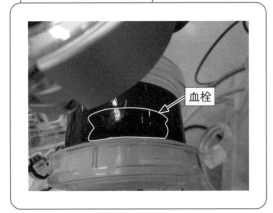

血栓

れたら血栓や空気混入などの場合がありますので、すみやかに医師、臨床工学技士に報告します。

⑮回路内の血栓の有無

回路にライトを当てて確認し、人工肺も同様に確認します。遠心ポンプ・流量コネクタの接続部、採血ポートなど、回路が枝分かれしている箇所に血栓ができやすいです（図11）。血栓が発見されたら、すみやかに医師、臨床工学技士に報告します。経過観察であれば、写真を撮影しておくなど、拡大がないかを観察します。回路や人工肺に油性ペンで直接マーキングすることは、劣化の原因になるためお勧めしません。

⑯回路の固定状況

刺入部の縫合がゆるんでいないか、外れていないか、ドレッシング材は剥がれていないか、マーキングは消えていないか、固定がずれていないか、目視で確認しましょう。

⑰回路の固定の長さ（X線にて先端位置の確認）

ベッドサイドでのポータブル撮影は、毎回同じ条件（体位、モニターの有無など）で行います。画像上でカニューラの先端位置を確認します。前回の撮影時と比べて、先端の位置がずれていないかを確認します。また、刺入部のドレッシング材にマーキングしている場合は、刺入部からマーキングまでメジャーで長さを測定し管理しましょう。

⑱、⑲刺入部の出血の有無

抗凝固療法をしているため易出血傾向であるため、刺入部の出血を見逃さないようにしましょう。ガーゼに染み出るような出血であれば、出血量をカウン

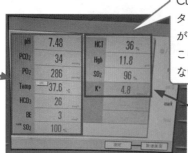

図12　CDIモニター（VA-ECMOのCDIモニター）

CDIでの持続的な血液データのモニタリングで異常の早期発見、対応ができる。CDIモニターの数値がどこの部位の血液データかを間違えないようにしよう！

人工肺を通過し動脈へ戻す送血管の血液をモニタリング

pH	7.48		HCT	36 %
PCO₂	34		Hgb	11.8
PO₂	286		SO₂	96 %
Temp	37.6 ℃		K⁺	4.8
HCO₃	26			
BE	3			
SO₂	100 %			

脱血管から遠心ポンプに入る前の血液をモニタリング

図13　送血温・体温の調整

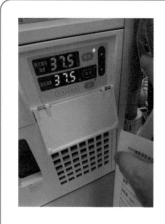
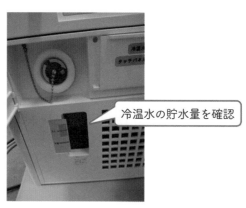

冷温水の貯水量を確認

トし、Hb、Ht値の推移に注意しましょう。体外循環用血液ガス分析装置（CDI）モニターにて、持続的にデータのモニタリングができます（図12）。

⑳送血温/体温設定（℃）

　人工肺に熱交換器が備わっているため、体温調整が可能です。冷温水循環装置を使用して送血温を調節し、体温を調整することができますが、低体温症に注意します（図13）。

㉑末梢循環不全の有無

　大腿部に太いカニューラを挿入しているため、下肢が虚血しやすくコンパートメント症候群が起こる可能性があります。下肢虚血が疑われる、認められる場合は下肢送血が必要となります。下肢送血をする場合、4～5Frのシースを

順行性に挿入します。下肢の色、皮膚温、足背動脈と後脛骨動脈を触知します。触知できなければドップラー等で随時確認しましょう。血液データのチェックも必要です。

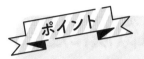

ECMOの適応

ECMOは、送血-脱血部位と、適応となる病態により大きく3つに分類されます（図14）。

PCPS≒静脈（veno）脱血-動脈（arterial）送血の意味でVA-ECMOと呼ばれる循環・呼吸補助としての適応と、静脈（veno）脱血-静脈（venous）送血の意味でVV-ECMOと呼ばれる呼吸不全や肺塞栓などの呼吸補助としての適応、そして心肺蘇生時の体外循環のECPR（extracorporeal cardiopulmonary resuscitation）があります。カニューラの挿入部位の違いですが、病態や適応が異なるため、病態に合わせた看護ケアの提供が必要となります。

装置・回路の異常には、回路内血栓・人工肺機能不全・カニューラの自己抜去・空気混入・流量減少・機器の突然の停止などがあります。定期的に動作点検をすることで異常の早期発見や対応ができますので、ぜひ実施してください。

図14　PCPS/ECMOの適応

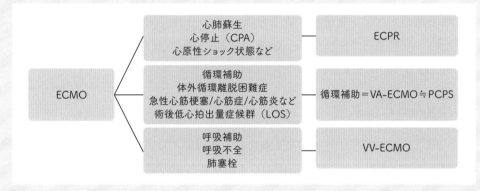

渡邊真貴

体外循環：PCPS・ECMO②

抗凝固療法実施中は、APTTやACTの確認とデバイス刺入部、全身の出血徴候に注意

　ECMO管理中は、回路内血栓予防に抗凝固療法が実施されますが、主にヘパリンを使用する施設が多いと思います。ヘパリンの抗凝固作用のモニタリングは、活性化凝固時間（activated clotting time：ACT）と活性化部分トロンボプラスチン時間（activated partial thromboplastin time：APTT）を指標にします（表1）。

　VA-ECMO（PCPS）やVV-ECMOの装着、心臓カテーテル挿入時のように、高用量のヘパリンを投与する場合はAPTTが90秒以上となり信頼性が低下するため、ACTでモニタリングします。反対に、通常量のヘパリン投与時はAPTTでモニタリングします。

ACTの測定（図1）

　ACTをベッドサイドで測定するため、看護師だけでなく測定する職種（医師、臨床工学技士等）と手順を一定にしておくことが必要です（表2）。

　なお、当院ではACT160〜200秒で管理しています。PCPS管理中に心臓血管

表1　ACTとAPTT

	ACT	APTT
検査内容	凝固因子＋血小板機能（全血検査）	内因性凝固系のみ（凝固第Ⅰ・Ⅱ・Ⅴ・Ⅷ・Ⅸ・Ⅹ・ⅩⅠ・ⅩⅡ因子の活性を反映
正常値	約90〜120秒	約26〜40秒
ECMO中のターゲット（ELSO）	180〜220秒	正常の1.5〜2.5倍
測定間隔	適宜	6〜12時間ごと

佐藤圭：今，改めて学び直す！ECMO管理 ECMO管理中の合併症と予防策．重症集中ケア 2020；19：32-36．より改変して転載

図1　ACTの測定

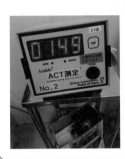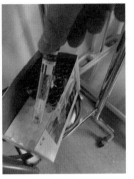

外科や循環器内科が1日6回測定する場合が多いです。

ヘパリン起因性血小板減少症を疑う場合

　ヘパリン起因性血小板減少症（heparin-induced thrombocytopenia：HIT）を疑う場合は、治療薬ヘパリン、ヘパリン加生理食塩水、ヘパリンコーティングカテーテル、回路など、すべてのヘパリンを中止します。強くHITを疑った場合には、血清学的診断の結果を待つことなく、また血栓症合併の有無にかかわらず、すみやかに抗凝固療法を開始します[1]。

表2　ACTの測定手順

①採血する

②専用スピッツの蓋を開け、採血用シリンジから血液検体を正確に2mL注入する

③注入と同時に専用分析装置のスタートキーを押す

④スピッツの蓋を閉めた後、蓋を押さえながら上下に激しく10回振り、スピッツ内の凝固活性化剤と検体を十分に混合する（混合が不十分な場合、凝固時間が正確に測定できない恐れがあるため）

⑤専用分析装置のテストウェルに挿入し、手動で1〜2回転させ、テストチューブの蓋を指で叩く（この操作により、テストチューブ内の磁石棒が適正な角度に位置する）※

　※ヘモクロン401、801については、緑のディテクターランプが点灯することを確認する。テストチューブを時計回りに1回転させ、緑のディテクターランプが消灯しないことを確認する

⑥ブザーが鳴ったら、測定結果を確認し記録する

ポイント
輸血投与後はACTやATPPの数値に注意が必要

　全身状態を常にモニタリングしていますが、血小板、新鮮凍結血漿（fresh frozen plasma：FFP）といった輸血製剤を投与した際や抗凝固薬の投与量変更時は、ACTやATPPの数値の確認が必要です。

引用文献

1.　日本血栓止血学会：用語集 ヘパリン起因性血小板減少症（HIT）．https://jsth.medical-words.jp/words/word-545/（2022/3/11アクセス）

体外循環：PCPS・ECMO③

PCPS管理中のアセスメントのポイントは？

渡邊真貴

PCPSの効果を評価するために必要な項目は以下の3つです。

①血圧：平均圧で60〜80mmHg程度を目標に管理

②尿量：適正灌流量かどうかの重要な指数は1mL/kg/時以上

③SvO_2（混合静脈血酸素飽和度）：70％以上を維持（必要な酸素を組織に十分に供給できているかの指標となる）

ミキシングゾーンってなに？

自己心からの血流と、PCPSの血流が混合する部分をミキシングゾーンと呼びます（図1）。送血カニューラ挿入部位が大腿動脈の場合、人工肺によってガス

図1　ミキシングゾーンとその位置の変化

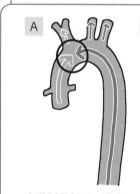 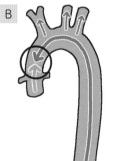 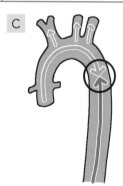

➡自己心からの血流
➡PCPSからの血流
◯ミキシングゾーン

大動脈弓部での混合

自己心拍出量が低下すると、上行大動脈側で混合する両上肢や脳への灌流はPCPSの血流に依存する

自己心拍出量が上昇すると、下行大動脈側で混合する両上肢や脳への灌流は自己心拍出の血流に依存する

政岡祐輝：PCPS装着中の看護のポイント．重症集中ケア 2017；16：52．より引用

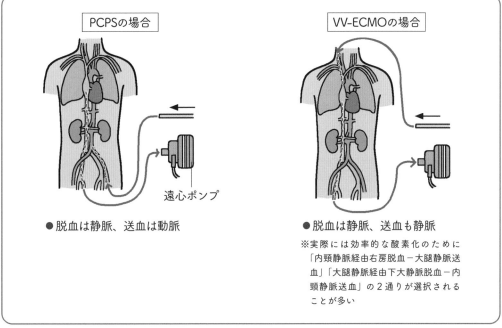

黒川宗雄：PCPSの原理・効果・回路の仕組み. 重症集中ケア 2017；16：41. より引用

交換された血液は逆行性送血となります。送血部位（図2）から遠い部位で測定しましょう（右手側はPCPSの影響を受けにくく、患者の心臓の動きが反映されます。最も近い部位は冠動脈です）。そのため、右手でSpO₂を測定し、採血を行う動脈圧ラインは右橈骨動脈を選択しましょう。右手で測定しているSpO₂や動脈血液ガスデータは心機能の回復・悪化の指標となります。

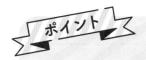
ポイント

PCPS装着中の合併症

　PCPS装着中の合併症には、出血、溶血、下肢虚血、感染、腓骨神経麻痺などがあります（表1）。出血は、カニューラ刺入部周囲の血腫や頭蓋内出血などを発症するリスクがありますので、意識レベルの評価に合わせて瞳孔径や対光反射の観察も必要です。患者の意識レベルに合わせた細やかな観察が必要です。患者が自覚症状を訴えることができないような状況であれば、日常的な観察として、表をチェックリストとして活用ください。

表1　PCPS挿入中の合併症と観察項目

合併症	観察部位	観察項目など
出血	デバイス刺入部	・すべてのデバイスの刺入部にじわじわする出血はないか
	消化管	・吐血・下血の症状はないか
	上気道	・気管内出血により血性痰はないか ・口腔内の出血はないか ・鼻出血はないか
	創部	・創部・ドレーンからの出血量は増えていないか
溶血	全身	・血液データの確認 ・自尿がある場合は血尿、ヘモグロビン尿の有無を確認
下肢虚血	カニューレ挿入より末梢部位	・動脈へ挿入したカニューラにより、血流が十分に保てず虚血になる可能性がある ・皮膚色、動脈触知による拍動の確認 ・下肢の冷感・チアノーゼを定期的に観察 ・虚血が確認されたら血行再建を行う
感染	全身	・血液データの確認 ・画像所見 ・炎症の5徴候の有無
腓骨神経麻痺	体位（ポジショニング）	・膝関節が過伸展となっていないか ・腓骨小頭部は圧迫されていないか ・下腿部の基底面積は広く確保されているか ・踵部の除圧はされているか ・尖足予防はされているか
体温	全身	・低体温になっていないか

体外循環：PCPS・ECMO④

ECMO管理中のポイントは？

渡邊真貴

管理中のポイント

①安静時のSpO₂は、80〜85％程度でも許容しましょう。

②意識レベルの確認は、苦痛を緩和してストレスを除去し、せん妄予防を積極的に行いましょう。

③労作による呼吸困難感がないように、ケアの分散などを患者と相談しましょう。

リサーキュレーションって何？

①リサーキュレーション（recirculation）とは

人工肺によってガス交換し、送血した血液の一部が再び脱血されてしまう現象のことをいいます。

VV-ECMOでは、脱血管と送血管の先端の位置が同じ右心房付近に留置されるため、どうしても送血の一部が脱血されていきます。すなわち、少なくとも30〜50％ほどのリサーキュレーションは必ず起こります。仮にリサーキュレーション率が50％であったとすると、送血された酸素をたくさん含んだ血液のうち半分は再び脱血されていき、回路の中をぐるぐる廻ることになります。これは、VV-ECMOの効率が落ちていることを示します。

②原因や要因

● 脱血管と送血管の位置が近すぎる

● ECMOの血流量が多すぎる

● ECMOの血流量に対して脱血管が細い

● 心拍出量が低下している

● 頭や首などの角度が送脱血管に影響する体位など

③観察のポイント

● 脱血側の酸素飽和度の変化

- 脱血された血液の色の観察
- 脱血・送血それぞれの血液が同じ色のときは、医師、臨床工学技士へすみやかに報告する

④**リサーキュレーション率の求め方（図1）**

リサーキュレーション率の上がる要因には、カニューレの位置、頻脈（心房細動）などがあるため要注意です。

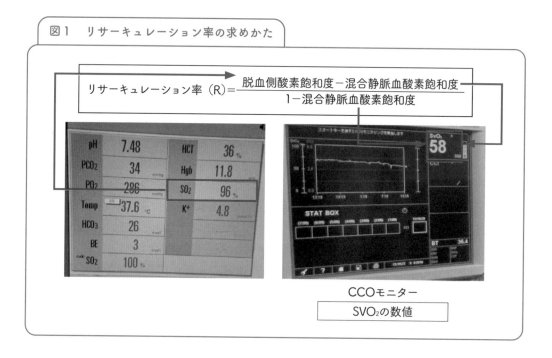

図1　リサーキュレーション率の求めかた

$$リサーキュレーション率（R）=\frac{脱血側酸素飽和度－混合静脈血酸素飽和度}{1－混合静脈血酸素飽和度}$$

CCOモニター

SVO₂の数値

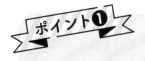

VV-ECMO管理のポイント

VV-ECMO管理の特徴として、ヘモグロビンと一酸化炭素が確保され、酸素消費量の上昇を認めなければSpO₂は80～85％程度での管理も許容されます。

また、VV-ECMOは患者の意識がある状態も多く、いわゆるAwakeECMOともいわれています。そのため、患者の協力が必要となりますので、患者に寄り添い、患者の希望を可能な範囲で叶えながらリハビリテーションも進めていきます。抜去のリスクが高まるため、患者も含めた多職種での情報共有を行い、安全管理が必要です。VV-ECMO装着中の患者は、よりストレスフルな環境にあるため、集中治療後症候群（post intensive care syndrome：PICS）の発症予防・改善のための積極的な介入が必要となります。

lung restって何？

VV-ECMOの適応は、呼吸不全や肺塞栓などの発症時の呼吸補助となります。

VV-ECMOや人工呼吸器管理は肺の治療ではなく、ダメージを受けた肺を休ませるためのものです。そのため、ECMO導入中は肺保護的な換気を行うことで、人工呼吸器関連肺障害（ventilator associated lung injury：VALI）を予防します（表1）。

表1　肺保護戦略の呼吸器設定
● FiO_2 40%以下
● PIP20cmH$_2$O以下
● PEEP10cmH$_2$O以下
● 呼吸回数10回以下

肺保護的な人工呼吸器の設定

肺保護を行っても、肺障害を伴う呼吸不全の状態では肺実質が脆弱な状態となっています。気胸、血胸、縦郭気腫などの症状の出現がないか観察をしましょう。

当院では、体外循環中はSvO_2のほかに局所的な酸素代謝量をモニターすることを推奨しており、組織酸素飽和度（rSO_2）を脳オキシメータ（Masimo O3®やINVOS™など）を使用して測定しています。

ポイント❷
体外循環中は感染症を引き起こさないよう細心の注意が必要

基本的な手指消毒はもちろんですが、スタンダードプリコーションの実施、カテーテルなどのデバイス類の挿入時にはマキシマルバリアプリコーションの徹底を強化しましょう。また、免疫力が低下している際、皮膚の真菌感染症や抗菌薬の使用後には*Clostridium difficile*などの発症にも注意が必要です。浮腫や除圧不十分による皮膚トラブルも予防していきましょう。

参考文献

1. 岡晃司：重症呼吸不全患者に対するECMO導入・施行・離脱の実際①．重症集中ケア 2020；19：12-19.
2. 佐藤可奈子：重症呼吸不全患者に対するECMO導入・施行・離脱の実際②．重症集中ケア 2020；19：20-25.

カテーテル関連感染予防の基本は、微生物の血管内侵入を防ぐこと

永井彰大

　　血管内留置カテーテル関連感染（catheter related blood stream infection：CRBSI）は、血管内に留置されたカテーテルが細菌や微生物の侵入経路として関係することにより生じる血流感染であり、主要な医療関連感染の一つです。

　ICUなどの集中治療部門では、生命維持や集中治療のために**中心静脈カテーテル（CVC）**をはじめとしたさまざまな血管内留置カテーテルが使用されることが多く、CRBSI予防は患者管理のうえで欠かすことのできないものとなります。

細菌などの微生物の血管内侵入を防ぐ

　CRBSI予防のためには、細菌などの微生物が患者の血管内へ侵入するのを防ぐ必要があります。血管内留置カテーテルの微生物侵入経路は、大きく以下の4つに分けられます。

①カテーテル挿入部の汚染によりカテーテル表面を通り血管内へ侵入

②カテーテル接続部が汚染され、輸液とともにカテーテル内を通り血管内へ侵入

③汚染された薬液を投与されることによりカテーテル内から血管内へ侵入

④ほかの感染巣からの血行性播種

　このうち、①～③の経路は外的要因であり、医療者側の適切な予防策によりリスクの軽減が可能です。しかし、侵入経路の1つをどんなに確実に防いでも、ほかの対策ができていなければ感染は起こってしまいます。患者管理を行ううえでは各侵入経路とその要因について理解し、複数の予防策で感染予防対策を実施する必要があります（図1）。

図1　侵入経路別の要因と対策

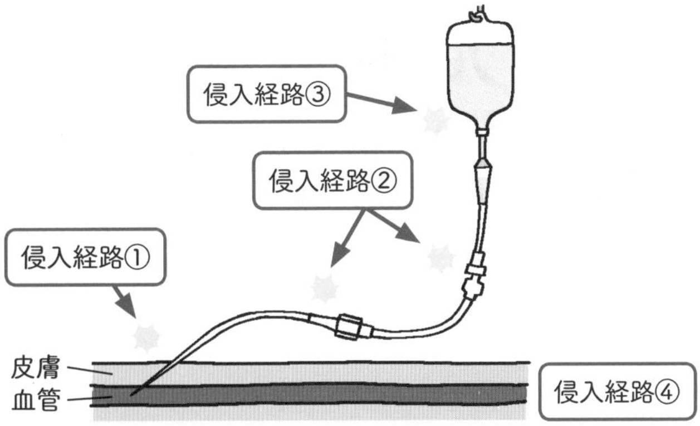

侵入経路③

侵入経路②

侵入経路①

皮膚
血管

侵入経路④

侵入経路	要因	対策
①カテーテル挿入部の汚染によりカテーテル表面を通り血管内へ侵入	挿入時の不適切な手技（刺入部の消毒不足、不適切な穿刺方法など）	挿入前の消毒を適切に実施する ※CVC挿入の場合はマキシマルバリアプリコーションを実施 ※ドレッシング交換時の適切な手技、消毒
②カテーテル接続部が汚染され、輸液とともにカテーテル内を通り血管内へ侵入	カテーテル接続時の不適切な消毒	薬剤混注用ポートの適切な消毒、清潔操作の徹底
③汚染された薬液を投与されることにより、カテーテル内から血管内へ侵入	不適切な輸液作成と不適切なタイミングでの輸液の交換	調剤時の適切な清潔操作の遵守
④他の感染巣からの血行性播種	患者の皮膚の細菌叢、医療従事者の手指の汚染など	感染巣の治療

ポイント

すべての対策の基礎となる手指衛生

　医療従事者の手指は、ほぼすべての感染経路に関与します。数々の対策が行われますが、すべての対策の基礎となる手指衛生を適切に行えているかどうかで対策の質が大きく変わります。カテーテル取り扱い時や患者へ接触する前などの手指衛生、清潔な手袋の装着など、手指衛生行動がとれているか振り返ってみましょう。

感染管理：CRBSI（血管内留置カテーテル関連感染）②

カテーテル挿入時から刺入部の清潔管理を徹底する

永井彰大

マキシマルバリアプリコーション（図1）

ICUでは、患者の救命対応などのため緊急で血管内留置カテーテルの挿入が実施されることが少なくありません。前稿でもふれましたが、特に、CVCなど大きな血管にカテーテルを挿入する手技は血管内への微生物の侵入のリスクになるため、適切な手技と管理が必要となります。

CVCなどのカテーテル挿入時は、マキシマルバリアプリコーションを徹底することで血流感染の発生リスクを軽減することができます（図1）。緊急挿入などの場合でも、可能であればマキシマルバリアプリコーションが徹底できるよう、看護師サイドからもマネジメントすることが重要です。カテーテル挿入時から、刺入部の清潔管理を徹底します。

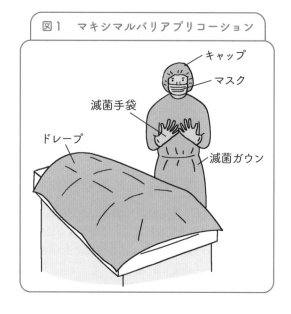

図1　マキシマルバリアプリコーション

キャップ
マスク
滅菌手袋
ドレープ
滅菌ガウン

カテーテル刺入部の消毒

　　カテーテル刺入部から体内へ微生物が侵入するリスクがあるため、カテーテル刺入部の清潔維持は重要になります。

　　ドレッシング材より狭い範囲の消毒では、ドレッシング材のなかで感染が成立するリスクになります。このため、刺入部の消毒時はドレッシング材より広い範囲を消毒することで、ドレッシング材の貼付範囲内への病原微生物の侵入を防ぐことができます（図2）。

　　また、刺入部の消毒に使用する薬剤は、アレルギーなどの禁忌がなければ、0.5％を超えるクロルヘキシジン含有アルコール製剤の使用が効果的といわれています。

図2　ドレッシング材より広い範囲を消毒

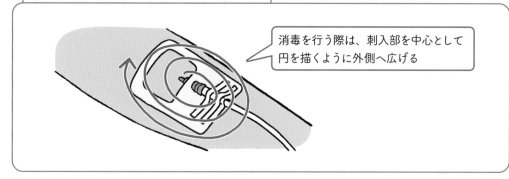

消毒を行う際は、刺入部を中心として円を描くように外側へ広げる

感染管理：SSI（手術部位感染）

SSIのリスクをアセスメントし、感染管理はケアバンドルで取り組もう

笠間秀一

SSI（手術部位感染）の種類

手術部位感染（surgical site infection：SSI） は医療関連感染の一つです。米国疾病対策予防センター（Centers for Disease Control and Prevention：CDC）では、「術後に発生する、切開部または臓器、あるいは体腔に起こる感染症」と定義され[1]、浅部（表層）切開創SSI、深部（深層）切開創SSI、臓器/体腔SSIに分けられます（図1）。また、SSIサーベイランスでは表1の基準をすべて満たすものをいいます[2]。これらにあてはまる場合は、SSIを起こしている可能性があります。

図1　SSIの分類

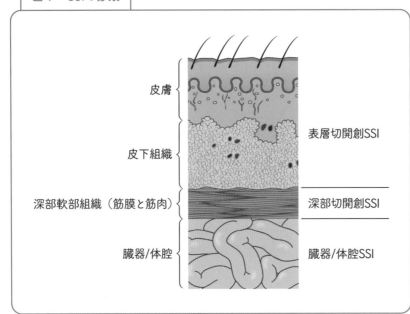

| 皮膚 |
皮下組織	表層切開創SSI
深部軟部組織（筋膜と筋肉）	深部切開創SSI
臓器/体腔	臓器/体腔SSI

Mangram AJ, Horan TC, Pearson ML, et al：Guideline for prevention of surgical site infection, 1999. Hospital Infection Control Practices Advisory Committee. Infect Control Hosp Epidemiol 1999；20：250-278.

表1　SSI判定基準	
表層切開創SSI	表層切開創SSIは、以下のA）B）C）3つの基準をすべて満たさなければならない A）感染が、手術後 30日以内に起こる B）切開創の皮膚と皮下組織のみに及んでいる C）以下の少なくとも1つにあてはまる 　　a. 表層切開創から膿性排液がある 　　b. 表層切開創から無菌的に採取した液体または組織から病原体が分離される 　　c. 表層切開創が手術医によって意図的に開放され、かつ培養陽性または培養されていない。なおかつ、以下の感染の徴候や症状の少なくとも1つに該当する 　　　●疼痛、圧痛、限局性腫脹、発赤、熱感。培養陰性の場合はこの基準を満たさない 　　d. 手術医または主治医による表層切開創SSIの診断
深部切開創SSI	深部切開創SSIは、以下のA）B）C）3つの基準をすべて満たさなければならない A）埋入物を置いていない場合は術後30日以内に、埋入物を置いた場合は術後1年以内に感染が発生し、感染が手術手技に関連していると思われる B）感染が切開創の深部軟部組織（筋膜と筋層）に及んでいる C）以下の少なくとも1つにあてはまる 　　a. 手術部位の臓器/体腔部分からではなく、深部切開創から排膿がある 　　b. 深部切開創が自然に離開した場合、あるいは手術医によって意図的に開放され、かつ切開創の培養が陽性、または培養がされていない、なおかつ、以下の感染の徴候や症状のうち少なくとも1つに該当する 　　　●発熱（38℃以上）、限局した疼痛もしくは圧痛。培養陰性の場合はこの基準を満たさない 　　c. 深部切開創に及ぶ膿瘍または他の感染の証拠が、直接的検索、再手術中、組織病理学的、放射線学的検査によって発見される 　　d. 手術医または主治医による深部切開創SSIの診断
臓器/体腔SSI	臓器/体腔SSIは、手術手技中に開放され、あるいは操作された、皮膚切開創・筋膜・筋層を除く身体のどの部分にも及ぶ。特定部位は、感染部位をさらに識別するために臓器/体腔に割り当てられる 臓器/体腔SSIは、以下のA）B）C）3つの基準をすべて満たさなければならない A）埋入物を置いていない場合は術後30日以内に、埋入物を置いた場合は術後1年以内に感染が発生し、感染が手術手技に関連していると思われる B）感染は、手術手技中に開放され、あるいは操作された身体のいずれかの部分に及ぶ（切開創、筋膜または筋層を除く） C）以下の少なくとも1つにあてはまる 　　a. 刺創を通じて臓器/体腔に留置されているドレーンから膿性排液がある 　　b. 臓器/体腔から無菌的に採取した液体または組織検体から病原体が分離される 　　c. 臓器/体腔に及ぶ膿瘍または他の感染の証拠が、直接的検索、再手術中、組織病理学的、放射線学的検査によって発見される 　　d. 手術医または主治医による臓器/体腔SSIの診断

厚生労働省 院内感染対策サーベイランス事業 手術部位感染（SSI）部門：手術部位感染判定基準. より引用

SSIのリスク因子や起こしやすい疾患を理解し、リスクのある患者を把握する

日本環境感染学会JHAIS委員会の2020年の報告によれば、SSIの発生率は膵頭十二指腸切除や食道手術、胃全摘、直腸手術などの消化器系の手術はリスクが高いとされています。原因として、消化管にはSSIの起因菌となる腸内細菌が多く（表2）、創部の汚染度も高いことが考えられます[3]。

SSIの術前のリスク因子は、修正不可能なものと可能なものに分類でき、周術期、術後のリスク因子に分けることができます（表3）[4]。すべての術式を含めたSSIのリスク因子は、BMI30以上の肥満、創の汚染度、手術時間の延長、糖尿病とされ[5]、SSI発生頻度の高い消化器外科手術ではさらに術中輸血も加えられます[6]。これらのリスク因子をもつ手術患者はSSIを起こすリスクがあるため、注意深く観察する必要があります。

手術患者のSSI予防のケアバンドルを実施する

SSIの感染対策は、1つだけでは防ぐことができません。そのため、有効とされるケアや治療をバンドルとして包括的に行うことでSSIの予防につながります。CDCやAsia Pacific Society of Infection Control（APSIC）のガイドラインでは、エビデンスをもとにSSI予防のためのケアや治療についてふれられています[1, 4, 6]。各種ガイドラインを参考にICUナースが行うべき項目を挙げましたので、適切に実施してSSIを予防しましょう（表4）。

表2　検体分離菌統計全体データ上位10菌種（2020年1月1日～2020年12月31日）

① *Enterococcus faecalis*
② *Enterobacter cloacae*
③ *Pseudomonas aeruginosa*
④ *Escherichia coli*
⑤ *Enterococcus faecium*
⑥ *Corynebacterium sp.*
⑦ *Staphylococcus epidermidis*
⑧ *Staphylococcus aureus*（MSSA）
⑨ *Candida albicans*
⑩ *Bacteroides fragilis*

日本環境感染学会JHAIS委員会 手術部位感染サーベイランス部門：サーベイランス結果報告．より引用

表3　SSIにおけるリスク因子

術前のリスク因子	1．修正不可能 　　a. 65歳までの加齢 　　b. 直近の放射線療法ならびに皮膚または軟部組織の感染歴
	2．変更可能 　　a. コントロール不良の糖尿病 　　b. 肥満、栄養不良 　　c. 現在の喫煙 　　d. 免疫抑制 　　e. 術前のアルブミンが3.5 mg/dL未満 　　f. 総ビリルビンが1.0 mg/dL超 　　g. 術前の2日以上の入院
周術期のリスク因子	1．処置関連 　　a. 緊急かつ複雑性の高い手術 　　b. 高度な創傷分類 　　c. 直視下手術 2．設備関連 　　a. 不十分な換気 　　b. 手術室の出入りの増加 　　c. 器具/装置の不適切/不十分な滅菌 3．患者の準備関連 　　a. 既存の感染症 　　b. 不十分な皮膚の消毒処理 　　c. 術前の除毛 　　d. 間違った予防的抗菌薬の選択、投与および/または継続 4．術中のリスク因子 　　a. 長い手術時間 　　b. 輸血 　　c. 無菌法および手術手技 　　d. 不十分な手指・前腕消毒および手袋の装着 　　e. 低酸素症 　　f. 低体温症 　　g. 不十分な血糖コントロール
術後のリスク因子	1．高血糖および糖尿病 2．術後の創傷ケア 3．輸血

Asia Pacific Society of Infection Control（APSIC）：手術部位感染予防のためのAPSICガイドライン．2018：9-10.

表4	SSI予防のケアバンドル

周術期	● 周術期を通して正常体温、適切な血行動態を維持する ● 栄養状態を維持・改善する ● 適切な血糖コントロール（血糖値150mg/dL以下）を実施する ● 薬剤耐性菌保菌者を把握する
術前	● 禁酒、手術の30日前から禁煙の指導を行う ● 石けん（抗菌または非抗菌）を用いて術前に入浴を1回以上行う ● 除毛は必要な場合のみ実施し、剃毛は避け電気クリッパーを使用する ● 心臓胸部手術および整形外科手術を受けるMRSA鼻腔保菌者は、術前にムピロシン2％軟膏の鼻腔内塗布を行う
術中	● 手術前の手指衛生は、適切な消毒石けんを用いた手洗いか、適切な擦式アルコール消毒剤によるラビング法を実施する ● 皮膚の消毒は、禁忌とされる場合を除き、アルコールベースの皮膚消毒剤を用いる ● 予防的抗菌薬は適切なタイミングで投与する。切開前1時間以内（バンコマイシンあるいはフルオロキノロンでは2時間以内）に投与し、薬剤の半減期には再投与を検討する ● 手術中はマキシマルバリアプリコーション（滅菌ガウン、滅菌手袋、マスク、キャップまたはフード、ゴーグルまたはシールド）を実施する ● 手術室の出入りは最小限の人数にする ● 創傷管理は手指衛生を行い無菌操作で実施する
術後	● 適切なドレーン管理を実施する（別項参照） ● 治療やケアに応じて個人防護具（手袋、ガウンまたはエプロン、マスク、ゴーグル）を使用する

引用文献

1. Berríos-Torres SI, Umscheid CA, Bratzler DW, et al：Centers for Disease Control and Prevention Guideline for the Prevention of Surgical Site Infection, 201. JAMA Surg 2017；152：784-791.
2. 厚生労働省 院内感染対策サーベイランス事業 手術部位感染（SSI）部門：手術部位感染判定基準. https://janis.mhlw.go.jp/section/standard/standard_ssi_ver1.2_20150707.pdf（2022/6/28アクセス）
3. 日本環境感染学会JHAIS委員会手術部位感染サーベイランス部門：サーベイランス結果報告. http://www.kankyokansen.org/uploads/uploads/files/jsipc/jhais_ssi-surveillance2020.pdf（2022/6/28アクセス）
4. Asia Pacific Society of Infection Control（APSIC）：手術部位感染予防のためのガイドライン. https://apsic-apac.org/wp-content/uploads/2019/02/APSIC-SSI-Prevention-guideline-Jan-2019_JA.pdf（2022/6/28アクセス）
5. Korol E, Johnston K, Waser N et al：A systematic review of risk factors associated with surgical site infections among surgical patients. PLoS One 2013；8：e83743.
6. 日本外科感染症学会, 消化器外科SSI予防のための周術期管理ガイドライン作成委員会 編：消化器外科SSI予防のための周術期管理ガイドライン2018. 診断と治療社, 東京, 2018.

感染管理：空気・飛沫・接触感染

感染経路と感染予防対策を理解する

中谷佳子

感染経路は大きく３つに分けられる

　　感染症罹患の有無にかかわらず、すべての患者の血液、体液（胸水、腹水、心嚢水などすべての体液）、汗を除く分泌物、排泄物、傷のある粘膜は、感染の可能性があるものとして対応することを「標準予防策」といいます。明らかに感染症の病原体に罹患している、あるいはその疑いがある患者に対しては「標準予防策」に追加して感染対策を実施することを「感染経路別予防策」といい、**主な感染経路には空気感染・飛沫感染・接触感染の３つがあります**（図１～２）。

空気感染の特徴と予防策

①空気感染とは

　　空気感染を起こす微生物に感染している患者が咳やくしゃみ、会話などで放

図１　標準予防策と感染経路別予防策の構造

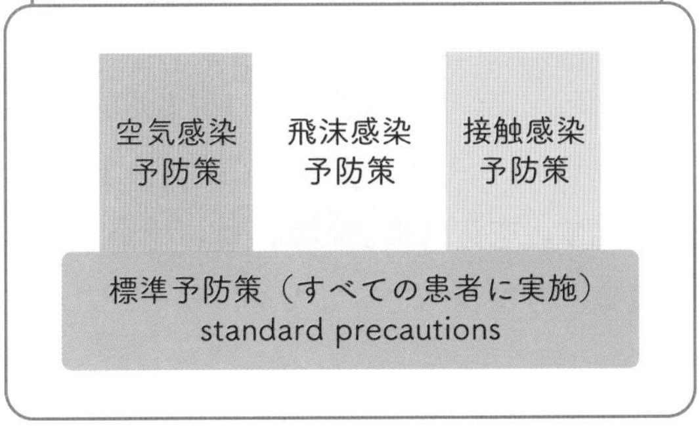

空気感染予防策　飛沫感染予防策　接触感染予防策

標準予防策（すべての患者に実施）
standard precautions

日本環境感染学会：教育ツールVer. 3（感染対策の基本項目改訂版），より引用

図２　感染経路のイメージ

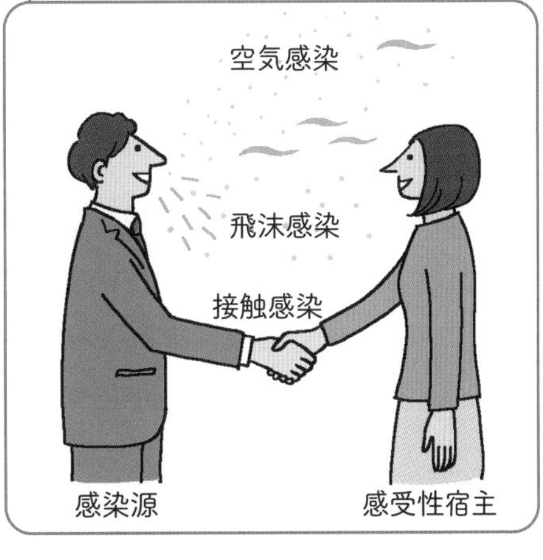

空気感染

飛沫感染

接触感染

感染源　　　　　感受性宿主

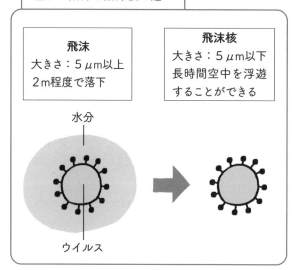

図3　飛沫と飛沫核の違い

飛沫	**飛沫核**
大きさ：5 μm以上 2m程度で落下	大きさ：5 μm以下 長時間空中を浮遊 することができる

水分

ウイルス

出した**飛沫**から水分が蒸発することで5 μm以下の飛沫核となります（図3）。**飛沫核**は長時間空中を浮遊し、空気の流れによって広範囲に拡散します。その飛沫核を感受性のある人が吸い込むことによって感染することを「空気感染」といいます。

②空気感染する感染症

　麻疹（はしか）、水痘（水ぼうそう）/播種性帯状疱疹、結核（肺結核・喉頭結核）。

③空気感染予防策の実際

　空気感染する感染症に罹患、またはその疑いがある場合、入院が必要な場合は、独立空調で陰圧管理のできる個室に隔離することが必要です。前室があることが望ましいですが、部屋の前の扉は必ず閉めておいてください。前室がない場合は、可能な限り部屋の前に防護具を着脱する場所を設けてください。

　医療者が患者と接する場合、感染対策医療用マスク（N95マスク）の呼吸器防護具を着用します。着用する前にはフィットテストと、着用ごとにユーザーシールチェックが必要です[1,2]。N95マスクは、汚れや破損があるまでは原則使用することができますが、1日1枚など取り決めをしている施設もあります。なお、麻疹や水痘（播種性帯状疱疹）の場合は、自身がそれらの免疫をもっていることがはっきりとわかっていれば、必ずしもN95マスクを着用する必要はありません。

　患者がやむを得ず病室の外に出る場合は、医療用マスク（サージカルマスク）を着用してもらいます。患者には決してN95マスクを着用してはいけません。呼吸状態の悪化等につながり大変危険です。空気感染する病原体に感染していたとしても、患者から排出された直後は水分を含んでいるため、サージカルマスクで十分に捕集することができます。

●**フィットテスト**：N95マスクが顔に密着しているか確認する試験のことをいいます。フィットテストには、定性的フィットテストと定量的フィットテストの2種類がありますが（図4）、1年に1回は実施し、漏れがないマスクを使

図4　定性的フィットテストと定量的フィットテスト

定性的フィットテスト

定量的フィットテスト

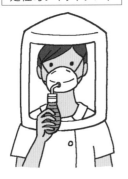
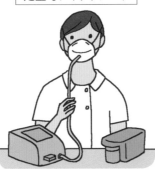

● 定性的フィットテスト：フードをかぶり内側でエアロゾル化した物質を噴霧し、N95マスクを着用した状態で味を感じるかどうかをテストする
● 定量的フィットテスト：専用機器を用いて、N95マスクの外側と内側の室内粉塵の粒子を測定し、漏れ率を定量的にテストする

スリーエム ジャパン株式会社：N95マスクの適切な装着のために. https://www.3mcompany.jp/3M/ja_JP/medical-jp/mask/fit-test/を参考に作成

図5　ユーザーシールチェックの方法（着用ごとに毎回実施する）

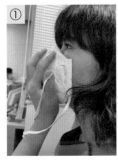
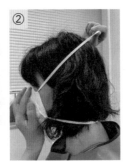
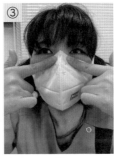
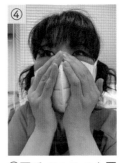

①鼻あてが入っているほうを上にして、顎を包むようにマスクをかぶせる

②マスクのゴムは、下側は首、上側は頭頂部にかける。クロスしてはいけない

③両手で鼻あてを押さえながら、鼻あてを鼻の形に合わせる

④両手でマスクを覆い、息を吸ったり吐いたりして空気が漏れていないか確認する。空気が漏れている場合は、ゴムバンドや鼻あての位置を調節し、位置を合わせて密着させる

中谷佳子：一般外来と病棟における手指衛生PPE着脱の指導方法. INFECTION CONTROL 2022；春季増刊号：72-73. より引用

用することが推奨されています。

● **ユーザーシールチェック**：N95マスクと顔の間からの空気の漏れを調べ、正しく装着できているかを調べる検査のことをいいます（図5）。マスク着用ごとにチェックをする必要があります。

飛沫感染の特徴と予防策

①飛沫感染とは

感染している患者から出たくしゃみやせきなどの飛沫と一緒に放出された病原体を、鼻や口などから吸い込んで感染することです。WHOでは、主に1m未満の距離で生じる飛沫による感染、厚生労働省では通常2m以内の距離で起こる感染と定義されています。

②飛沫感染する感染症

インフルエンザ、百日咳、風疹、流行性耳下腺炎（おたふく）、新型コロナウイルス感染症*など。

*新型コロナウイルス感染症の感染経路は、咳や会話によって生じるしぶきを吸うことによる飛沫感染が主体ですが、ウイルスが付着したものに触れた手で鼻や口、目をこするなどすることによる接触感染や換気の悪い場所（いわゆる"3密"）では、咳やくしゃみをしなくても空気感染することもあるといわれています。

③飛沫感染予防策の実際

患者は個室隔離が望ましいですが、通常の空調で問題ありません。また、部屋の扉は開けていても構いません。同じ感染症の場合は集団隔離（コホーティング）も可能です。個室隔離も集団隔離もできない場合は、ベッドの間隔を1m以上離し、カーテン等による障壁を必ず設けます。医療者が患者と接する場合は、サージカルマスクを着用します。患者が病室の外に出る場合も、サージカルマスクが必要です。

接触感染の特徴と予防策

①接触感染とは

医療関連感染のなかで最も重要な感染経路であり、最も頻度の高い感染経路です。感染者から微生物が直接伝播する直接接触感染と、適切な手指衛生が実施されなかったことや患者ごとに交換されなかった手袋、微生物に汚染した医療器具など、微生物に汚染した物や人を介して伝播する間接接触感染があります。

②接触感染する主な感染症

薬剤耐性菌（MRSA、VRE、ESBL産生菌など、*Clostridioides difficile*（クロストリディオイディス・ディフィシル）、ロタウイルスやノロウイルスなどによる感染性胃腸炎、疥癬、流行性角結膜炎など多数。

③接触感染予防策の実際

WHOが推奨する「5つのタイミング」による手指衛生の徹底、患者や患者周

辺の環境に触れる場合は手袋の着用、患者や患者周辺の環境に広範囲に触れる可能性がある場合にはエプロンやガウンなどの個人防護具（PPE）を着用することが必要です。個人防護具は病室退出前に外し、手指衛生を行ってください。

　患者は個室隔離が望ましいですが、排菌状況や排菌部位により必ずしも個室への隔離は必要ありません。同じ病原体の保菌者および感染症患者は集団隔離（コホーティング）も可能です。患者の移動が必要な場合は、感染部位や保菌部位をしっかり覆うようにします。

　患者ケアに使用する医療器材（血圧計、体温計、聴診器など）は患者専用にすることが望ましいですが、やむを得ない場合は患者使用ごとに適切な方法で消毒や洗浄を行います。

その他の感染経路：エアロゾル感染

　新型コロナウイルスの出現、流行により、**エアロゾル感染**という新たな概念ができました。国内では「2 m以上離れた長距離間での感染、または感染者の不織布マスク着用が自己申告と他覚的な確認で確認された状況での感染」[3]と定義していることもありますが、現状としては明確な基準はなく、世界的にも定義は統一されてはいません。

　エアロゾルとは、空気中を浮遊する微小な粒子の総称です。粒子のサイズは0.001μm～100μmと種類によって大きく異なります。黄砂、花粉、アスベストなどもアエロゾルの一種です。

　飛沫感染に分類される感染経路と考えて問題ありませんが、いわゆる3密の環境下で空気感染に近いことが起こり得るというイメージです。

引用文献

1. フィットテスト研究会産業部会：フィットテストとは．http://www.ft-industry.umin.jp/fittest_what.html（2022/6/28アクセス）
2. 職業感染制御研究会：職業感染制御研究会ホームページ特設コーナー．安全器材と個人用防護具 N95マスク．https://www.safety.jrgoicp.org/ppe-3-usage-n95mask.html（2022/6/28アクセス）
3. 国立感染症研究所：実地疫学調査により得られた情報に基づいた国内のオミクロン株感染症例に関する暫定的な潜伏期間，家庭内二次感染率，感染経路に関する疫学情報（2022年1月10日現在）．https://www.niid.go.jp/niid/ja/2019-ncov/2559-cfeir/10901-covid19-04.html（2022/6/28アクセス）
4. 日本環境感染学会：教育ツールVer.3（感染対策の基本項目改訂版）．03．感染経路別予防策．http://www.kankyokansen.org/other/edu_pdf/3-3_03.pdf（2022/6/28アクセス）
5. 中谷佳子：一般外来と病棟における手指衛生とPPE着脱の指導方法．INFECTION CONTROL 2022；春季増刊号：72-73.

Column

転倒・転落と頭部外傷について考える

　厚生労働省の統計によると、頭部外傷はここ10年で大きく変化しています。外因死亡原因の第1位であった「交通外傷」は第5位へ後退し、代わって「転倒・転落」が第2位へと浮上しています。また、日本外傷データバンクの統計では、高齢者の頭部外傷の割合が20％も増加し、頭部外傷の約半数が高齢者を占めています。このことは、ここ10年で頭部外傷が「若年から高齢へ」「交通外傷から転倒・転落へ」と変化してきていることを示しています。

　一方、日本医療安全調査機構（医療事故調査・支援センター）は、医療事故の再発防止策として「入院中に発生した転倒・転落による頭部外傷に関わる死亡事例」に関する提言をまとめています[1]。最大の特徴は、「転倒・転落の原因はさまざまで、完全に防止することはきわめて難しい」と、完全な予防が困難であることを認めたうえで、「特に死亡を回避するための対応に焦点をあてた再発予防策を発信」していることです。

　内容としては、高齢者の転倒・転落による頭部打撲（疑い含む）では、明らかな異常がなくても頭部CT検査を推奨し、さらに抗凝固・抗血小板薬投与中であれば、頭部打撲自体が明らかでなくてもCT検査の必要性を判断するよう求めています。

　今回の提言において、看護師として重要なことは、転倒・転落を完全になくすのは困難だとしても、「転倒・転落させない努力」と「軽症にとどめる工夫」です。「転倒・転落させない努力」については、筋力やバランス保持力などの身体的所見だけでなく、認知機能低下やせん妄、向精神薬などの内服、昼夜の睡眠リズムや排泄パターンなど、生活の側面からもアセスメントすることが大切です。「軽症にとどめる工夫」では、低床ベッドや衝撃吸収マットの活用やクッション性のある帽子など、頭部への外力が少なくなるような工夫も一案です。

　これらの対応は医療チームのみならず、患者・家族を含めたみんなでリスクと対策を共有し、ケアすることが肝要です。

（小原秀樹）

引用文献

1.　一般社団法人日本医療安全調査機構医療事故調査・支援センター：医療事故の再発防止に向けた提言第9号「入院中に発生した転倒・転落による頭部外傷に係る死亡事例の分析」．2019年6月（2020年2月一部修正）．https://www.medsafe.or.jp/uploads/uploads/files/teigen-09.pdf（2022/7/25アクセス）

Part

2

重症集中ケアの知恵袋

解剖生理と疾病や障害の性質を理解して適切な管理方法を選択する

岡　啓太

　「呼吸ケア」とは、呼吸器疾患などを有する患者に対して、幅広い知識と技術をもって診断と治療を提供する職域横断的な医療専門分野のことをいいます。日本呼吸ケア・リハビリテーション学会は、呼吸ケアの広義の意味として「呼吸関連の疾病・異常に対する治療はもちろんのこと、予防、急性期治療から慢性期治療、さらには在宅医療や社会生活の維持など呼吸にかかわるすべての事象に対して包括的な医療・看護・介護・社会的支援を指す」[1]としています。

　急性期における呼吸リハビリテーションは、排痰アプローチから人工呼吸器の早期離脱を含む包括的な呼吸ケア、戦略的な早期離床、多職種協働のチーム医療（図1）へと進化してきています[2]。現在、リハビリテーションは治療へと位置づけられるようになりました（図2）。私たち看護師に求められるのは、解剖生理と疾病や障害の性質を理解し適切な管理方法を選択していくこと、救命

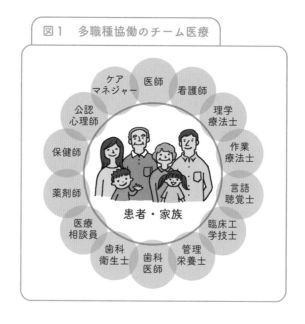

図1　多職種協働のチーム医療

ケアマネジャー　医師　看護師

公認心理師　　理学療法士

保健師　　　作業療法士

薬剤師　　　言語聴覚士

医療相談員　　臨床工学技士

歯科衛生士　歯科医師　管理栄養士

患者・家族

図2　急性期における呼吸リハビリテーションの変遷

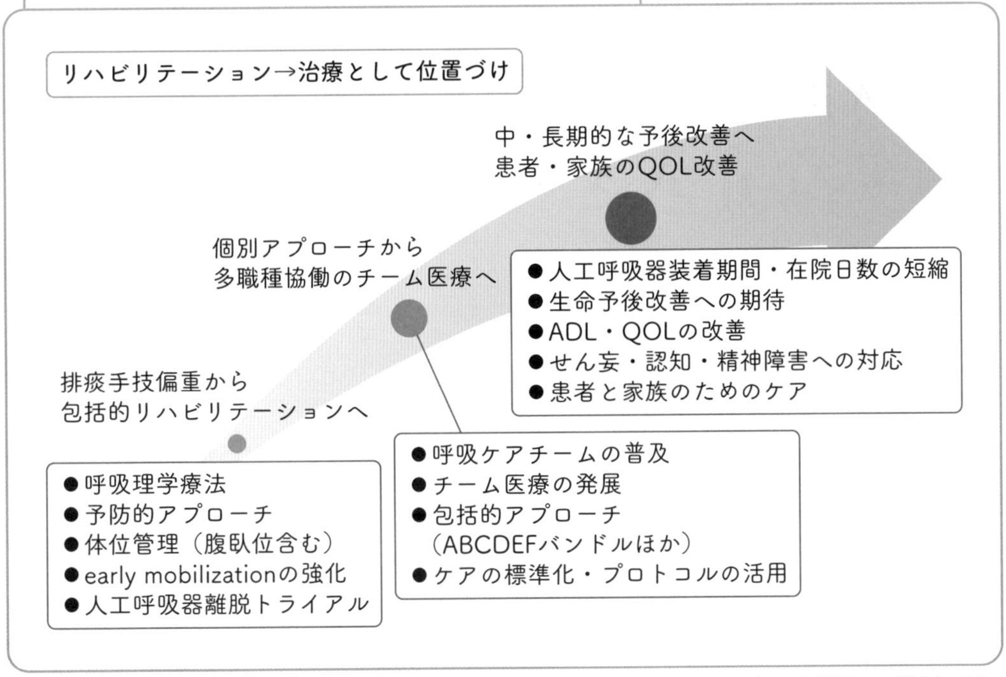

リハビリテーション→治療として位置づけ

中・長期的な予後改善へ
患者・家族のQOL改善

個別アプローチから
多職種協働のチーム医療へ

● 人工呼吸器装着期間・在院日数の短縮
● 生命予後改善への期待
● ADL・QOLの改善
● せん妄・認知・精神障害への対応
● 患者と家族のためのケア

排痰手技偏重から
包括的リハビリテーションへ

● 呼吸ケアチームの普及
● チーム医療の発展
● 包括的アプローチ
　（ABCDEFバンドルほか）
● ケアの標準化・プロトコルの活用

● 呼吸理学療法
● 予防的アプローチ
● 体位管理（腹臥位含む）
● early mobilizationの強化
● 人工呼吸器離脱トライアル

嶋先晃：総論 どう変わってきた？　人工呼吸中における呼吸リハビリテーションの今. 呼吸器ケア 2014；12：729. より改変して転載

や短期予後の改善だけでなく、より長期的視点に立って、患者・家族の生活を取り戻すために職種の壁を越えた価値観の共有、多職種連携・協働・チーム医療（包括的ケア）の実践をしていくことです。

引用文献

1. 日本呼吸ケア・リハビリテーション学会：呼吸ケアとは. http://www.jsrcr.jp/modules/citizen/index.php?content_id=2（2022/6/28アクセス）
2. 嶋先晃：総論 どう変わってきた？　人工呼吸中における呼吸リハビリテーションの今. 呼吸器ケア 2014；12：728-735.

Part
2

重症集中ケアの知恵袋

排痰困難時には原因を評価して、必要な介入を判断する

岡　啓太

　　呼吸ケアのなかで日常的に最も多く行われているのは、排痰ケアです。私も、この痰が取れていなかったら急変していたであろう、という症例を数多く経験してきました。排痰ケアは、患者の呼吸状態の劇的な改善効果が数値でわかるため、ケアの質が問われる部分です。しかし、実際のケア場面では、十分にアセスメントをしないまま2時間ごとに気管吸引を実施していることを多くみかけます。定期的な吸引では、痰が取れることもあれば、ほとんど取れないこともあり、出血を伴うこともしばしばみられます。吸引という手技は患者にとって苦痛を伴う処置であり、不必要時に行えば、苦痛や侵襲を与えるだけのものになってしまいます。

　　ここでは、患者のために行う排痰ケアを、できるだけ苦痛や侵襲にならないようにするために、どのように排痰ケアを行えばよいのか、エビデンスをふまえながら臨床における経験知をまとめたいと思います。

排痰困難時の評価と介入

　　まず、排痰に必要な要素を考えてみましょう。一般的に、排痰に必要な要素として以下の3つが挙げられます（図1）。これらの排痰要素が揃えば、多くの場合、痰は排出されます。

　　排痰困難時には、これらの要素のうち何が問題になっているのかを評価し、どのような介入が必要かを判断します。

①重力

　　痰のある部位を上にできる適切な体位をとり、重力の影響で末梢〜中枢へ痰を移動させます（図2）。

②粘稠度・線毛運動

　　痰の粘稠度と線毛運動の要因とその特徴、対策を理解して介入します。日々

図1　排痰の3つの要素

重力	粘稠度 線毛運動	換気量 呼気流速
体位ドレナージ	加温・加湿・保湿 水分管理 薬剤検討 口腔ケア（咽頭） 愛護的気管吸引	その他呼吸理学療法（排痰手技・機器・器具）

図2　修正した排痰体位と排痰効果が期待できる肺区域

①背臥位：
S1・3・7・8
（肺尖区、前上前肺低区）
②腹臥位：
S6・10（上・下葉区、高肺低区）
③側臥位：S9（外側肺低区）
④前方へ45度傾けた側臥位：S2（後上葉区）
⑤後方へ45度傾けた側臥位：
S4・5（中葉・舌区）
肺区域
右肺側面
後
前
S1
S2
S3
S4
S5
S6
S8
S9
S10
正面
右肺
左肺
S1
S2
S3
S4
S5
S8
S1+2
S3
S4
S5
S8
左肺側面
前
後
S1+2
S3
S4
S5
S6
S8
S9
S10

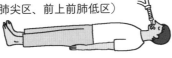

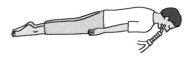

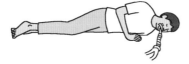

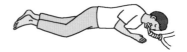

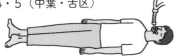

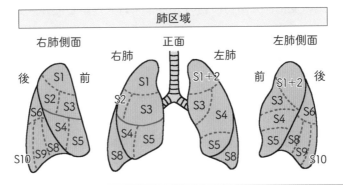

表1　粘稠度・線毛運動の特徴

	粘稠度		線毛運動
	粘稠痰	粘性の低い痰	気道粘液とともに粘液線毛輸送能（muco ciliary transport：MCT）にて分泌物を末梢から中枢へ移動させる（図3）
特徴	付着力＜凝集力	付着力＞凝集力	
	餅状で窒息をきたす	下側に流れ込む	
要因	空気の乾燥（図3）、薬物、水分バランス、肺疾患、低酸素血症、吸引など		
対策	●適切な加温・加湿・保湿・水分管理、薬剤検討、愛護的な吸引 ●口腔内が乾燥し、分泌物が付着した状態では排痰困難 ・上気道で窒息リスクあり→口腔ケア、保湿、分泌物除去、特に咽頭ケア（咽頭周辺の固着した分泌物の除去）は重要		

図3　粘液線毛輸送（MCT）と湿度

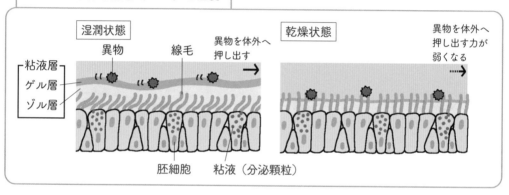

のケアで、粘膜や皮膚の乾燥状況や気道分泌物の性状変化を評価していくことが重要です（表1、図3）。

③換気量と呼気流速

　分泌物の移動には、気流が大きく関与します（表2）。吸気と呼気における気道内と気流の変化、分泌物移動のメカニズムを理解して介入方法を判断します（図4）。日々のケアで苦痛なく介入できているか、効果的に排痰できているかを評価していくことが重要です。

表2　分泌物の移動は気流が大きく関与

	換気量	呼気流速
特徴など	● 吸気時気道は拡張 ● 分泌物に対するクリティカルオープニングプレッシャー（開通する閾値圧） 　→分泌物を圧で破る 　→無気肺・換気改善	● 呼気時気道は収縮 　→呼気流量・流速の増加 　→咳嗽時の**チョーキングポイント（狭窄部位）**で分泌物を吹き飛ばす
介入	● 人工呼吸器による圧 ● 徒手的肺過膨張手技 　（manual hyperinflation：MHI） ● 排痰補助装置 　（mechanical insufflation-exsufflation：MI-E）	● 呼吸介助法 ● スクイージング ● 徒手的咳嗽介助 ● ハフィング・咳嗽指導 ● アクティブサイクル呼吸法（ACBT） ● 排痰補助装置（MI-E）

図4　吸気と呼気における気道内と気流の変化、分泌物移動のメカニズム

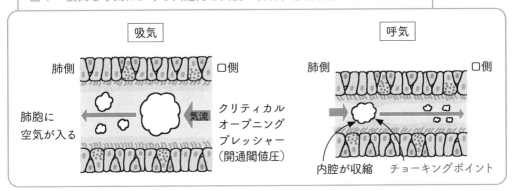

呼吸ケア/排痰ケア（気管吸引含む）　159

呼吸ケア/排痰ケア（気管吸引含む）③

正しい知識と技術を習得して安全に排痰を実施する

岡 啓太

排痰ケアは侵襲度の少ない手技から選択していく

排痰法は、自律的なもの、徒手的なもの、機器や器具を用いたものに大別されます（表1）。なかでも自律的排痰法である咳嗽とハフィング、アクティブサイクル呼吸法（active cycle of breathing technique：ACBT）は最も侵襲が低い方法です。徒手的なもの、機器や器具を用いた排痰手技には多くの方法がありますが、安全に実施するには正しい知識と技術が必要です。

スクイージングや肺過膨張手技は安易に選択しない：排痰の基本は咳嗽！ まずは体位管理と適切な加湿

スクイージングは気管支内腔の縮小が促進され、無気肺を助長する可能性が高いです。スクイージングとクリティカルオープニングプレッシャーを生み出せる徒手的肺過膨張手技（manual hyperinflation：MH）を併用すれば、虚脱

表1 排痰介助の方法

自律的・徒手的な排痰介助	機器・器具を用いた排痰介助
● 呼吸介助法 ● スクイージング ● 徒手的咳嗽介助 ● ハフィング・咳嗽指導 ● アクティブサイクル呼吸法（ACBT） ● ポジショニング・体位ドレナージ ● 腹臥位管理	● 徒手的肺過膨張手技（manual hyperinflation：MH） ● 呼気陽圧療法（positive expiratory pressure：PEP） ● 排痰補助装置〔MI-E、高頻度胸壁振動法（high frequency chest wall oscillation：HFCWO） ● 肺内パーカッションベンチレーター ● 陽・陰圧体外式人工呼吸器（biphasic cuirass ventilation：BCV）

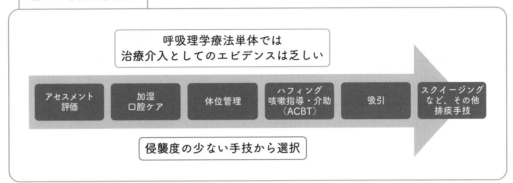

図1　呼吸理学療法

呼吸理学療法単体では
治療介入としてのエビデンスは乏しい

| アセスメント 評価 | 加湿 口腔ケア | 体位管理 | ハフィング 咳嗽指導・介助 （ACBT） | 吸引 | スクイージング など、その他 排痰手技 |

侵襲度の少ない手技から選択

した肺胞の再開通、肺コンプライアンスの改善につながる可能性があります。しかし、スクイージングと徒手的肺過膨張手技は、病態や目的により力加減など手技が変わるため、一定の見解が得られてなく、統一された手技はないのが現状です。人工呼吸器装着患者であれば、酸素フラッシュと手動換気、深呼吸機能のほうが安全で確実です。また、スクイージングの科学的効果はまだ十分に証明されていません。合併症の報告や、不適切な手技に伴う肋骨骨折などトラブルの報告もあります。必ずしも効果があるわけではなく、適応患者も不明です。

　排痰の基本は咳嗽であり、有効な体位管理と適切な加湿により、多くの患者で十分な排痰効果が得られますが、ルーチンに行うのではなく、患者の個別性に応じて安全性に配慮しつつ実施することが大切であると考えられます。呼吸理学療法単体では、治療介入としてのエビデンスは乏しいとされています。

　しかし、呼吸理学療法により、不必要な気管吸引を減らして身体的・精神的苦痛を回避できること、患者へのリスクやデメリットは少なく、呼吸ケアに併用することで大きなメリットが得られるケースは多々あります。目の前で苦しんでいる患者の状態を十分にアセスメントし、排痰が必要なことが明らかであれば、エビデンスがないから不必要と考えるのではなく、侵襲度の少ない手技から呼吸理学療法を実施していくことも必要なのではないかと考えます（図1）。呼吸理学療法の技術を身につけておくことは意味のあることであり、その技術を実施するためには、必要性を判断するための総合的なアセスメント力と、確実で安全な手技の習得が必要です。

呼吸ケア/排痰ケア（気管吸引含む）④

安全で確実な吸引方法は？

岡　啓太

易出血状態の患者、抗凝固療法中や透析患者では コアグラーゼの形成に注意する

　　吸引は、看護師が行うケアのなかでも最も侵襲を伴う手技の一つであると考えられます。吸引には、口腔・鼻腔・挿管チューブ・気管切開チューブからの気管吸引があります。凝固機能の破綻している易出血状態の患者、抗凝固療法中や透析患者などでは止血が困難で気道出血や鼻出血などをきたしてしまい、鼻腔内や咽頭で白色や赤色コアグラーゼ（血液の塊）を形成して窒息をきたした症例（図1）もあります。吸引は最終手段として、根拠をもって、できるだけ低侵襲な、安全で確実な方法を心がけることが大切です。

気管吸引はルーチンに行わない

　　気管吸引は侵襲的な手技であり、必要のない気管吸引は患者に苦痛を与えるだけです。痰が主気管支部にあるか確認し、その痰を取る必要がある場合にのみ実施します（図2）。

図1　窒息レベルの鼻出血後コアグラーゼ

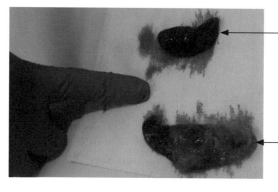

フィブリンと赤血球由来の赤色コアグラーゼ

血小板含有量の多い白色コアグラーゼ

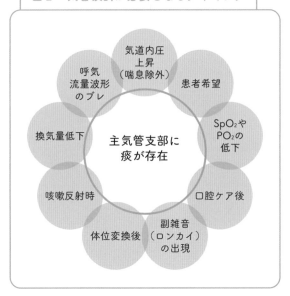

図2 気管吸引が必要となるタイミング

- 気道内圧上昇（喘息除外）
- 患者希望
- SpO₂やPO₂の低下
- 口腔ケア後
- 副雑音（ロンカイ）の出現
- 体位変換後
- 咳嗽反射時
- 換気量低下
- 呼気流量波形のブレ

主気管支部に痰が存在

図3 吸引カテーテルのサイズ

外周（Fr）内径（ID）外径（OD）
1Fr＝OD：1/3mm、10Fr＝OD：3.3mm、12Fr＝OD：4mm、14Fr＝OD：4.7mm

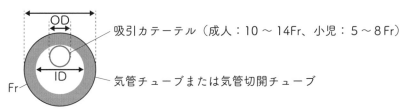

吸引カテーテル（成人：10〜14Fr、小児：5〜8Fr）

気管チューブまたは気管切開チューブ

- 口腔・鼻腔では12〜15Fr
- 気管チューブまたは気管切開チューブの内径（ID）の2分の1以下の外径（OD）
- 細すぎる：吸引の抵抗が大きく、吸引に時間を要する
- 太すぎる：カテーテル周辺から空気が入らず、吸引による肺虚脱をきたしやすい

　痰の位置が深ければ吸引できません。主気管支部になければ、加湿や体位ドレナージ、体位管理など別の排痰援助を行います。吸引時の主な注意点を、図3、表1にまとめます。

吸引チューブの挿入時には折り曲げない、大気開放させながら挿入していく

　　吸引チューブを折り曲げて挿入して気管壁で開放した場合、一時的ですが局所に高い圧がかかり気管粘膜損傷をきたす可能性があるため、チューブを折り曲げる必要はありません。また、吸引したまま挿入していくと粘膜に吸い付き、挿入抵抗により損傷して出血する可能性があります。そのため、大気開放させながら挿入していくほうがよいでしょう。調節孔付きカテーテルのように、片手の指で大気開放、吸引を操作する手技もあります（図4）。

表1　吸引時の注意点

チューブサイズ	●口腔・鼻腔：12〜15Fr ●気管・気管切開チューブ：チューブ内径2分の1以下の外径
吸引圧	●20kPa前後≒150mmHg ●1kPa≒7.5mmHg
吸引時間	●7秒（最長でも10秒以内で終える）
チューブの回転	●多孔式：回して（ねじる）吸引圧を維持する ●単孔式：回す必要なし
チューブの折り曲げ	●挿入時は折り曲げなくてよい
挿入の深さ	●気管挿管 　・気管チューブ：先端から3〜5cm ●気管切開 　・12〜15cm程度（気管分岐手前）

図4　片手指で行う吸引ON-OFF手技

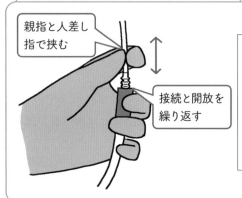

親指と人差し指で挟む

接続と開放を繰り返す

①軽く吸引チューブ接続
②人差し指と親指で吸引チューブの根本を保持
③中指、薬指、小指で吸引本管を保持
④親指を曲げ伸ばしして、吸引チューブの接続・開放を繰り返す
※吸引チューブ挿入時もON-OFFを繰り返す
　（咳嗽反射誘発・吸い付き防止）

気道分泌物の吸引中に止まった場合は、
気道粘膜への吸い付きか分泌物の詰まりかを
判断して手技を工夫する

①気道分泌物回収中に吸引ができなくなった場合

　気道分泌物回収中に吸引が止まることがあります。要因として、吸引器の問題、気道粘膜への吸い付き、粘稠な分泌物の詰まりの可能性があります。そのまま引っぱると粘膜が損傷して出血してしまいます。図5のような対応をすれば、より安全なケアが実践可能です。

図5　吸引ができなくなった場合の対応

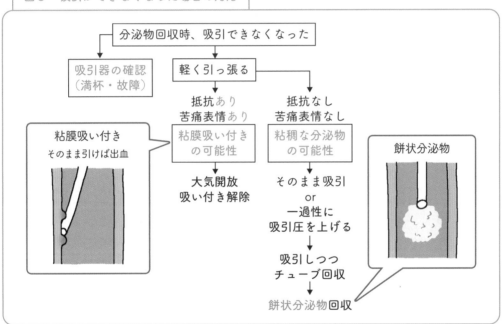

ポイント　**鼻腔吸引で出血させないために気をつけること**

　鼻腔吸引は鼻腔や気管へ吸引カテーテルを挿入し痰を吸引する方法ですが、鼻腔粘膜は傷つき、出血しやすいため、安全に実施するには以下の手技を考慮します。
①挿入直後は上向きに、その後は下鼻甲介に沿って進める。
②粘膜に吸い付くため陰圧はかけずに、吸気とともに挿入する。
③吸引カテーテルは力を入れずにペンを持つように把持して愛護的に挿入する。
④鼻腔から気管内へ挿入させるときは、咳嗽した瞬間に力を入れすぎず素早く挿入する。
⑤適応を十分にアセスメントし、不必要な吸引は1回でも少なくする。

図6　咳嗽反射が弱く喀出が困難、ガス交換悪化、鼻腔から気管内への挿入に難渋する場合の対応

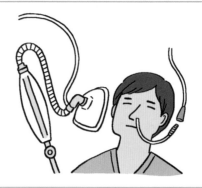

①鼻腔から気管内へ挿入
②吸引チューブを抜去せず大気開放
③体位ドレナージ、MH、呼気介助
④分泌物を回収しきる
⑤吸引チューブを抜去

②咳嗽反射が弱く喀出が困難、ガス交換悪化、鼻腔から気管内への挿入に難渋
する場合

　気道分泌物が回収できる位置にあるものの、咳嗽反射が弱く、喀出困難、ガス交換悪化、鼻腔→気管内への挿入に難渋することがあります。このような場合、排痰ケア時に喀出困難で窒息するリスクが高いです。患者へ一時的に多大な苦痛を与えてしまうことになりますが、何度も気管内へ挿入する侵襲、ストレス、出血、さらなるガス交換、呼吸状態悪化、窒息などのリスクを考慮して、図6の手技を行うことがあります。

気管切開後スピーチカニューレの窒息サインには要注意

　透析患者や抗凝固療法中の患者では、気管吸引時の気道出血はチューブ内狭窄や窒息をきたしやすいため、吸引手技の見直しと加湿、デバイス選定が必要です。

　要因として、吸引チューブによるスピーチ孔部分の気道粘膜損傷→出血→チューブの閉塞が考えられます（図7）。対策として吸引チューブを上側から内腔に沿わせて挿入すること、スピーチ孔にスリットの入っている製品や複管スピーチカニューレの選択（図8）、気道加湿が必要です。

＊

　看護や医療のエビデンスは日々更新されています。当たり前に実施していたことが正しくないこともあります。常に最新の情報を得る姿勢も大切です。エビデンスを抑えながら、とらわれすぎず、苦痛なく安全性に問題なければ、現場や患者に沿った、よりよい方法を模索していくことも大切です。

図7 窒息レベルの気管切開チューブ

スピーチ孔部分の気道粘膜損傷による出血

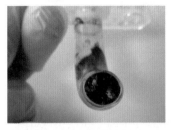
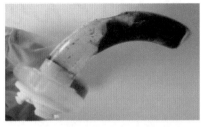

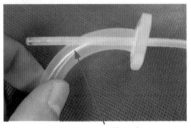
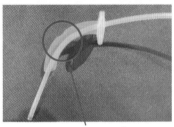

スピーチ孔から
チューブが飛び出る

チューブはスピーチ孔から出ないよう、
上側から沿わすように挿入

図8 スピーチカニューレ

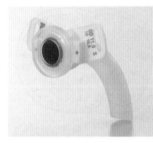
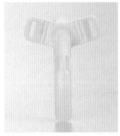
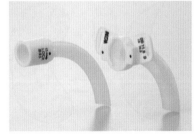

コーケンPPカニューレ（株式会社高研）

参考文献

1. 道又元裕 編著：根拠でわかる人工呼吸ケア ベスト・プラクティス．照林社，東京，2008：40-46，50-51，17-123．
2. 特集 呼吸・排痰介助のための呼吸理学療法 身につく！テクニック＆実例集．みんなの呼吸器Respica 2021；19：6-58．
3. 卯野木健：気管吸引は，時間を決めて定期的には行わない．最新エビデンスに基づく「ここが変わった」看護ケア．道又元裕 監修，照林社，東京，2013：84-85．
4. 伊藤登茂子：喀痰吸引．動画でわかる呼吸リハビリテーション 第5版．高橋仁美，宮川哲夫，塩谷隆信 編．中山書店，東京，2020：291．
5. 宮川哲夫：動画でわかるスクイージング．中山書店，東京，2005：98．
6. 山田幸弘：慢性閉塞性肺疾患（COPD）に関するQ&A．看護roo！https://www.kango-roo.com/learning/3427/（2022/6/28アクセス）

腹臥位療法①

腹臥位療法はどんな効果がある？

山下将志

　腹臥位療法は、急性呼吸窮迫症候群（acute respiratory distress syndrome：ARDS）などの重篤な低酸素血症に対し、酸素化を改善する治療法の一つです。

　肺という臓器は、背中側にガス交換をする血管や肺胞が多く分布しているため、仰臥位の姿勢では、重力によって血管や肺胞の多くが押し潰されてしまいます。一方で、腹側の肺胞は胸郭の形に合わせて広がり、過膨張となり、圧損傷を受けます。腹側の過膨張により背中側の肺胞はさらに押し潰され、換気部分もより減少します（図1A）。

図1　仰臥位（A）と腹臥位（B）での肺の違い

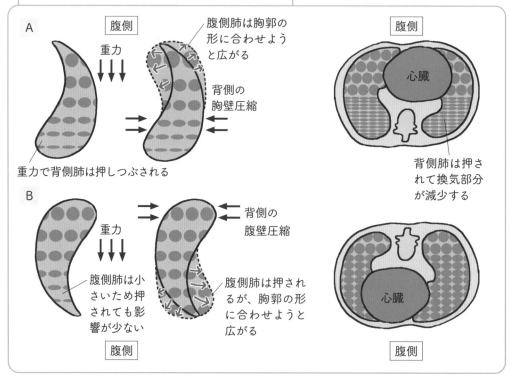

Scholten EL, Beitler JR, Prisk GK, et al：Treatment of ARDS with prone positioning. Chest 2017；151：215-224.

表1　腹臥位療法の効果

- 背側障害肺に多く分布した血流が腹側の健常肺へ再分布され換気血流比が改善する
- 人工呼吸器関連肺障害（ventilator-associated lung injury：VALI）の減少
- 心臓により圧排されていた左肺下葉換気の改善
- 横隔膜運動の変化
- 体位ドレナージによる気道分泌物の排出

　　腹臥位療法では、重力が少なくなることによる背中側の無気肺や、心臓に圧排されていた左肺下葉換気の改善が期待されます。また、背中側に多く分布した血流が腹側の肺胞にも再分布されるため、換気血流比が改善します。さらに、換気で取り込まれたガスがより多くの背中側の肺胞に広く分配され、肺胞あたりの換気量が少なくなるため、肺保護につながると考えられています（図1B、表1）。

Column

睡眠時、部屋の明るさはどんな影響があるのか？

　「室内の明暗」は、集中治療を受ける患者さんの入院環境に影響する要因の一つです。関連するホルモンであるメラトニンは、暗くなると放出され、明るくなると分泌が抑制されることから、メラトニンの血清濃度は、ヒトの活動と休息を調整しているといわれています。このことから、室内の明るさを適切に調整することはメラトニン分泌に影響し、患者の早期離床やせん妄予防につながることが、さまざまな研究で報告されています。そのため、重症患者も夜間は照明の調整を行い、メラトニンの分泌を促進できるようにしていく必要があります。

　では、夜勤を行う看護師のメラトニンの調整はどうでしょうか？　マウスを使った実験では、メラトニンを投与したマウスは、投与されていないマウスに比べ、加齢に伴う体重増加を抑制し、皮下脂肪量・内臓脂肪量も減少したという報告があります。仮眠という短い時間ですが、少し明るさを調整したほうがいいのかもしれません。部屋の電気が調整できない場合は、アイマスクなどを使って調整することで、少しでもメラトニンの分泌を阻害することなく、夜勤を過ごすことができるかもしれません。身体を休めるためにも、メラトニンの分泌が阻害されない暗さをみつけてみると、より健康的に働けるかもしれません。

（木村保美）

腹臥位療法②

腹臥位療法ではライン類の事故抜去、褥瘡などの合併症に注意する

山下将志

『ARDS診療ガイドライン』では、P/F比150以下である中等度〜重症のARDS患者に対して腹臥位管理の施行が推奨されています[1]。また、新型コロナウイルス感染症（COVID-19）患者に対しては、中等症Ⅱ〜重症に対して有効であると期待されています。

しかし、患者を仰臥位から腹臥位へと体位変換させる際には、血圧の変動、転落、脱臼、各種ラインやチューブ抜去などのトラブルのリスクが伴います（表1）。さらに、短時間の腹臥位では効果を得られにくいため、体位変換後は12〜16時間ほどかけて腹臥位管理を行います。長時間にわたり体位を保持するため、褥瘡や神経障害への対処も必要になります。

なお、腹臥位を行う前から鎮痛や鎮静管理を行います。適切に鎮痛、鎮静の管理が行われない場合、患者は苦痛を自覚し頻呼吸などの呼吸仕事量が増加します。腹臥位療法を必要とする患者の場合は、呼吸様式の変化によって容易に酸素化の悪化をまねくこともあります。

長時間にわたる腹臥位管理を安全に行うためには、複数名の熟練したスタッフや緊急時にも迅速に対応できる体制が不可欠です。安全に腹臥位療法を施行するためのマニュアル整備やシミュレーションなどの、十分な事前準備とトレーニングを積むことが重要です。

表1　腹臥位療法の合併症
● 事故抜管、点滴ラインやチューブ類の事故抜去
● 低酸素血症
● 不整脈、心停止
● 褥瘡
● 角膜潰瘍、視力障害

引用文献

1.　3学会合同ARDS診療ガイドライン2016作成委員会：ARDSガイドライン2016. 総合医学社, 東京, 2017.

参考文献

1.　厚生労働省：新型コロナウイルス感染症（COVID-19）診療の手引き第7.1版. https://www.mhlw.go.jp/content/000923423.pdf（2022/6/28アクセス）

腹臥位療法③

腹臥位療法での褥瘡予防はどうすればいい？

山下将志

体位変換前の褥瘡予防ケア

　腹臥位療法では、長時間の圧迫やずれ、浮腫などが発生するため、褥瘡などの皮膚障害のリスクが高まります（表1）。そのため、褥瘡が発生しやすい部位である額、頬（下側）、肋骨弓、上前腸骨棘、膝などには、事前にクッション性のあるドレッシング材や角膜保護シートを貼付しておきます（図1）。肥満など

表1　腹臥位療法における褥瘡の発生要因

- 長時間の同一体位保持による圧迫
- 浅い鎮静による自己体動やずれの発生
- シーツや枕によるしわ
- 気管内チューブによる口唇の圧迫
- ライン、チューブ類による圧迫
- 下側のまぶた、顔面などの浮腫
- 吐物、唾液などの付着

図1　褥瘡が発生しやすい部位へのドレッシング材の貼付

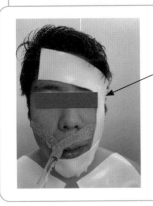

顔の向きが下側になる
ほうへドレッシング材を
貼付する（ここでは左
が下側）

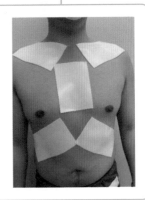

により下顎や腋窩など皮膚が密着しやすい部位にはワセリンなどの油性クリームを塗布し、摩擦の軽減を図ります。

体位変換後の褥瘡予防ケア

体位変換後は、ラインやチューブによる圧迫がないかを確認します。チューブなどのコネクタはガーゼなどで包み、皮膚損傷を起こさないようにします（図2）。

腹臥位を12〜16時間ほど継続すると、顔面など身体の下側になる部分は浮腫が生じます。浮腫が発生している部位は、圧迫やずれによる皮膚障害を起こしやすくなっていますので、1〜2時間程度の間隔で除圧を行います。

重力の影響で枕が変形することがあるため、複数人で患者の体を持ち上げて枕を入れ替えたり、体位を整えたりする必要があります。

図2　ライン、チューブ類やコネクタの管理

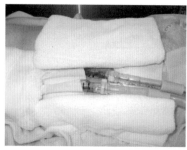

体幹、鼠径部等に挿入されているラインやチューブ類は、皮膚損傷を起こさないように接触面積を広くする（圧迫や下敷きを予防）

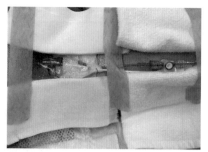

コネクタの横にタオルやガーゼなどを置き、テープで固定して皮膚損傷を起こさないようにする

腹臥位療法④

腹臥位療法施行前には綿密に準備して危険を回避する

山下将志

　腹臥位療法実施前には、腹臥位時に予測される合併症の予防や体位変換をスムーズに実施するための準備を行います。腹臥位を保持した後は清潔援助などの看護ケアも制限されるため、事前に全身の清拭や口腔ケアを実施します。体位変換によって嘔吐が誘発されることもあるため経腸栄養は事前に中止し、胃内容物の確認や排液なども検討します。また、体位変換実施の直前には気管、口腔、鼻腔の分泌物は吸引します。エアマットレスを使用している場合は、体位変換時に患者の身体が沈んでずれが生じることがあります。そのため、一時的にマットレスを固くする設定に変更し、体位変換後に体圧分散の設定に戻します。

　体位変換実施前には患者へ十分な説明を行い、鎮痛と鎮静を図ります。体動や苦痛などにより呼吸仕事量の増加が予測される場合は、筋弛緩薬を投与することもあります。中断できる薬剤はロックし、点滴ラインの絡まりを予防します。持続投与する点滴ラインやチューブ類などは、体位変換の際に上側となる側にできるだけ集めます（図1）。これらは、医師や理学療法士等と事前に打ち合わせをすることが重要です。

　腹臥位療法実施の際に必要となる物品を表1にまとめます。これらの物品も必ず事前に準備します。

図1　腹臥位療法実施前の準備

心電図モニターは背部側に貼り換え、コード類は頭側の片側にまとめる

大腿部のライン、胸腔ドレーン等は下肢側にまとめる

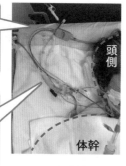

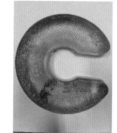

頭側

体幹

下肢側

人工呼吸器回路や上半身のライン、チューブ類は頭側にまとめる

舌の浮腫により口腔内に収まらなくなるためガーゼを口に入れる

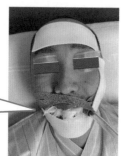

表1　腹臥位療法実施の際に必要な物品の例

- シーツ（2枚）
- タオル
- 平型おむつ
- C型枕やクッション（図2）
- 体圧分散用のクッション（2～3個）
- 角膜保護シート
- ガーゼ
- 皮膚保護用のドレッシング材
- 点滴用エクステンションチューブ
- 医療用テープ

図2　C型枕、クッションの例

（上は当院で採用しているゲル素材の枕）

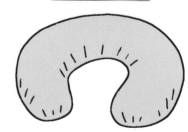

腹臥位療法⑤

シーツを使用した体位変換の方法は？

山下将志

人員の配置

　腹臥位に体位変換する際は多くの人員が必要になります。医師や理学療法士、臨床工学技士等他職種と協力して、安全・安楽に実施できるようチーム構成を事前に行います。

　体位変換実施の際は、患者の頭側に医師を配置します。医師は頭部、頸部のチューブやカテーテルの管理と全体の指揮をとります。ベッドの両側には最低1名ずつ（肥満や体格の大きい患者の場合は2名ずつ）配置します。足元側には1名を配置し、生体モニターの監視やマニュアル等の読み上げなどを行います（図1）。

シーツを用いた体位変換の方法

　腹臥位へ体位変換を行う方法はいくつかありますが、ここではシーツを用いた方法を紹介します（図2A～D）。

図1　体位変換時の基本的な人員配置

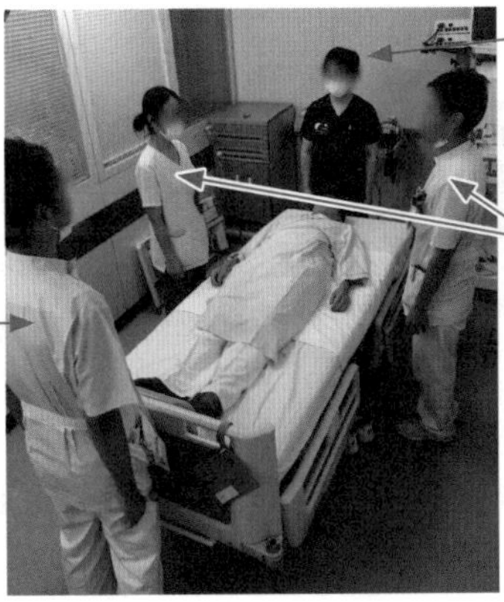

頭側〔指揮者（医師）〕
● 頭部、頸部周囲のチューブ、カテーテルの管理

左右
体位変換を行う

足側
生体モニターの監視、足元側のチューブ類の管理

図2　シーツを用いた体位変換の方法（左側臥位から腹臥位にする場合）

A　シーツの挿入と患者の移動

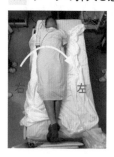

※矢印方向へ変換する
①シーツを肩から下に敷く
②右側へ身体を寄せる
③左側の上肢を身体の下に入れる
④右足を左足の上に重ねる

B　身体にシーツをかける

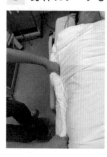 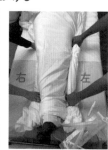

①身体の上にシーツをかける
②両側のシーツを丸める
③左側の丸めたシーツは、身体の下に入れ込む

C　側臥位への準備

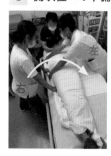

①指揮者（医師）が気管チューブ、ラインを保持する
②右側の人は骨盤付近のシーツを掴む
③左側の人は胸郭、骨盤付近のシーツを掴む
④足側の人はモニターの監視、足元側のチューブを保持する

D　指揮者の合図で回転させる

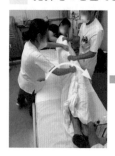 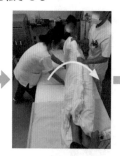 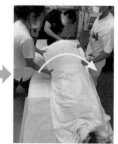

①指揮者の合図で90
　度回転させる
②右側の人は下側のシー
　ツを持ち、指揮者
　の合図で腹臥位にす
　る

図3　腹臥位後のポジショニングのポイント

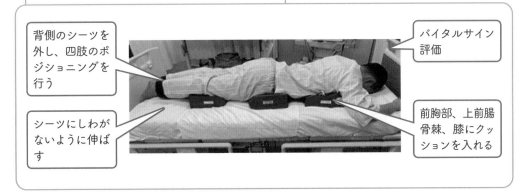

背側のシーツを外し、四肢のポジショニングを行う

シーツにしわがないように伸ばす

バイタルサイン評価

前胸部、上前腸骨棘、膝にクッションを入れる

図4　頭部のポジショニングのポイント

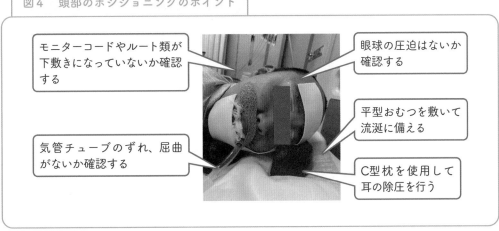

モニターコードやルート類が下敷きになっていないか確認する

気管チューブのずれ、屈曲がないか確認する

眼球の圧迫はないか確認する

平型おむつを敷いて流涎に備える

C型枕を使用して耳の除圧を行う

体位変換後の管理

①バイタルサインの評価とポジショニング

　腹臥位に体位変換した後は、血圧、心電図、呼吸状態などバイタルサインの変化がないかを評価します。気管チューブや中心静脈カテーテルなどのラインやチューブ類の異常がないかを確認し、一時的に投与を中断していた点滴ラインは再開します。上肢は顔の横に置き、前胸部、上前腸骨棘、膝には体圧分散用のクッションを入れてポジショニングを整えます（図3）。

②頭部のポジショニング

　頭部は、気管チューブのずれや屈曲がないかを確認しながらC型枕を用いてポジションを整えます。眼球や耳は下敷きにより圧迫を受けやすいため、確認して調整します。頸部に中心静脈カテーテルを留置している場合は、頸部の屈曲を避けるように整えます（図4）。

重力や咳嗽などによりずれが生じやすいため、こまめに観察しながら1〜2時間ほどで除圧や再調整を行います。

Column

たかが吸引、されど吸引

　私の勤務する京都岡本記念病院の理念「慈仁」、憲章「この人はわが子、わが親、わが兄妹」という言葉が、私は大好きです。そう言うと、大概のスタッフは引きますが、自分でも驚くほど大好きで、ことあるごとに研修でも言っています。堅物な奴だと思われるかもしれませんが……。集中ケア専従看護師として、病棟ラウンド、コンサルテーション対応をしていると、排痰ケアでの相談を多く受けます。そして現場では、SpO2低下時に、すぐ吸引する場面、患者に声すらかけずにいきなり吸引する場面、暴れて嫌がる患者を押さえつけて吸引している場面に遭遇します。スタッフは吸引をするとき、目の前の痰を取ることだけに集中している結果だとわかります。

　自分の子でも、親でも、兄弟でも同じことをするのでしょうか？　立ち止まって考えて欲しいのです。「患者にとって本当に吸引は必要なのだろうか？」「この吸引をすることでさらに苦痛を与えているのではないのだろうか？」「一時的に改善しても、またすぐに痰が溜まり、苦痛な時間が多くなってしまうのではないだろうか？」などなど。患者の治療方針、効果、方向性を総合的に判断し、日々考えながら、ケアが侵襲とならないように実践しなければなりません。

　しかし、自分1人がクオリティの高い排痰ケアを実践していたとしても、そのときだけでは意味がありません。大切なのは、周りのスタッフを巻き込むこと、一緒に実践すること、On the Job Training、成功体験、できていることを褒めることです。実践・体験型シミュレーション研修をすることで、患者の痛みを知り、吸引について今一度考えるきっかけとなり、現場スタッフ達の成長につながるであろうことを信じています。

　当院の前々会長もそんな思いで憲章に掲げたのではないかと思いを馳せながら、理念、憲章をこれからも大切にし続け、日々やっかいな痰と格闘していきたいと思います。

（岡　啓太）

参考文献

1.　3学会合同ARDS診療ガイドライン2016作成委員会：ARDSガイドライン2016．総合医学社，東京，2016．
2.　日本集中治療医学会COVID-19対策看護チームQ&A作成班，日本クリティカルケア看護学会COVID-19対策プロジェクト臨床実践班Q&A作成チーム：ICUにおけるCOVID-19患者に対する看護Q&A 2020/5/26 Ver.2.0．https://www.jsicm.org/news/upload/COVID-19_nursing_Q&A_v2.pdf（2022/6/28クセス）
3.　日本集中治療医学会COVID-19リハビリテーション医療Q&A作成班：ICUにおけるCOVID-19患者に対するリハビリテーション医療Q&A Ver1.01 2020/5/17．https://www.jsicm.org/news/upload/COVID-19_rehab_qa_v1.pdf（2022/6/28アクセス）

口腔ケア（挿管）

口腔内は乾燥させたら負け！
ケアの後は汚染物を回収することが重要

剱持雄二

　口腔ケアにはブラッシングケアと維持ケアの2つの方法があり、それぞれを組み合わせて行います[1]。ブラッシングケアではプラーク（歯垢）の除去を目的とし、洗浄法や清拭法で汚染物を回収します。一方、維持ケアは口腔内の清浄と湿潤環境の維持を目的として、貯留した汚染物の除去と口腔内の加湿・保湿を行います。本稿では、維持ケアとしての粘膜ケアと清拭法について解説します。

　維持ケアは、短時間でできる口腔ケアとして実行できることから、ルーチンに行えるケアです。昨今では、新型コロナウイルスに対するエロアゾル拡散を最少にする方法としても注目されています。しかし、方法を誤ると口腔内に悪影響を及ぼすことにもなりますので、ポイントを抑えて説明します。

粘膜ケアの目的

　口腔内の粘膜は、可動性のない角化粘膜（硬口蓋と歯肉）と、可動性のある非角化粘膜（口唇、頬、舌縁、口底など）に分類できます。なお、舌背は、可動性を有しますが角化している特殊な粘膜として存在しています。

　粘膜は新陳代謝によって上皮が剥離するため、経口摂取している健康な状態では粘膜に長期に病原体が付着し続けるのは難しいですが、例えば気管挿管中などで経口摂取が困難な場合は、唾液による自浄作用が少ないぶん定期的な清拭や口腔保湿剤などで湿潤環境を整えておく必要があります。

　粘膜ケアの目的と効果には、表1のようなものが挙げられます。

表1　粘膜ケアの目的と効果

- 唾液の分泌を促進する
- 粘膜（味覚・嗅覚）の感覚をよみがえらせる
- 口臭を予防する
- 爽快感を得る

粘膜ケアのコツ

　粘膜ケアの際は、口腔保湿剤のつけすぎに注意が必要です。しっかり湿潤して、もともと付着していた汚染物の剥離を行ってから新しい保湿剤を塗布しないと、自浄性の低下につながりますので注意しましょう。

①保湿剤は、口腔内全体に膜を作るイメージで薄く塗布する

　湿潤を促すジェルは、薄く、全体にしっかり塗布します。特に、水溶性が低いものは薄塗りをするとよいでしょう。とろみのある保湿剤は口腔内に残りやすいため、厚く塗らないように注意します。口腔内に膜をつくるような意識で薄く塗布しましょう。

②口腔は、乾いたら負け！

　保湿剤は、口腔内上皮に合わせて水溶成分が比較的高いものを選択します。とろみのあるジェルにより乾燥を防ぐことが重要です。口腔は、乾いたら負け！なのです。口腔粘膜が乾いているかどうかは、表2に示す基準で評価します[2]。乾燥が強い場合は生理食塩液や水などで湿潤を促したり、開口している場合はケア終了後にマスクなどで蒸発・乾燥を予防することもあります（図1）。

　経口摂取していない状況では、唾液による自浄作用が少なくなります。自浄作用を促すために粘膜ケアを行っていきましょう。

口腔のバイタルサイン

　口腔内の乾燥の程度は人によって異なります。口腔のバイタルサインを意識して、口腔内が清潔か、乾燥していないか、汚染していないかなどを評価するとよいでしょう。通常のバイタルサインを記録するように、口腔内も評価を行うことが重要です。

表2　口腔内乾燥の評価	
◯　現状のケア方法を継続	●手袋をつけた手指での粘膜の触診で抵抗なく滑る
△　改善がなければ専門職へのアセスメントの依頼を検討	●摩擦抵抗が少し増すが粘膜にくっつきそうにはならないか ●唾液が少なく、ネバネバ
✕　治療、積極的な専門介入が必要	●明らかに抵抗が増し粘膜にくっつきそうになるか ●唾液が少なく、カラカラ

岸本裕充 編著：口腔アセスメントカード，学研メディカル 秀潤社，東京，2013．より引用

図1　蒸発・乾燥を予防するための工夫

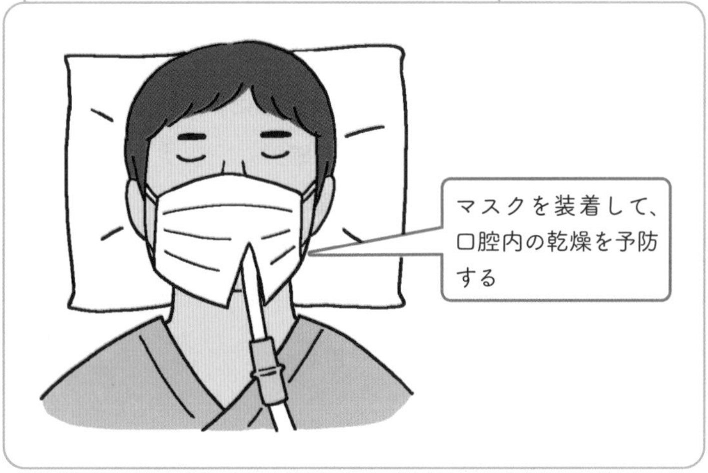

マスクを装着して、口腔内の乾燥を予防する

　口腔のバイタルサインを評価することで、口腔内が乾燥しやすい人には4時間ごとに維持ケアを行ってみる、4～6時間空けても口腔内の湿潤が維持できる人は8時間ごとにケアをするなど、そのつどアセスメントして、口腔ケアを行う間隔を決めるとよいでしょう。

口腔内の清拭

　口腔内も、皮膚でいう垢のように口腔粘膜から剥離上皮が剥がれるため、剥離上皮をしっかりふきとる必要があります。皮膚のようなターンオーバーが口腔内でも起きていることを意識して、ケアを行うことが重要です。清拭の際は、口腔内を湿潤環境にしたうえで実施します。

　清拭法と洗浄法で口腔内の細菌数の変化を比較した結果、細菌数の差はなかったことが報告されています[3]。この結果から清拭法の長所として、物品の準備、患者体位の確保など1回あたりのケアに時間・労力を比較的要さない、誤嚥のリスクが少ないなどがありました。また、短所としては、ブラッシングを行わないため、破壊した歯垢など汚染物を希釈洗浄するなどのブラッシングの長所が発揮できず、汚染物の回収が悪いということがわかりました。

清拭法の実施方法

　洗口液もしくは口腔湿潤剤を含んだスポンジブラシで口唇、歯、歯肉、歯間、口腔粘膜を清拭し、汚染物を取り除くように奥から手前に向かって清拭をします。汚染物は、吸引チューブを使用して確実に回収することが重要です。維持ケアとして、口の粘膜（口唇、頬、口蓋、歯肉、舌体、舌下粘膜など）を清拭し、付着した汚染物の除去を行います。ケアの最初と最後に口腔分泌物を認める場合は、口腔・咽頭吸引をしっかり行います。カフ上部吸引ができる気管チューブの場合はカフ上部の吸引も行います。

引用文献

1. 日本クリティカルケア看護学会 口腔ケア委員会：気管挿管患者の口腔ケア実践ガイド．https://www.jaccn.jp/guide/pdf/OralCareGuide_202102.pdf（2022/6/28アクセス）
2. 岸本裕充 編著：口腔アセスメントカード．学研メディカル秀潤社，東京，2013．
3. Muramatsu K, Matsuo K, Kawai Y, et al：Comparison of wiping and rinsing techniques after oral care procedures in critically ill patients during endotracheal intubation and after extubation：A prospective cross-over trial. Jpn J Nurs Sci 2019；16：80-87.

早期離床①

早期離床は酸素需給バランスを十分にアセスメントして行う

柳田和之

　「早期離床」という言葉も、集中ケア部門においてかなり浸透してきたように思います。ただし、早期離床が患者にとってよいことだからといって、やみくもに「よし！　やるぞ！」と患者を離床させると、失敗するどころか、最悪の場合、急変につながってしまいます。では、どのようにして早期離床を行っていくと失敗しないのでしょうか。そこには、いくつかのポイントがあります。

酸素需給バランスを考えるときのポイント

　人間の体は、呼吸を行うことで酸素を体内に取り込みます。その多くはヘモグロビン（Hb）と結合し、心臓から組織へ運搬されます。酸素は組織中のミトコンドリア内で代謝され、アデノシン三リン酸（ATP）というエネルギーを産生します（図1）。

　酸素需給バランスを考えるうえでの重要なポイントとして、①組織まで効率よく酸素を届けること、②組織へ届けられた酸素の消費量が過剰でないことが挙げられます。この2つのどちらか、もしくはどちらも不安定なときに早期離

図1　酸素需給のしくみ

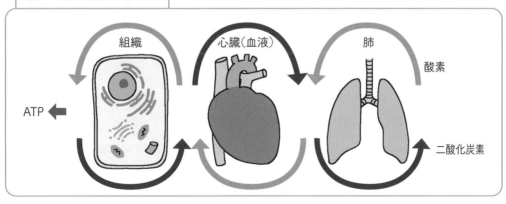

組織　　　　心臓（血液）　　　　肺

ATP　　　　　　　　　　　　　　　酸素

二酸化炭素

床を行うことには危険が伴います。組織への酸素運搬において、呼吸・循環の安定は非常に重要です。さらに、酸素の大部分はHbと結合しますので、Hbの値も酸素運搬を考えるうえで同じように重要です。また、運搬のことだけでなく、消費のことも考えなければいけません。組織における酸素の消費量が、運搬に対してどれくらいの割合なのかも同時にアセスメントする必要があります。以上をふまえると、酸素需給バランスを保つうえでのキーワードは、「**呼吸・循環・Hb・酸素消費量**」の4つということになります。

酸素運搬量（DO₂）に関しては「動脈血酸素含有量（CaO₂）×心拍出量（CO）×10」という式で表されます。

酸素運搬量（DO₂）＝
1.34×Hb×SaO₂/100＋0.003×PaO₂×心拍出量（CO）×10
┗━━▶ 動脈血酸素含有量（CaO₂）

つまりこの式から考えると、大まかにはHb値、動脈血酸素飽和度（SaO₂）値、COに問題がなければ、酸素の運搬に関しては問題がないということになります。これを知るために行うのが、呼吸・循環を中心とした細やかな全身の査定と、それをもとにしたフィジカルアセスメントで、これが非常に重要になります。

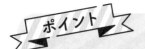

ポイント

　患者にとってメリットの大きい早期離床ではありますが、査定を誤ると大事故につながりかねません。いくら十分にアセスメントをしていたとしても、早期離床を行うことでどれほどの影響が出るのかは、正確には誰にもわかりません。考え方次第ではかなりのリスクを伴う行為になるため、リハビリテーションスタッフ、もしくは看護師のみの判断で離床やリハビリテーションの負荷を決めることは避けます。ガイドラインにもあるように、医師の指示があるのはもちろんのこと、さらに患者のその日の離床範囲やその際の注意点について、毎日、医師を含めた多職種カンファレンスを行い、その患者の離床に関する認識が多職種で共通であることが安全な早期離床だと考えます。

早期離床①～③参考文献

1. 日本集中治療医学会早期リハビリテーション検討委員会：集中治療における早期リハビリテーション～エキスパートコンセンサス～．日本集中治療医学会雑誌 2017；24：255-303.
2. Society of Critical Care Medicine：集中治療室における成人患者の痛み，不穏/鎮静，せん妄，不動，睡眠障害の予防および管理のための臨床ガイドライン．https://www.sccm.org/getattachment/Clinical-Resources/Guidelines/Guidelines/Guidelines-for-the-Prevention-and-Management-of-Pa/PADIS-Guidelines-Japanese-2019.pdf?lang=en-US（2022/6/28アクセス）

早期離床②

「寝かされている」理由を考えて、少しでも早く離床を進める

柳田和之

早期離床を行うには患者の酸素需給バランスを意識したうえで、フィジカルアセスメントが重要になることが理解いただけたかと思います。

フィジカルアセスメントを行い、バイタルサインが安定していて早期離床の開始基準を満たしている状態で「よし！　早期離床をやるぞ！」と思ったら患者は深い鎮静状態にある、といった経験はないでしょうか。この場合、患者のリハビリテーションはどのように行いますか？　鎮静されているため、四肢の他動運動を行いますか？　あるいは鎮静薬を終了して覚醒させる方向で考えますか？

深く鎮静されている患者は、寝ているというよりは「寝かされている」ととらえたほうがよいかもしれません。その状況に遭遇したときに、患者が「寝かされている」理由を深く考えたことがありますか？　3つの事例をもとに考えてみましょう。

症例①	急性冠症候群発症2日目。もともと、腰痛と軽い認知症あり。自宅で突然の胸痛を訴え救急車で来院した。病変に対して経皮的冠動脈インターベンション（percutaneous coronary intervention：PCI）を施行した。その後、せん妄状態となったため主治医の指示でハロペリドール（セレネース®）静注後、デクスメデトミジン（プレセデックス®）で鎮静となった。心筋逸脱酵素の上昇等もなく、心筋のダメージはほとんどなかった。
症例②	重症肺炎で入院。P/F比300ではあるが頻呼吸がみられた。その他のバイタルサインは安定している。主治医の指示で鎮静。
症例③	主治医の指示で鎮静、暗室管理中のくも膜下出血患者。バイタルサインは安定している。今後、手術の予定あり。

あなたは上記患者の日勤の受け持ち看護師です。

この情報だけではイメージがつきにくく、アセスメントをするにはより詳細な情報が必要ではありますが、3症例のいずれも、まだ「寝かされている」必要があると考えますか？

ここから、それぞれの鎮静に関する私見を述べます。

症例① では、一般的には鎮静を続ける必要はまったくなく、鎮静を終了し覚醒させる方向で考えます。せん妄に対するアプローチを継続しつつ、必要があれば鎮痛薬を使用して離床の方向で考えます。 症例② は悩ましいところではありますが、X線所見や各種検査所見から総合的に判断し、離床をすることが鎮静しておくことよりも有益だと考えれば離床を進めます。 症例③ での離床は禁忌になりますので、できる限り静かな環境調整を考えます。

＊

このように離床を考えるときは、医師の指示が大前提ではありますが、なぜ鎮静を続けることが必要なのかを考える癖をつけておくことが重要です。それが、不要な鎮静で「寝かされ」、なかなか日常に戻れない患者を減らすことにつながるからです。

PADISガイドラインでも記載されているように、鎮痛優先の鎮静は非常に重要です。そうすることで鎮静薬を減量し、少しでも早く非日常から日常へ向かうことができ、離床を進めやすくなるからです。鎮痛が十分に得られないことで鎮静を考慮する場合もあるかもしれませんが、その際は別の作用機序のある鎮痛薬の使用を医師に打診することも重要だと考えます。

ポイント

離床に疼痛を伴う可能性がある場合は
先行鎮痛を考慮する

痛みの感覚には個人差がありますが、特に手術後等の外科系の患者で離床によって痛みが発生し、離床が効果的に行えないことがあります。離床に伴い痛みが生じることが予測される場合には、積極的に鎮痛薬を使用することで、より安楽に離床を行える場面も多くあります。

早期離床③

患者の長期目標を考えて 介入する

柳田和之

患者にとって有益な効果をもたらす早期離床

　早期から離床に介入することで退院時のADLに大きな差があることがわかっています（図1）。しかし、ICUのスタッフは、退院時のADLを常にイメージして早期離床に携われているでしょうか。

　図2の黒い矢印が患者の人生として、左端が患者の望むゴールだとします。ICUの入室と退出は、患者の長い人生から考えるとかなり短い期間だと思います。ただし、この期間に早期離床も含めて必要なケアがされなければどうなるでしょ

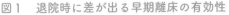

図1　退院時に差が出る早期離床の有効性

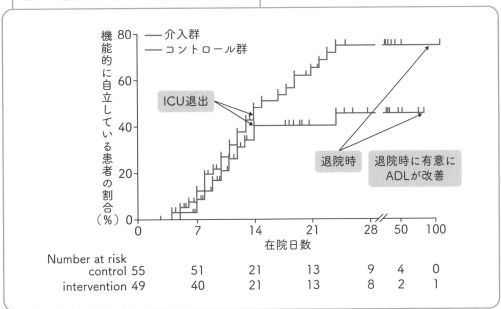

Schweickert WD, Pohllman CM, Polman SA, et al：Early physical and occupational therapy in mechanically ventilated, critically ill patients：a randomised controlled trial. Lancet 2009；373：1874-1882.

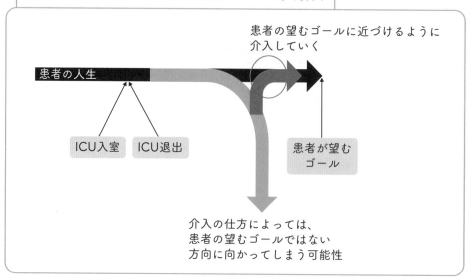

図2　患者の人生を考え、患者の望むゴールへ導く介入

患者の望むゴールに近づけるように
介入していく

患者の人生

ICU入室　　ICU退出

患者が望む
ゴール

介入の仕方によっては、
患者の望むゴールではない
方向に向かってしまう可能性

うか。患者自身が望むゴールではなく、黄色の下向きの矢印のほうに向かって
しまう可能性があります。ICU入室から患者が望むゴールを見据えて介入を行う
ことで、青色の矢印のように少しでも上向き（患者が望むゴール）に近づける
ことができると考えます。当たり前のことではありますが、患者一人ひとりに
はそれぞれの物語、人生があります。ICUに入院する前の物語や人生があり、
ICUを退出したあとも患者の物語、人生は続いていくのです。

　同じ疾患で同じ治療を行っても、患者のこれまでとこれからの人生を考えた
介入を行うと、同じ離床でも少し内容が違ってきます。

患者それぞれの物語・人生に寄り添った介入

　以前、私がICUで早期離床を行い、ともに一生懸命歩行リハビリテーションを
行っていた患者から、「もう少し手先を動かすリハビリテーションを取り入れて
いきたい」と言われたことがあります。この患者の話を聞くと、もともと手先
を細かく動かす職業であり、その職場に少しでも早く復帰することが大きな目
標で、生きがいであることがわかりました。これが、「患者が望む物語・人生」
です。それを知ったうえで離床を行うのか、それとも型どおりの離床を行うのか、
これは大きな違いです。これこそが、患者の長期目標を考えた、患者の物語・
人生に寄り添った介入だと考えます。

　患者の物語・人生に寄り添う介入──これが非常に重要であり、私が集中ケア
認定看護師として早期離床にかかわるうえで、最も大事にしていることです。

DVT（深部静脈血栓症）①

DVTの基礎知識を復習して、より多くの場面に対応できるようにする

斉藤岳史

　深部静脈血栓症（deep venous thrombosis：DVT）管理は、集中治療室に入室する患者にとっては最も注意しなければならない項目の一つです。みなさんの目の前にいる担当患者は、入室したばかりで介入が始まっていない予防の段階でしょうか？　それとも、血栓症として確定診断がついた後でしょうか。

　本稿では、DVTの基礎知識を振り返り、超音波（エコー）検査の役割や結果の解釈を理解することで、より多くのシチュエーションに対応できるようになることを目標とします。

DVTの病態

　深筋膜より深い部分を走行する深部静脈に生じた血栓症をDVTと呼びます。DVTでは、大腿静脈、鎖骨下静脈等の深部静脈に血栓ができます。**肺血栓塞栓症（pulmonary thromboembolism：PTE）**は、深部静脈の血栓が遊離し血流に流され、右心房・右心室を通り、肺動脈で塞栓となり発症します。DVTとPTEは関連しており、この２つの病態をまとめて**静脈血栓塞栓症（venous thromboembolism：VTE）**と称しています[1]。血栓形成の原因は、**Virchowの３徴（血流のうっ滞、血管内皮の損傷、血液凝固能）**の亢進です。

DVTの疫学

　『日本における静脈血栓塞栓症（VTE）治療に関する全国疫学調査JAVA（Japan venous thromboembolism treatment registry）』によるとDVTの危険因子として頻度が高かった原因は、がん（27%）、長期臥床・無動（20.9%）、過去３か月以内の手術（17.8%）とされています[2,3]。ICU患者を対象とした研究では、敗血症や鎮静下の人工呼吸管理、中心静脈カテーテルなどが危険因子として挙げられ、周術期患者やICUで治療中の患者はDVT発症の高リスク群と認

識する必要があります[4]。急性PTEの死亡率は早期診断によって減少するといわれ、血行動態が不安定な急性PTE患者の転帰に好影響を与える可能性があることが示唆されています[1,5]。

DVTの予防

重症患者においてVTE予防をしない場合、発生率は13〜30%[6]と報告され、重症度が高いほど発生率は高く、**Wells Score**（表1）によるリスクスコアと**Bleeding Risk Scoreによる出血リスク**（表2）を考慮して抗凝固療法を開始します。出血のリスクが高すぎる場合は、フットポンプによる予防を考慮する必要があります。リスクスコアを算出し、適切な予防管理がなされているか確認しましょう。

> Wells Scoreを用いて検査前確率を査定し、その結果から今後行われる検査の流れや重症化リスクを理解する

表1　Wells Score for DVT

項目	点数
治療の終了していないがん	1
麻痺あるいは最近のギプス装着	1
ベッド安静4日以上または手術後4週未満	1
深部静脈触診で疼痛	1
下肢全体の腫脹	1
下腿直径の左右差が3cmより大きい	1
患肢のpitting edema	1
患肢の表面静脈拡張	1
DVT以外のより確からしい鑑別診断がある	−2

- 0点以下：低リスク（検査前確率5%）
- 1〜2点：中等度リスク（検査前確率17%）
- 3点以上：高リスク（検査前確率53%）

Arne van Belle, Büller HR, Huisman MV, et al：Effectiveness of managing suspected pulmonary embolism using an algorithm combining clinical probability, D-dimer testing, and computed tomography. JAMA 2006；295：172-179.

表2　Bleeding Risk Score

出血リスク因子	点数
男性	1
85歳以上	3.5
40〜84歳	1.5
ICU/CCU滞在	2.5
悪性腫瘍がある	2
膠原病がある	2
中心静脈カテーテル挿入	2
中等度腎機能障害（GFR 30〜59）	1
高度腎機能障害（GFR 30以下）	2.5
肝不全（INR1.5以上）	2.5
血小板5万/μL以下	4
過去3か月以内の出血	4
活動性のある胃十二指腸潰瘍	4.5

- 7点以上：major bleeding4.1%、any bleeding7.9%
- 7点未満：major bleeding0.4%、any bleeding1.5%

Decousus H, Tapson VF, Bergmann JF, et al：Factors at admission associated with bleeding risk in medical patients：findings from the IMPROVE investigators. Chest 2011；139：69-79.

Column

看護師によるエコー実践への道のり

　DVTの兆候にいち早く気づくことは重要ですが、夜間や休日など診断ができる医師が少ない環境や状況において、看護師がエコー評価できればタイムリーな医療につながります。救急集中治療領域での経験値の高いspecialist看護師であれば知識は十分に備わっており、エコーの実践教育を受けることで評価は可能であると考えます。私たち診療看護師も、教育を受けたうえで日々実践しています（図1）。医師が到着する前に、problemに対してアセスメントが進んでいれば早期治療介入にも寄与できているため、ベッドサイドに近い看護師がエコー評価を行えることはメリットしかありません。

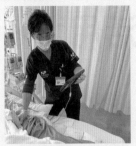

図1　診療看護師による大腿静脈のエコー評価

　米国において、救急部門の看護師が実施するエコーによるFAST評価の有効性を評価することを目的とした研究で、トレーニングを受けた看護師によって実行されたFASTが、感度84％、特異度97％と非常に効果的であったことが示され、看護師によって実行されるFASTは、有効なスクリーニングツールとしてのトリアージ設定だけでなく、緊急事態管理においても重要な役割を果たすとされています[1]。また、看護師が5週間のエコートレーニング後に下大静脈（IVC）や左室流出路血流速度（LVOT-VTi）の測定も行われており、平均値の誤差は認められず、血管内容積状態を評価するための2つの焦点を絞ったエコー技術は、経験の少ない看護師でも比較的短時間で取得でき、その結果は医師とも同等であることが示されています[2]。

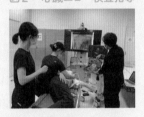

図2　心臓エコー検査指導

　著者は、2019年から急性期を専攻する茨城キリスト教大学の看護大学院生に対し、エコー評価法についての講義と実技指導をしています（図2）。具体的な教育内容としては、エコーの座学、表在プローブを使用した末梢静脈の描出法や肺の評価、腹部プローブを使用したFASTや胸水・腹水の評価、心臓プローブを使用した左室壁運動、IVCを含むFOCUSをハンズオン形式で指導しています。この学習で学生たちは、短時間でもある程度の評価方法について理解できるようになっています。エコーは敷居が高いと感じられることも多いと思いますが、教育を受けることで誰でも実践可能なツールです。

（斉藤岳史）

引用文献

1. Storti M, Musella L, Cianci　V：Nurse-performed FAST ultrasound in the emergency department：a systematic review. Prof Inferm 2013；66：5-16.
2. Hutchings S, Bisset L, Cantillon L, et al：Nurse-delivered focused echocardiography to determine intravascular volume status in a deployed maritime critical care unit. J R Nav Med Serv 2015；101：124-128.

引用文献

1. 日本循環器学会，日本医学放射線学会，日本胸部外科学会，他合同研究班参加学会：肺血栓塞栓症および深部静脈血栓症の診断，治療，予防に関するガイドライン（2017年改訂版）．https://js-phlebology.jp/wp/wp-content/uploads/2019/03/JCS2017_ito_h.pdf（2022/6/28アクセス）
2. Cook D, Attia J, Weaver B, et al：Venous thromboembolic disease：an observational study in medical-surgical intensive care unit patients. J Crit Care 2000；15：127-132.
3. 中村真潮，高山守正，山田典一：日本における静脈血栓塞栓症（VTE）治療に関する全国疫学調査JAVA（Japan venous thromboembolism treatment registry）．日本心臓病学会誌 2013；8：S387.
4. Boonyawat K, Crowther MA：Venous thromboembolism prophylaxis in critically ill patients. Semin Thromb Hemost 2015；41：68-74.
5. Ota M, Nakamura M, Yamada N, et al：Prognostic significance of early diagnosis in acute pulmonary thromboembolism with circulatory failure. Heart Vessels 2002；17：7-11.
6. Nakamura M, Miyata T, Ozeki Y, et al：Current venous thromboembolism management and outcomes in Japan. Circ J 2014；78：708-717.

DVT（深部静脈血栓症）②

DVTの評価と検査にエコーを活用する

斉藤岳史

スコアを使用したDVTの評価

　　DVT（深部静脈血栓症）が疑われた場合、すべての症例に造影CTなどの画像診断や下肢静脈超音波（エコー）検査を行うのではなく、まずはp.190のWells Score（表1）を用いて検査前確率を推定し、高確率であれば画像診断を行い、中確率であれば**D-dimer**を測定します。D-dimer が陰性であればDVTをほぼ除外することができますが、陽性の場合は血栓の存在を否定できないため、エコー検査や画像検査を行います[1]。つまり、患者がどの検査を施行しているかを把握することで、血栓症をどの程度疑っているのかが理解できるのです。

下肢静脈の超音波（エコー）検査

　　下肢の解剖と合わせながら、下肢静脈エコー検査を理解しましょう。

　　観察部位によって、下肢を近位側から遠位側まですべて検索する「全下肢静脈エコー検査（whole leg ultrasonography：whole-leg US）」と、描出が簡便な鼠径部の大腿静脈と膝窩静脈の2か所を描出する「2 point ultrasonography」があります（図1）。また、描出した静脈を圧迫でみる方法にproximal compression ultrasonography（proximal CUS）があります[1]。

　　whole-leg USは、検査室で検査技師により時間をかけて細部まで評価されます。2 point ultrasonographyはベッドサイドで行うことができることから、時間も短縮できて簡便に評価することが可能なため、集中治療室での医師や診療看護師（nurse practitioner：NP）により行われている超音波評価方法です。

　　Bモードで大腿・膝窩・下腿静脈を連続的に描出して、静脈を圧迫したとき圧排されるかどうか（proximal CUS）で血栓の有無を判断する静脈圧迫法を基本とします。血管描出や閉塞の確認に血流描出ができるかは、カラードプラ法も

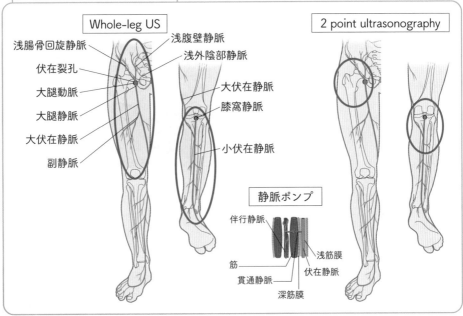

図1　エコー検査観察部位

Whole-leg US

浅腸骨回旋静脈
伏在裂孔
大腿動脈
大腿静脈
大伏在静脈
副静脈

浅腹壁静脈
浅外陰部静脈
大伏在静脈
膝窩静脈
小伏在静脈

2 point ultrasonography

静脈ポンプ

伴行静脈
筋
貫通静脈
浅筋膜
伏在静脈
深筋膜

Snell RS 著，山内昭雄 訳：スネル臨床解剖学 第3版．メディカル・サイエンス・インターナショナル，東京，2002：589．より引用

用いて確認します。

　PTEの塞栓源の多くは下肢DVTに由来しており、PTEと診断、あるいはPTEを疑う患者では下肢静脈エコー検査を行い、血栓残存や血栓の中枢端および血栓の可動性などについて観察する必要があります。孤発性の末梢型DVTは死亡との関連性は低いと報告されていますが、中枢型DVTはPTEのリスクも高いため、検査終了後、レポートを確認してDVTが中枢型か末梢型かを確認しましょう。

　血管内腔および圧迫による虚脱状況を、鼠径部と膝下直下にプローブを当てて総大腿静脈と膝窩静脈を描出します。静脈内に輝度の高い構造物が確認でき、カラーフローでも血流フローが確認できず血栓が存在する所見です（図2）。集中治療室で医師が行っている2 point ultrasonographyの結果で、血栓の有無や範囲について確認しましょう。

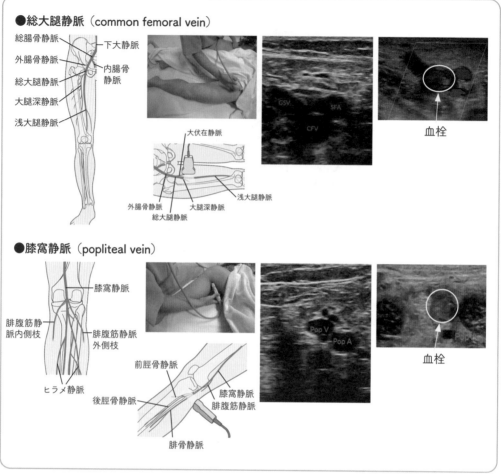

図2　血栓の所見

●総大腿静脈（common femoral vein）

総腸骨静脈
外腸骨静脈
総大腿静脈
大腿深静脈
浅大腿静脈
下大静脈
内腸骨静脈

大伏在静脈
外腸骨静脈
総大腿静脈
大腿深静脈
浅大腿静脈

GSV　SFA　CFV

血栓

●膝窩静脈（popliteal vein）

膝窩静脈
腓腹筋静脈内側枝
腓腹筋静脈外側枝
前脛骨静脈
後脛骨静脈
ヒラメ静脈
膝窩静脈
腓腹筋静脈
腓骨静脈

Pop V　Pop A

血栓

静脈の図は、八鍬恒芳：血管〈腹部大動脈・下肢動脈・下肢静脈〉．種村正 編，解剖と正常像がわかる！ エコーの撮り方完全マスター．医学書院，東京，2014：IX, 191, 194. を参考に作成

引用文献

1. 日本循環器学会，日本医学放射線学会，日本胸部外科学会，他合同研究班参加学会：肺血栓塞栓症および深部静脈血栓症の診断，治療，予防に関するガイドライン（2017年改訂版）．https://js-phlebology.jp/wp/wp-content/uploads/2019/03/JCS2017_ito_h.pdf（2022/6/28アクセス）
2. Arne van Belle, Büller HR, Huisman MV, et al：Effectiveness of managing suspected pulmonary embolism using an algorithm combining clinical probability, D-dimer testing, and computed tomography. JAMA 2006；295：172-179.
3. Decousus H, Tapson VF, Bergmann JF, et al：Factors at admission associated with bleeding risk in medical patients：findings from the IMPROVE investigators. Chest 2011；139：69-79.
4. 種村正 編：解剖と正常像がわかる！ エコーの撮り方完全マスター．医学書院，東京，2014：9.

DVT（深部静脈血栓症）③

DVTの徴候を見逃さないためのポイントは？

斉藤岳史

　患者に最も近い存在の看護師が、深部静脈血栓症（DVT）の徴候を理解することで早期発見することができ、早期の対処につながります。特徴的な所見を抑えておきましょう。

急性片側性下腿浮腫・皮膚の色調変化

　急性期の症候の発現には、血栓の伸展速度と静脈の閉塞範囲による還流障害の程度、ならびに炎症反応が関与し、中枢型では有痛性腫脹、有痛性変色腫脹（白股腫、青股腫）、静脈性壊死が認められます。末梢型では主に疼痛を訴えますが、無症状のことも多く、**急性発症例のおよそ50％では症状や所見が認められない**といわれています[1]。急性片側性下腿浮腫の場合、蜂窩織炎も鑑別に挙がりますが、発赤・腫脹・熱感・発熱が乏しい場合はDVTを疑うようにしましょう。

発熱

　静脈血栓を形成する原因として、炎症により凝固能が亢進するとTNF-αやIL-1βに代表される血中の炎症性サイトカインが好中球を介して血管内皮細胞障害を惹起することが一因とされています[2]。血栓からさまざまなサイトカインなどの活性因子が放出され、全身の炎症反応を助長し発熱が惹起する[3]とされることから、発熱も重要な所見の一つになります[4]。重症患者における発熱では感染性を疑いますが、非感染性の熱源として考慮する必要があります。

＊

　DVTの症状はさまざまですが、外来診療の際は、歩行時に悪化する下肢の膨満感や、下肢の腫れ・痛みなどで発見されます。触診すると、ふくらはぎに軽度の発赤と圧痛が認められますが、これは血栓性静脈炎が原因です。静脈内の

血餅によって、ふくらはぎの痛みにも関連しています。下肢の受動的な背屈によって誘発される**ホーマンズ徴候**が理学所見としては有用ですが、ICUで持続鎮静中の患者は意思表示ができないため困難です。この場合、左右の脛骨結節上の直径を計測して2cm以上の差でDVTが疑われ、10cmに至るとDVTの可能性が2倍に高くなります[5]。

しかし、ICUにいる重症患者はさまざまな理由から浮腫を認めるため、気づきにくい状況下にあります。急性片側性下腿浮腫や皮膚の色調変化は特徴的な変化であるため、リスクの高い患者の観察を強化しましょう。

上肢のDVT

DVTは、下肢だけでなく上肢にも発生することがあります。

上肢深部静脈血栓症（upper extremity DVT：UEDVT）は自然発生的に発症する場合や、ペースメーカーの使用、中心静脈カテーテル（central venous catheter：CVC）の長期使用、またはがんの合併症として発症することがあります。

UEDVTの最も強力な独立した予測因子はCVCの存在であり、UEDVTのオッズが約7倍に増加したとの報告があります。なお、UEDVTは、DVT全体の1〜4%と稀ですが、肺塞栓症の合併率は9.4〜36%のため、下肢深部静脈血栓症と同様に、症例によっては上大静脈にフィルターを留置する場合もあります[6]。

患者に挿入されているデバイスは本当に必要かを医師とディスカッションし、不要なデバイスは抜去するようにしましょう。

引用文献

1. 日本循環器学会，日本医学放射線学会，日本胸部外科学会，他合同研究班参加学会：肺血栓塞栓症および深部静脈血栓症の診断，治療，予防に関するガイドライン（2017年改訂版）．https://js-phlebology.jp/wp/wp-content/uploads/2019/03/JCS2017_ito_h.pdf（2022/6/28アクセス）
2. Matthay MA：Severe sepsis-a new treatment with both anticoagulant and antiinflammatory properties. N Engl J Med 2001；344：759-762.
3. Lemery R, Soucie L, Martin B, et al：Human study of biatrial electrical coupling：determinants of endocardial septal activation and conduction over interatrial connections. Circulation 2004；110：2083-2089.
4. Fox EA, Kahn SR：The relationship between inflammation and venous thrombosis. A systematic review of clinical studies. Thromb Haemost 2005；94：62-65.
5. Kristopher Maday K, Hur JB, Harrelson P, et al：Deep vein thrombosis：History and evolution of treatment. The Clinical Advisor 2018；May：20-32.
6. Joffe HV, Kucher N, Tapson VF, et al：Upper-extremity deep vein thrombosis：a prospective registry of 592 patients. Circulation 2004；110：1605-1611.

オペ前後のメンタルケア①

手術前の患者の不安には どんなことがある？

牧野夏子

　手術（オペ）とは、用手的、観血的あるいは内視鏡的に臓器や組織を摘出・切除・切断・再建・形成・移植する治療法および血管内手術の総称です。

　周手術期とは、オペ前後の期間（オペの実施が決定されたときから手術が終了して退院し外来通院に至る一連の期）のことで、手術前期、手術期、手術後期の３つに区分されます。

　手術前期とはオペが決定したときから手術室に搬送されるまでの時期、手術期とはオペ室に入室したときから術後回復室に移送されるまでの時期、手術後期とは術後回復室に入室したときから回復し社会復帰するまでの時期を示します。

オペ前は不安の程度をアセスメントすることが重要

　オペ前と呼ばれる手術前期において、患者の心理は「不安」として取り扱われることが多いです。不安とは、自己の将来に起こりそうな危険や苦痛の可能性を感じて生じる不快な情動現象などと定義されることが多いですが、一概に不安といってもさまざまです。本当に患者が不安かどうか、「不安で仕方ない」という言葉だけではなく、不安の程度（表1）について、患者の全体をとらえてアセスメントをする必要があります。

　軽度の不安では緊張感は高まっているものの、問題解決能力が増しています。そのため、通常よりも学習能力が高まるといったよい影響もあります。しかし、不安の程度が高度になると頻脈や頭痛、めまいなどの身体症状を呈することから健康障害につながり、オペ後の回復に影響することもあります。普段、何気なく患者に確認している「眠れましたか？」という問いかけは、不安の程度を確認する重要なポイントです。不安の程度をアセスメントすることによって、早期に介入すべきか判断します。

表1　不安の程度別にみた人の反応

不安の程度	軽度	中等度	高度	非常に高度
知覚・認知	●知覚や認知能力が高まる ●集中力が増す	●知覚する範囲がいくらか狭くなるが、問題状況に対しては注意力が高まる ●問題に関連する情報に対しては集中力が高まる	●知覚する範囲が非常に狭くなる ●目の前の状況を明確に把握できない	●現実的な状況把握ができない ●ささいなことをおおげさに考えたりする
学習	●学習能力が高まる ●問題解決能力が高まる	●学習能力が高まる	●学習は困難である	●学習はできない
行動	●何度も質問する ●関心を向けてもらいたがる	●震える ●困惑する ●落ち着かない ●多弁になる	●強い緊張感 ●物事に確信がもてない ●目的のない行動	●ひどく震える ●行動できない ●意思の伝達ができない ●知性に欠ける
生理的反応	●変化なし	●心拍数や呼吸数の増加 ●筋緊張 ●発汗 ●頻尿 ●不眠	●頻脈 ●過呼吸 ●頻尿 ●悪心 ●頭痛 ●めまい ●不眠	●呼吸困難 ●顔面蒼白 ●失禁 ●嘔吐 ●不眠

不安への援助は、不安の要因を取り除くこと

　　不安の程度について、患者の反応や行動に変化がないか観察しアセスメントします。不安が高度であると判断された場合には、不安を引き起こしている事柄を取り除くことや、不安を緩和させている事柄を強めることが必要となります。患者の不安のなかには、手術そのものへの不安や麻酔への不安など取り除くことが難しいものもありますが、家族とのおだやかな時間を過ごすことで緩和することができる場合もあります。また、過去のオペ経験による痛みから術後の疼痛に対して不安を抱えている場合には、術式やオペ後の鎮静薬などが変化していることを医師や薬剤師、看護師から説明することで不安を取り除くことができます。

表2　オペ前の不安の要因	
不安の素因	● 手術そのものへの不安 ● 未知の体験への不安 ● 麻酔への不安 ● 術後の身体的苦痛への不安 ● 術後の状態や回復過程への不安 ● ボディイメージの変化への不安 ● 予後への不安 ● 経済的な不安
不安に影響する要因	● 性別 ● 過去のオペ歴 ● 疾患、術式 ● 情報量

村川由加理，池松裕子：我が国における術前不安の素因と影響要因および看護援助に関する文献考察．日本クリティカルケア看護学会誌 2011；7：43-50．を参考に作成

　患者の不安はさまざまな報告[1]がされていますので、事前に患者の不安を推測することも可能でしょう（表2）。不安は患者個々に内在しているため、オペ前から患者の気がかりや不快に思っていることを話してもらい、不安を表在化し把握することが重要です。

引用文献

1.　村川由加理，池松裕子：我が国における術前不安の素因と影響要因および看護援助に関する文献考察．日本クリティカルケア看護学会誌 2011；7：43-50．

オペまでの過程を考慮してかかわりをもつ

牧野夏子

患者が手術（オペ）を受けるとき、がんの場合にはTNM分類や進行度によってオペまでの過程が変化します。緊急の心筋梗塞や外傷等によるショックの場合には生命危機があるため、オペまでの時間が切迫しており、一刻も早くオペすることが重視されます。

オペに臨むまでの過程を考慮したかかわり

大手術の場合は侵襲が大きいため、術後ICUに入室し全身管理が行われることが多いです。術後のメンタルケアには疼痛や睡眠の程度、せん妄の発症や集中治療後症候群（post intensive care syndrome：PICS）などさまざまな要因や影響があります（オペ前後でのメンタルケア③〈p.203〉参照）が、オペに臨むまでの過程を考慮したかかわりも重要です。

がんのオペでは、オペ前に化学療法や放射線療法を行い、がんが縮小し、やっとの思いで手術に臨むことが可能となった患者と、初回治療としてオペに臨み、その後の病理検査の結果によってオペ後に化学療法や放射線療法が必要と判断される患者がいます。患者のオペに対する思いは、この過程によりまったく異なります。特に、オペ前に化学療法や放射線療法を行っていた患者にとって、オペはがん組織を切除するという期待が大きいです。また、患者自身が自分の病気とつきあい治療を継続しているため、覚悟をもって手術を行います。その分、全身状態への影響は大きいため術後合併症には留意が必要ですが、メンタルケアという点においては患者の意欲を維持することが重要でしょう。

逆に、オペが第一選択の場合にはがんが進行していない場合や告知から間もない場合が多いです。がんという病を受け入れられていない場合も考えられます。さらに、オペ後も病理結果まで時間を要することから、術後の方向性が未定であるという不確かさは患者のメンタルに大きく影響するでしょう。

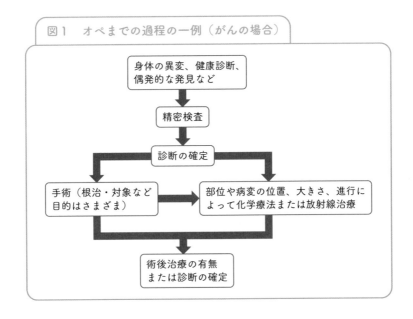

図1　オペまでの過程の一例（がんの場合）

身体の異変、健康診断、偶発的な発見など

↓

精密検査

↓

診断の確定

↓

手術（根治・対象など目的はさまざま）

部位や病変の位置、大きさ、進行によって化学療法または放射線治療

↓

術後治療の有無または診断の確定

　このように、オペまでの過程（図1）を考慮することでかかわり方も変化します。

緊急オペは患者の反応と現状認知をアセスメントしてかかわる

　ICUに入室する患者は定期オペばかりではありません。院内急変や院外受傷による緊急オペの場合もあります。このような緊急時において、患者は予備的な対処方法をもっていません。そのため、オペ前も否認などの情動的反応だけではなく、退行といった行動的反応を示します。これは防御機制といい、人が不快な状況や緊張・不安を引き起こすような情動に対して、自分の心が傷つかないよう自己を守るために働く自我の機能です。**不健康な防御機制**（表1）の場合には、患者の反応をアセスメントしたうえでメンタルケアを行うことが重要です。患者の身の安全を保障し安心感をもたらすことで、身体的な苦痛を緩和しましょう。生理的なニーズを充足させることや、サポートシステムを強化することも効果的です。

　緊急オペでは、患者は現状認知が難しい場合も多いです。意識障害や低酸素血症、循環動態が不安定であり、家族に代理意思決定を委ねていることも少なくありません。そのため、オペ後は患者がなぜこのような状況にあるのかていねいに説明することが必要です。また、その説明時期については、患者の危機やストレス反応をアセスメントしたうえで適切に行うことが重要です。

表1　不健康な防御機制

不健康な防御機制は、困難な状況に対して記憶喪失のようになったり、無意識的に自分の行動を変えて対応するため健康的ではないとみなされるものをいう

● 分離：人のアイデンティティの観念が一時的であるが徹底的に修正されること。人がその人の行動からまったく引き離されたようにみえる状態
● 反動形成：自分が認めることのできない態度や行動を抑圧し、それと正反対の態度や行動を無意識的にとること
● 置き換え：抑圧された情動を、本来の対象から、より脅威が少なく、より受け入れやすい代替物へと転換したり、置き換えたりすること
● 抑圧：意識することが苦痛で、受け入れがたい感情や欲求などを無意識下で追いやること
● 退行：より低いレベルの発達段階に逆戻りすること
● 否認：自我が耐えられないような不快な現実を認めることを拒否して、自分の安全を図ろうとすること

小島操子：Ⅲ章 医療の場で危機を引き起こす要因. 看護における危機理論・危機介入第4版. 金芳堂, 京都, 2018：42-44. より改変して転載

オペ前後のメンタルケア③

オペ後のメンタルケアに影響する要因って？

牧野夏子

侵襲を受けたオペ後の患者のメンタルケアは、身体的苦痛や環境などが影響します。メンタルケアに影響する要因を適切にアセスメントしケアすることが重要です。さらに、**集中治療後症候群（PICS）**を考慮した視点をもち、かかわることが求められます。

疼痛管理が基本

オペによる身体的苦痛は、組織損傷に関連する疼痛や神経痛、搔痒感、気管挿管や各種モニター装着による苦痛や拘束感、感染による発熱や倦怠感、不眠

表1 痛みの種類と部位・性質のアセスメント

	体性痛	内臓痛	神経障害性疼痛
部位	局在性が明確	局在性が不明確 関連痛では離れた部位に出現	神経分布に沿っている
性質	うずくような	鈍痛 重苦しい	持続的：しびれるような・しめつけるような 発作的：電気が走るような・刺すような
その他の特徴	骨痛では体動時・叩打時に増強 NSAIDsが奏効	オピオイドが奏効	オピオイド・NSAIDsが効きにくい鎮痛補助薬を併用
主な原因	骨転移・皮膚転移・炎症など	実質臓器・管腔　臓器の腫瘍	脊椎転移により脊髄圧迫、膵腫瘍による腹腔神経叢障害、パンコースト肺腫瘍による腕神経叢障害など

高橋美賀子：痛みの専門的アセスメントと看護．熊澤孝朗 監修・編，痛みのケア 慢性痛，がん性疼痛へのアプローチ．照林社，東京，2006：196.

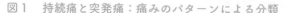

図1 持続痛と突発痛：痛みのパターンによる分類

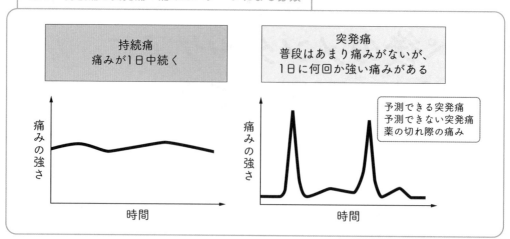

持続痛
痛みが1日中続く

突発痛
普段はあまり痛みがないが、
1日に何回か強い痛みがある

予測できる突発痛
予測できない突発痛
薬の切れ際の痛み

痛みの強さ

時間

痛みの強さ

時間

山本亮：がんの痛みを理解する．エキスパートナース編集部 編，ナースだからできる疼痛マネジメント．照林社，東京，2011：5．

などさまざまな症状が複雑に存在しています。身体的苦痛はメンタルケアに大きく影響します。身体的苦痛を取り除くことで、メンタルケアにつながることも多いです。特に、疼痛は身体的苦痛のなかでも患者の苦痛が強いため緩和させることが重要です。疼痛の種類（表1）や痛みのパターン（図1）を把握したうえで、患者の訴えや表情、疼痛により出現する生体反応を総合的にアセスメントしましょう。特に、意図的な体動に伴って生じる痛みは予測可能であり対応ができます。体性痛であれば歩行や立位、内臓痛であれば排泄や嚥下、咳嗽などがトリガーとして挙げられます。動作指導や鎮痛薬の使用などで患者の苦痛緩和につなげることができるでしょう。

　また、患者が痛みを自己申告できる場合は、**Numerical Rating Scale（NRS）やフェイススケール**、挿管中や意思疎通が困難な場合は**Critical-care Pain Observation Tool**（**CPOT**、表2）などを用いることも有用です。なお、ICU後に疼痛が慢性化する可能性についても、病棟に引き継ぐことが重要です。

PICSの理解を深める

　ICU在室中あるいは退室後、さらには退院後に患者のQOLが低下していることが問題視され、PICSが重要視されています。PICSとは、重症疾患後に、退院後も持続する身体機能、認知機能、メンタルヘルスの障害とされています（図2）。ICU退室1年後の患者は、何らかのメンタルヘルスの問題を抱えていることや、緊急入院のほうがPTSDのリスクが高いことが示唆されています[1]。これ

表2　CPOT（Critical-care Pain Observation Tool）

項目	説明	スコア	
表情	緊張なし	リラックス	0
	しかめる、眉間のしわ、こわばる、筋肉の緊張	緊張	1
	上記に加えて、強く眼を閉じている	顔をゆがめる	2
体の動き	動かない	動きなし	0
	ゆっくり慎重な動き、痛いところを触ったり、さすったりする	抵抗	1
	チューブを引き抜く、突然立ち上がる、身体を動かす、命令に応じず攻撃的、ベッドから降りようとする	落ち着きなし	2
人工呼吸器との同調（挿管患者） ------または------ 発声（挿管していない患者）	アラームがなく、容易に換気	同調	0
	アラームがあるが、止んだりもする	バッキングはあるが同調	1
	非同期：換気がうまくできない、アラーム頻繁	ファイティング	2
	通常のトーンで会話	通常の会話	0
	ため息、うめき声	ため息、うめき声	1
	泣きわめく、すすり泣く	泣きわめく	2
筋緊張	受動態菜動きに抵抗なす	リラックス	0
	受動的な動きに抵抗あり	緊張、硬直	1
	受動的な動きに強い抵抗あり、屈曲・伸展できない	強い緊張または硬直	2

Part 2 重症集中ケアの知恵袋

図2　PICS概念図

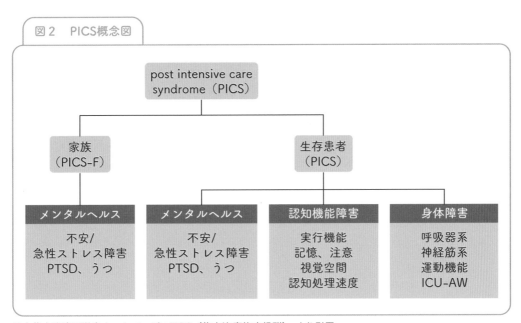

日本集中治療医学会ホームページ：PICS（集中治療後症候群）．より引用

オペ前後のメンタルケア　205

らのことを念頭に置き、かかわることが重要です。

オペに伴う機能障害やボディイメージの変容に目を向ける

　　オペによるメンタルケアに影響を与える要因の一つが、麻痺や切断などによる機能障害、ストーマや膀胱瘻、熱傷創などのボディイメージの変容です。オペにより新たな機能障害が生じることで生活や仕事を変更しなければならないこともあります。ボディイメージの変容は、その人の価値観や行動にも影響することがあるため、早期からの介入が必要です。排泄機能の変化は患者の生活に大きく影響します。受容の段階をふまえつつ、自立を促すことは容易ではありません。専門家であるリソースナースや精神科等へ相談し、患者に合わせたケアを行うことが求められます。

引用文献

1.　Unoki T, Sakuramoto H, Uemura S, et al：Prevalence of and risk factors for post-intensive care syndrome：Multicenter study of patients living at home after treatment in 12 Japanese intensive care units, SMAP-HoPe study. PLoS ONE 2021；16：e0252167.
2.　日本緩和医療学会緩和医療ガイドライン作成委員会 編：がん疼痛の薬物療法に関するガイドライン2020年版．金原出版，東京，2020
3.　日本集中治療医学会ホームページ：PICS（集中治療後症候群）．https://www.jsicm.org/provider/pics/pics01.html（2022/6/28アクセス）

栄養管理①

重症集中ケア領域における侵襲と栄養の関係って？

清水孝宏

侵襲後の経過と代謝相変化

　外傷や敗血症、広範囲熱傷を例にした侵襲後の経過と代謝相変化を図1に示します。侵襲を受けた体は傷害期、転換期、同化期、脂肪蓄積期という経過で回復していきます。注目すべきは、グラフに示されたエネルギー消費量・基礎代謝率の上昇です。傷害期には異化の亢進とエネルギー供給が増加します。これは、自身の体タンパク（骨格筋）や脂肪をそれぞれ糖に変換しエネルギーを供給するシステムで、糖新生ともいいます。異化の亢進とエネルギー供給は体の素材を用いてエネルギーを産生するため、内因性エネルギーの供給といいます。

　一方、外因性エネルギーの供給とは体の外から補給するエネルギーのことです。

図1　侵襲後の経過と代謝相変化

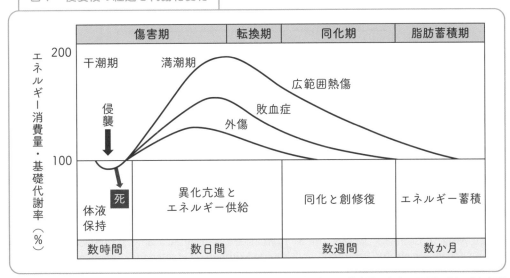

小林国男：侵襲と生体反応．日本救急医学会 監修，標準救急医学 第3版．医学書院，東京，2002：28．より転載

侵襲時には侵襲の大小により内因性エネルギーが供給されています。この内因性エネルギーの供給を考えながら外因性エネルギーを補給することになります。つまり、外因性エネルギーは多すぎても少なすぎても都合が悪いため、患者の全身状態や各種データなどを勘案しながら調整します。

低栄養と栄養障害（図2）

栄養を何かしらの原因により体に取り込めず、栄養状態が悪化していくことを低栄養といいます。食べる物がなくて起こる飢餓状態がその代表的な例です。短腸症候群のような、消化器疾患で消化吸収過程に問題がある場合も低栄養に陥ります。このような低栄養では、食事が再開されることや、消化管の消化・吸収能力の改善ですみやかに栄養状態は改善します。

一方、栄養障害の多くは炎症が関連しています。この炎症が代謝を亢進させ、二次的に低栄養に陥っています。この炎症は、急性炎症と慢性炎症に分けられ、前者がサルコペニアやリウマチ、がんなどで、後者が外傷や敗血症、広範囲熱傷などです。つまり、栄養障害による低栄養の改善には炎症のコントロールが必要であり、低栄養との大きな違いになります。

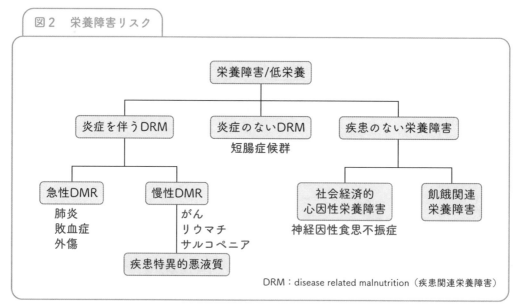

図2　栄養障害リスク

DRM：disease related malnutrition（疾患関連栄養障害）

Jane V White JV, Guenter P, Jensen G, et al：Consensus statement: Academy of Nutrition and Dietetics and American Society for Parenteral and Enteral Nutrition: characteristics recommended for the identification and documentation of adult malnutrition (undernutrition). JPEN J Parenter Enteral Nutr 2012；36：275-283.

重症患者への栄養療法の意義

　重症患者への栄養療法を行う重要な意義は大きく分けて２つあります。１つめは感染性合併症の予防です。小腸粘膜下層に存在するパイエル板などは腸管関連リンパ組織といわれ、好中球やマクロファージ、免疫グロブリンの産生に深く関与しています。消化管粘膜は侵襲によりダメージを受けやすい臓器です。ダメージを受けた消化管粘膜は透過性が亢進し細菌などが通過しやすくなると考えられています。消化管粘膜の透過性亢進による細菌などの通過と、それによる新たな感染をバクテリアル・トランスロケーションといいます。24〜48時間以内に経腸栄養を開始することで、ダメージを受けた消化管の透過性が改善し、バクテリアル・トランスロケーションを予防、つまり感染性合併症の予防につながると考えられています。また、重症な病態が改善し、先述した侵襲後の経過と代謝相変化における転換期以降の同化期や脂肪蓄積期がスムーズに行われるよう消化管のコンディションを整えておくことが、重症患者への栄養療法を行うもう一つの意義になります。

引用文献

1. 小林国男：侵襲と生体反応．日本救急医学会 監修，標準救急医学．医学書院，東京，1994：16-25．
2. White JV, Guenter P, Jensen G, et al：Consensus statement: Academy of Nutrition and Dietetics and American Society for Parenteral and Enteral Nutrition: characteristics recommended for the identification and documentation of adult malnutrition (undernutrition). JPEN J Parenter Enteral Nutr 2012；36：275-283.

栄養管理①〜④ 参考文献

1. 日本集中治療医学会重症患者の栄養管理ガイドライン作成委員会：日本版重症患者の栄養療法ガイドライン．日本集中治療医学会誌 2016；23：185-281.

栄養管理②

投与する栄養の設計って どう算出するの？

清水孝宏

投与水分量の設計

　経腸・静脈いずれの栄養投与でも、必ず同時に水分を投与することになります。基本的な水分投与の考え方を理解しておきましょう。

　基本的な投与水分の考え方として、**患者の体重に30を乗じた量**が1日に最低限必要な投与水分量となります。例えば、50kgの患者であれば1500mLが1日に必要な水分量です。この水分量をめやすに尿量、脱水症状、体重変化、体温や電解質の推移などを勘案しながら投与水分量を調整します（図1）。なお、患者の体重はBMI（body mass index）を算出し、正常範囲内であれば実体重を採用し、正常範囲外であれば標準体重で計算します。

投与カロリー設計と各栄養素配分

　投与カロリーを算出するには、投与水分量でも計算するBMIを計算します。BMIが正常範囲内であれば実体重を採用し、正常範囲外であれば標準体重を採

図1　1日の投与水分量算出方法

1日の必要水分投与量＝体重の30乗

●体重50kgの患者の場合
　50（kg）の30乗

1日の水分投与量
↓
1500mL

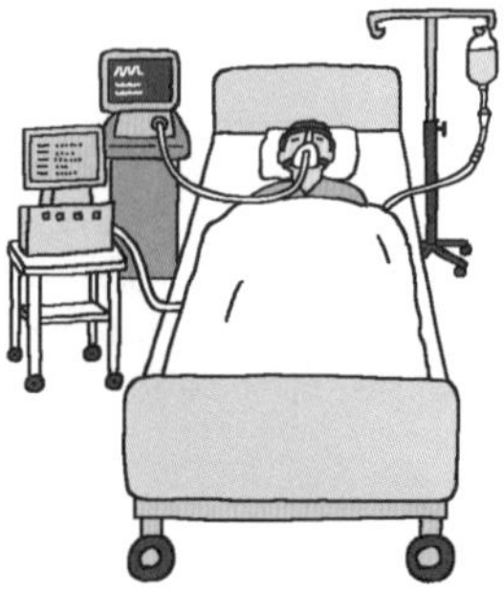

図2　1日の目標投与カロリー算出方法

1日の必要水分投与量＝体重の30乗

●（例）身長160cm、体重50kgの患者の場合
　＝BMI 19.5
　　BMIは正常範囲内（普通体重）なので
　　　50（kg）の25乗

1日の目標投与カロリー
↓
1250kcal

BMI	
18.5未満	低体重（やせ）
18.5～25未満	普通体重
25～30未満	肥満1度
30～35未満	肥満2度
35～40未満	肥満3度
40以上	肥満4度

用します。いずれかの体重に25を乗じた量が1日に目標とするカロリーとなります。例えば身長160cm、体重50kgだとBMIは19.5になります。BMIは18.5～25未満が正常範囲内（普通体重）となります。BMI 19.5は正常範囲内になりますので、実体重50kgに25kcalを乗じると1250kcalが算出されます。この1250kcalが1日の目標投与カロリーとなります（図2）。

栄養素の配分

　日本人の食事摂取基準では、おおむね炭水化物60％、脂質20％、タンパク質20％の割合で栄養素が配分されています。例えば1250kcalであれば、炭水化物750kcal（187.5g）、脂質250kcal（27.7g）、タンパク質250kcal（62.5g）という配分になります。それぞれの栄養素をg（グラム）で換算すると、炭水化物は1gで4kcal、脂質は1gで9kcal、タンパク質は1gで4kcalのため、カッコ内のg（グラム）となります。タンパク質に関しては、体重あたり何グラムという表現を用いることが多くあります。例えば50kgでタンパク質62.5gを投与すると、投与タンパク量は1.25g/kg/日となります。

清水孝宏

栄養管理③

経腸栄養と合併症の対策は？

半消化態・消化態・成分栄養

　経腸栄養剤は、半消化態栄養剤と消化態栄養剤、成分栄養剤に分けられます。それぞれの違いは窒素源の違いです。窒素源というとわかりにくいのですが、タンパク質はアミノ酸の塊です。これを分解すると、アミノ酸が2〜3個の塊になった状態を、それぞれジペプチド、トリペプチドといい、1つになった状態がアミノ酸です。タンパク質をそのまま投与するのが半消化態栄養剤で、ペプチドまで分解されたかたちで投与するのが消化態栄養剤、アミノ酸まで分解されているのが成分栄養剤です。タンパク質は、胃酸や膵液によりペプチドまで分解され小腸で吸収されます。つまり、半消化態栄養剤よりも消化過程が少ないのが消化態栄養剤や成分栄養剤です。

起こりやすい合併症と対策

　経腸栄養実施中の代表的な合併症に下痢や嘔吐があります。ショックなどの循環変動が起きた場合、脳や心臓など優先順位の高い臓器に血流が集まります。その一方で、皮膚や消化管などは虚血が起こりやすい臓器です。一度虚血に陥った臓器は、血管内皮細胞の障害や微小循環障害が起こります。栄養を吸収する小腸は約6mと体の中で最も長い臓器であり、内側を広げるとテニスコート4分の1の面積に及びます。この部分がダメージを受ければ下痢が起こることも容易に想像がつきます。経腸栄養中の下痢は、ある程度許容すべき合併症ととらえる必要があります。そのうえで、経腸栄養ポンプを用いて持続投与にすることや、消化態や成分栄養剤への切り替え、シンバイオティクスの使用、下痢が起きやすい薬剤を避けること、クロストリジウム関連腸炎の精査と治療などの下痢対策を講じることが重要です。

栄養管理④

静脈栄養の種類は何がある？

清水孝宏

末梢静脈栄養と中心静脈栄養

　静脈栄養は、上肢の体表から目視可能な皮静脈から行われる末梢静脈栄養と、内頸静脈や鎖骨下静脈、大腿静脈などの中枢側の太い血管に直接アクセスする中心静脈栄養があります。末梢静脈は1〜2週間と短い期間の栄養管理に用いられ、2週間以上と長期に及ぶ栄養管理については中心静脈栄養が適しています。

　静脈栄養に用いられる栄養剤は、エルネオパ®NF1号・2号やフルカリック®1号・2号といった中心静脈専用の栄養剤があります。これら中心静脈専用の栄養剤は末梢静脈に投与すると濃度が高いため、血管痛や静脈炎を起こす可能性があります。末梢の尺側皮静脈、橈側皮静脈、肘正中皮静脈などから上大静脈までカテーテルを挿入する、末梢挿入式中心静脈カテーテル（peripherally inserted central venous catheter：PICC）は特定行為研修を修了した看護師が挿入できるため、近年では使用の機会が増えています。

静脈栄養の合併症予防

　静脈栄養の合併症として、特に中心静脈栄養で起こりやすいものとして、血管内留置カテーテル関連感染（catheter related blood stream infection：CRBSI）があります。カテーテル挿入時にマスク、帽子、滅菌手袋、滅菌ガウン、大型の滅菌ドレープを使用するマキシマルバリアプリコーションや、輸液ルートからの薬剤注入時の側管注は消毒、輸液ルートの交換ルールの徹底などの感染予防策の実施が重要です。その他、静脈栄養ではグルコースを直接静脈内に投与するため、高血糖がしばしば問題となります。高血糖の持続は、感染性合併症のリスクとなります。そのため、インスリンを用いて血糖値を140〜180g/dL以内にコントロールすることが重要です。

花山昌浩

排便コントロール/留置ドレナージ①

観察ポイントを抑えて
トラブルを未然に防ぐ

便失禁管理システムとは

　　ICU入室患者は、循環動態の変動による腸管虚血や鎮静薬の影響、活動低下や低栄養状態などにより排便コントロールが困難な状態にあります。便失禁は、皮膚損傷の問題だけでなく、細菌による院内感染の拡大や死亡リスクの上昇、入院期間延長の可能性、肛門周囲の創への汚染、ルート感染の助長など、さまざまなデメリットが挙げられます。そこで、便失禁管理システム（図1）を用いて効果的に便を回収することで、皮膚損傷や感染リスクを予防することが可能となります。

肛門周囲の観察

　　挿入部である肛門部周辺の観察は、報告の多い有害事象である漏れや肛門部の裂傷・潰瘍などの異常がないか確認するため重要となります。便失禁管理システムを挿入している患者の多くが、肛門部付近の皮膚に何らかの原因で炎症

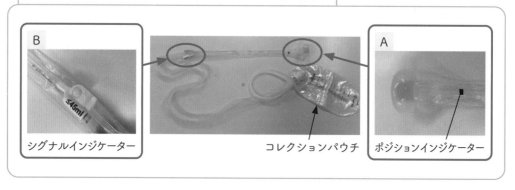

図1　便失禁管理システム（フレキシシール® SIGNAL）

B　シグナルインジケーター

コレクションパウチ

A　ポジションインジケーター

や皮膚損傷があるため、肛門周囲の皮膚が清潔に保たれているかどうかの確認や、裂傷や出血などが発生していないかなどの観察を行う必要があります。必要に応じて肛門周囲の洗浄や皮膚保護剤を使用します。異常を発見した場合には、すぐに医師に報告します。

インジケーターラインの位置

フレキシシール®SIGNALには、肛門挿入部付近にポジションインジケーターライン（図1A）があります。挿入時に、患者の肛門からポジションインジケーターラインまでの長さを確認してスタッフ間で共有しておくことが重要です。患者の移動時や体位変換実施後に挿入時と同じ長さであるか、ラインが正中に保たれているかなどを確認することで、トラブルの早期発見につなげることが可能になります。

ドレーンチューブのねじれや圧迫の有無、パウチ位置の確認

ドレーンチューブは柔軟性に富んだ素材でできているため、体位変換の際にねじれが生じたり、おむつ装着時にテープを強固に装着することでドレーンの屈曲や閉塞をきたす可能性があります。そのため、体位変換後にドレーンチューブのねじれがあれば解放することを忘れずに行うことや、おむつ装着についてもドレーンの閉塞をきたさない強さで固定（もしくはopenで管理）することが必要となります。

便の量と性状

便失禁管理システムで管理可能な便の性状は、**ブリストル便性状スケール**のタイプ6〜7（泥状便〜水様便）です（表1）。便性状が水様もしくは泥状から硬化して、肛門周囲の創や皮膚損傷の改善などがあれば、抜去のタイミングを医師と協議する必要があります。また、創保護の目的で導入している場合、便が硬化しているとドレーン内で便が停滞して閉塞する可能性があるため、便性コントロールについて医師と相談する必要があります。

表1　ブリストル便性状スケール

タイプ		形状	
タイプ1	コロコロ便 （脱兎弁）	コロコロした硬い塊の便	
タイプ2	硬い便	短く固まったソーセージのような硬い便	
タイプ3	やや硬い便	水分が少なくひび割れがあるソーセージのような便	
タイプ4	普通便	表面が滑らかで適度な柔らかさの便	
タイプ5	軟便	はっきりとした境界はあるが、水分が多く非常にやわらかい半固形の便	
タイプ6	泥状便	形のない不定形の泥のような便	
タイプ7	水様便	水様で固形のない液体状の便	

タイプ6・7は便失禁管理システムで管理可能な便性状

O'Donnell LJ, Virjee J, Heaton KW : Detection of pseudodiarrhoea by simple clinical assessment of intestinal transit rate. BMJ 1990 ; 300 : 439-440.

排便コントロール/留置ドレナージ②

「便漏れ」と「自然抜去」への対策は？

花山昌浩

便漏れの原因と予防

　便失禁管理システムを導入するうえで、有害事象として報告されることの一つに便漏れがあります。便漏れの原因としては、①ドレーン位置のずれ、②おむつや外的な圧迫、ドレーン屈曲などによるドレーンの閉塞、③宿便や硬便に伴う入口の閉塞、④肛門括約筋の働きが十分ではない、などがあります。そのため、必要時にはドレーン内のミルキングや洗浄を実施します。ミルキングや洗浄を実施しても便漏れが継続するようであれば、一度便失禁管理システムを抜去して宿便の有無を確認することや、チューブ内に閉塞がないか確認することが必要です。また、肛門括約筋の働きが十分ではないと判断した場合には、バルーンの注入水量を減らして（例えば、45mL→35mL程度）低圧にすることで、直腸内の密着を図ることができ、漏れ予防につながります。

防ぎきれない便漏れへの対策

　予防を重ねても便漏れを防ぎきれず、殿部周辺の皮膚が汚染されることがあります。そのため、予防的に殿部に撥水効果のある皮膚保護クリーム（白色ワセリンなど）を塗布することも予防の一つではありますが、便漏れの量が多いと排泄ごとに塗布したクリームが脱落してしまい、皮膚への化学的刺激を予防できません。そのため、簡易的に失禁用専用綿や綿球などを肛門周辺のドレーンに巻き付ける方法（図1）や、滲出液があるびらん面に粉状皮膚保護剤を散布した後に撥水クリームや保護オイルを3mm程度の厚さで塗布することで、緩衝作用や刺激の緩和を期待することができます。

図1　失禁用専用綿を使用した便漏れ予防

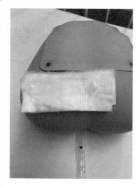 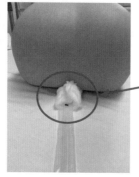

肛門部に密着するように設置することで、便漏れによる皮膚汚染が回避される

表1　肛門とポジションインジケーターラインの位置とトラブルの関係

ポジションインジケーターラインの位置が挿入時より肛門近くの方向にずれた場合	ポジションインジケーターラインの位置が挿入時より肛門から離れた方向へずれた場合
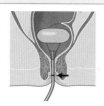	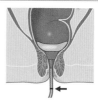
バルーンが直腸内部に移動して直腸底部との間に隙間が生じ、便漏れが出現する可能性がある。発見した場合には、挿入時の位置までポジションインジケーターラインをゆっくり引っ張りながら戻していくことで、適切な位置に留置することが可能となる	直腸底部に予定以上の圧力がかかってしまうことでバルーンが抜去してしまう可能性や、肛門圧迫による潰瘍形成や肛門痛が出現する可能性がある。シリコンチューブに異常な伸展がないかなどを確認する

自然抜去をみつけてもバルーンの水量を過度に増やさない

　便漏れ同様に、自然抜去も臨床ではよくみるトラブルの一つです。ドレーンの自然抜去は、ドレーン閉塞やドレーンへの過度な伸展だけでなく、いきみなどが原因で腹圧上昇をしてしまい抜去することもあります。自然抜去を予防するためにバルーンの水量を増やして対応しようとする場面をみかけますが、適正量以上にバルーンに水を入れると破損や不快感がさらに上昇して、いきみや腹圧上昇、不穏状態など、さらなるトラブルを引き起こす可能性があるため控える必要があります（表1）。

睡眠ケア（活動と休息）

睡眠がとれているように見えても、しっかりとした睡眠を得られているわけではない

木村保美

集中治療中の患者の睡眠障害は、せん妄の要因の一つとして注目されています。しかし、睡眠障害の原因となる音や光に対するケアについては、エビデンスが明らかとなっていません。ここでは、患者の睡眠のケアについて考えていきたいと思います。

睡眠がとれているようで、とれていない

患者が寝ているという状況を「目をつぶっている」「静かにしている」など看護師の主観で判断していませんか？　しかし実際には、患者からの返答は「あまり寝られなかった」ということが多く、「寝ていたようですが、本人は寝ていないと言っています。わからなかったのかな？」などという申し送りを聞くことがあります。患者の睡眠状況は患者にしかわかりません。事実、回復後の患者から「あのときは怖い夢ばかり見て、起きていたか寝ていたかわからなかった」と表現されたことがあります。静かにしているからといって、患者は「睡眠がとれている」と過信せず、休める環境を提供できるよう工夫することが大切です。

患者の睡眠環境を整える（図1）

①音について

集中治療室内は、モニターアラームや医療機器の音、看護師どうしの話し声や他患者との会話といったコミュニケーションにかかわる音、吸引や排泄介助に伴う音など、さまざまな音があります。これらの音に関するケアとして、例えばモニターアラームなどを消音にすることはできません。しかし、患者の状態変化を早期に見きわめるフィジカルアセスメント能力を生かすことや、薬剤がなくなる前に準備し、すみやかに対応することで音を最小限にすることはできます。看護師間のコミュニケーションにかかわる音は、最小限にすることが

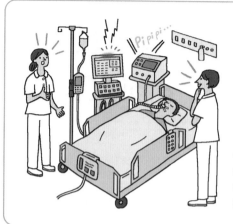

図1　集中治療中の患者を取り巻く環境（イメージ）

モニターやポンプからの音、モニターからの光や看護師と患者、看護師どうしの会話など、集中治療室にはさまざまな音や光がある

できます。「ほんの少し」と思った声でも、大きく聞こえることもありますので注意しましょう。

②光について

集中治療室内での光には、心電図モニターの明るさや輸液ポンプ等の作動確認ランプ、人工呼吸器のグラフィック、電子カルテの画面など、さまざまなものがあります。これらの光も患者の睡眠に影響を与える要因ですが、患者管理のために必要な機器などから発せられる光であるため、遮断することが難しいのが現状です。

③環境の調整

患者の睡眠に影響する因子として、日常生活と違う環境や、日光の刺激がないため昼夜の区別がつきにくいなどが挙げられます。環境に関しては、慣れない環境周囲の状況がわかりにくいため、わかりやすくなるよう日中などの明るいうちに説明を行うことが重要です。また、勤務交代時の挨拶や食事の際などに時間や場所を伝えて見当識を維持できるような声かけを行うと、環境の変化を認識することができて不安を最小限にすることにつながり、睡眠ケアにもつながります。

④治療的な側面

患者が入眠できない場合は、医師と相談して薬剤の使用も考慮していく必要があります。眠れないということは不安の増強だけでなくせん妄リスクにもつながり、集中治療後の回復過程を遅延する恐れがあります。多職種協働チームへの相談やせん妄対策などと関連したかかわりが必要となります。

⑤患者へのケアについて

　バイタルサインの測定や意識レベルの確認、体位変換や吸引といったケア自体が、患者の睡眠に影響する場合もあります。これらのケアに対し、睡眠を阻害せずに行うことが重要になります。体位変換の時間の工夫としては、体圧分散できるマットレス等を使用することで時間間隔を延長することができます。血圧に関しては、持続動脈圧ラインを使用している患者は、寝ている間に血圧計を外すことも可能です。吸引のタイミングは、グラフィックモニターを活用することができます。

　何かすることが看護ではなく、最小限のケアでストレスを軽減できるような工夫を考えてみることも、睡眠ケアとして重要となります。

睡眠ケアを行って集中治療のさまざまな合併症を予防する

　睡眠ケアを行うことは、活動と休息のメリハリをつけることにつながり、早期離床につなげることができます（図2）。また、せん妄リスクを最小限にすることができます。

　睡眠ケアを積極的に行うことで、集中治療中のさまざまな合併症を予防することにつながります。

図2　睡眠ケアを行うことで休息と活動のメリハリをつける

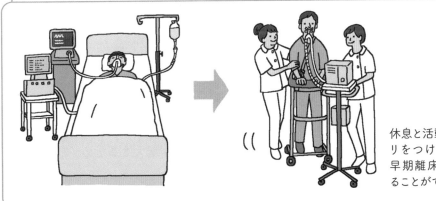

休息と活動のメリハリをつけることで、早期離床につなげることができる

参考文献

1.　山守めぐみ，春名純平：シン・睡眠 ICU患者の睡眠障害のリスク因子と介入を改めて考える．Intensive Care Nursing Review 2021；8：44-54.
2.　内野成美，三苫里香：日本の集中治療室における睡眠に関連するせん妄予防とケアの検討．日本臨床看護マネジメント学会誌 2019；1：42-47.

清潔ケア①

清潔ケアは一つの侵襲としてとらえ、事前にケアの実施が可能かどうか判断する

佐藤可奈子

ICUに入院している多くの患者は、自身でケアを行うことができないため、清潔保持を図るための看護ケアを受けます。清潔ケアは、感染予防や全身の観察、また患者にとって爽快感が得られるケアとして重要な看護ケアの一つです。しかし、場合によっては清潔ケアも患者にとっては侵襲となることを覚えておかなければなりません。

循環動態の変動

仰臥位から右側臥位へ体位交換した場合、臓器で下大静脈を圧迫し、静脈還流が減少することで血圧が低下する場合があります。また、左側臥位の場合でも、肺が心臓を圧迫することで心拍出量が減少し、血圧が低下します。心機能が低下している患者や、ショック状態で高流量の昇圧薬を使用しているような患者の場合には、清潔ケア時の体位の変化によって循環動態が変動するため注意が必要です。

呼吸状態の変動

胸水の貯留や肺炎、無気肺などがある場合、体位の変化により呼吸状態が悪化する可能性があります。また、心不全があり、起座位をとっている場合に仰臥位にしてしまうと、静脈還流が増加して心負荷が増大するため、呼吸状態が悪化する危険性があります。

疼痛の増強

清潔ケアによる体動により、創部痛やドレーン部痛の増強、挿管チューブの違和感や疼痛が増強する可能性があります。疼痛は、血圧上昇や頻脈をきたし、酸素消費量の増加によって循環動態や呼吸状態の悪化につながります。

アセスメントをしたうえで、清潔ケアが可能かどうか判断する

　　清潔ケアを行う前には、十分に全身状態のアセスメントを行います。ケアを実施することで患者の状態変化が予測される場合には、清潔ケアを中止する判断も必要となります（図1）。

　　ICUでは、新人看護師や経験年数が浅い看護師が配属されていることも多く、患者のアセスメントにばらつきが出てしまう状況があります。安全に清潔ケアを行う工夫の一つとして介入基準（表1）を設けることで、どの看護師も一定基準でケア介入をすることができます。

ルーチンに行わない

　　1日の看護スケジュールのなかで、清潔ケアは午前中に実施することが多いと思います。

　　集中治療領域では集中治療後症候群（PICS）予防の1つとして、毎日、鎮静薬を中止し患者を覚醒させることが重要となっています。鎮静薬は朝に中止することが多く、鎮静薬を中止すると交感神経が優位となり、血圧や脈拍の上昇などがみられます。鎮静薬中止後の午前中にケアをすることは、さらに酸素消費量を増大させ循環動態や呼吸状態が不安定になる恐れがあるということを考

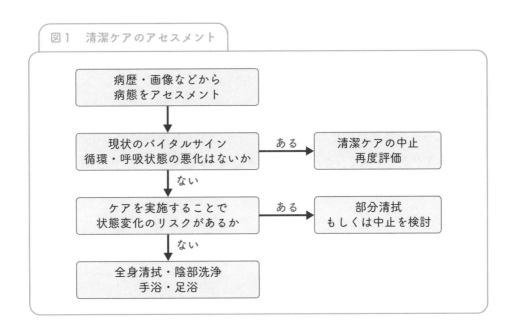

図1　清潔ケアのアセスメント

病歴・画像などから病態をアセスメント

現状のバイタルサイン　循環・呼吸状態の悪化はないか　──ある→　清潔ケアの中止　再度評価

↓ない

ケアを実施することで状態変化のリスクがあるか　──ある→　部分清拭　もしくは中止を検討

↓ない

全身清拭・陰部洗浄　手浴・足浴

表1　当院で使用しているケア介入基準項目

● 1項目でも満たしていなければケア介入の可否を慎重に判断すること

qSOFA	1点以下
NEWS	5点未満、あるいは1項目3点以上の項目がない
呼吸状態	呼吸困難感がない
	呼吸回数10回以上22回/分以下
	酸素4L/分カニューラ以下でSpO$_2$ 95％以上
	明らかなラ音や喘鳴の存在がない
循環動態	MAP 65mmHg以上
	HR 50回/分以上、あるいは120回/分以下
	新たな重症不整脈の出現がない
	24時間以内のカテコラミンの増量がない
	DVTや末梢の循環障害がない
中枢神経	GCS 15点、鎮静薬使用時はRASS−2〜+1
	頭痛、めまい、眼振、麻痺などの神経所見がない
	硬膜外麻酔の影響による下肢の神経所見がない
発熱	36℃以上38.5℃以下
疼痛・嘔気	薬剤を使用し、NRS3点以下、BPS5点以下
創状態	創部の感染徴候がない
	ドレーン排液の性状に異常がない
	出血傾向がない
精神面	著しい不穏、不安がない
	ケアや離床への拒否がない

えなくてはいけません。午前中のうちにケアを済ませなければならないという
ルーチン業務にこだわりすぎず、安全にケアを実施できるかどうかを判断し、
清潔ケアを午後に行う、もしくは部分清拭に変更するという判断が大切です。

清潔ケア②

多職種連携を図り、安全に
ケアを実施できる環境を整える

佐藤可奈子

　腹臥位療法を取り入れている場合、仰臥位から腹臥位となったときに背部や殿部の清拭を行う、リハビリテーション時に座位を取り入れているときに手浴・足浴を取り入れるなど、身体を動かす回数を少なくして、ケアによる酸素消費量を抑えた工夫が必要です。また、機器の回路交換のタイミングで全身清拭を行うなど、なるべくライン類が少ない環境下で行い、ライン類の事故抜去予防に努めます。

事前に鎮痛・鎮静状況をアセスメントし、薬剤調整を行う

　体動による痛みは、酸素消費量の増大や呼吸状態の悪化につながります。また、不穏・せん妄により患者の協力が得られなくなり、必要なライン類の事故抜去につながってしまう危険性があります。

　清潔ケアを行う前に、痛みの評価（表1）を行い（オペ前後のメンタルケア③〈p.204〉参照）、事前に十分な鎮痛をすることで、患者に苦痛を与えないような環境を整えることが必要です。

多職種連携を行い、役割分担を徹底する

　清潔ケア実施時に患者を側臥位にしたとき、患者の顔側に位置する看護師は常に患者の状態を把握し、患者管理に徹します。もう1人の看護師は清潔ケアの実施や皮膚の観察を行うようにします。ケア中は、常にモニターのパラメータを観察し、不整脈の出現やSpO_2（経皮的動脈血酸素飽和度）の変化などといった循環動態や呼吸状態に異常がないか把握し、異常の早期発見に努めていきます。

　心電図やSpO_2以外にも、$ScvO_2$（中心静脈血酸素飽和度）は酸素の供給バランスを考える指標となるため、変化を観察することは重要です。また、チュー

表1　痛みの評価：Behavioral Pain Scale（BPS）

- 自己申告が不可能な患者に使用
- 痛み対策の目標はBPS5以下

項目	説明	スコア
表情	おだやかな	1
	一部硬い（例：眉が下がっている）	2
	まったく硬い（例：瞼を閉じている）	3
	しかめ面	4
上肢	まったく動かない	1
	一部曲げている	2
	指を完全に曲げている	3
	ずっと引っ込めている	4
人工呼吸器との同調	同調している	1
	ときに咳嗽、大部分は人工呼吸器に同調している	2
	人工呼吸器とファイティング	3
	人工呼吸器の調整がきかない	4

Payen JF, Bru O, Bosson JL, et al：Assessing pain in critically ill sedated patients by using a behavioral pain scale. Crit Care Med 2001；29：2258-2263.

ブやドレーン類、生命維持装置などの必要なラインを誤抜去しないように、ライン類の管理にも注意をしなければなりません。

　経皮的心肺補助装置（PCPS）や大動脈内バルーンパンピング（IABP）などの補助装置を装着している患者はデバイス類も多く、状態が悪化するリスクを伴います。そのような場合には、多職種と協働し、医師が全身管理、臨床工学技士は機器管理、看護師はケア実施に徹します。患者の状態変化時には素早く対応できるように、事前にマンパワーの確保を行い、安全にケアを実施できるよう環境調整を行うことが大切です（表2）。

表 2　事前に必要な環境調整

時間調整	● 安全に実施できる時間帯を多職種と協議し、スケジュールを調整する
必要物品の準備	● 短時間で効率よくケアを行えるような物品の配置 ● 創処置や褥瘡処置に必要な物品 ● 記録用のカメラ ● 皮膚保護剤や保湿剤
薬剤調整	● 鎮痛・鎮静薬の調整を行い、患者の安定化を図る ● 残量が少ない昇圧薬や鎮静・鎮痛薬はあらかじめ交換する ● ルート類を整理し、ワンショットが可能なルートを把握する
ベッド周囲のスペース確保	● 不要な物は片付け、ケアに必要な物品が手に届く位置に置く ● モニター類を見える位置に設置する ● ライン類の整理を行い、事故抜去を予防する
マンパワーの確保	● 全身管理、機器管理とケア実施者の確保 ● ログロールやリフトアップを行う際の必要人数

Part 2　重症集中ケアの知恵袋

参考文献

1. 道又元裕：見てできる臨床ケア図鑑 ICUビジュアルナーシング．学研メディカル秀潤社，東京，2014．
2. 道又元裕：クリティカルケアにおける看護実践ICUディジーズ．学研メディカル秀潤社，東京，2013．

面会・面会制限①

一般的な面会制限の内容や根拠を知り、自施設の面会状況とその理由を説明できるようにする

辻本雄大、須河裕也、西村佳剛

　　　　国内のICUでは、ほとんどの施設で何らかの面会制限が設けられていますが、新型コロナウイルス感染症（COVID-19）の流行により、さらに厳重になりました。本稿では、まずCOVID-19流行前の面会制限の状況とその理由、面会の意義について整理します。次にCOVID-19での面会方法と当院での事例を紹介します。皆様の施設において、面会の意義や方法を考えるヒントになれば幸いです。

面会制限の内容と理由を知り、その必要性を考える

　　　　ひとえに面会制限といっても、施設によってその内容はさまざまです（表1）。2000〜2018年までのICUでの面会に関する文献をレビューした研究では、1回の面会時間に制限がある施設は75.5％でした[1]。1回の面会時間がおよそ30分以内と短く、面会回数は1日のうちで制限されていることがわかりました。

表1　面会制限の内容

面会制限の内容	詳細
1回の面会時間	11〜15分、21〜30分の順で多い
1日の面会回数	2回、3回の順で多い
面会可能時間帯	14〜19時、1日2〜3回、土・日・祝日で変更、など
面会者の年齢	小学生以下が最も多い
面会者の人数	3人までが最も多い
親族制限	2親等までが最も多い（親族がいない場合は友人の面会を認める場合もある）

里道稜，三笘里香：日本の集中治療室における面会制限に関する検討．日本臨床看護マネジメント学会誌 2019；1：48-53．を参考に作成

次に、面会制限の理由について表2にまとめました。面会制限について説明するときは、患者や家族の思いをくみ取りつつ、ていねいにその必要性を説明し、納得したうえで協力していただくことが重要です。

表2 面会制限の理由

理由	内容
患者	プライバシー保護、安全確保、安静保持や負担軽減、感染予防
家族	心理的影響（特に小児）、感染予防
医療者	医療者の負担軽減（治療や処置の妨げ）

里道稜，三笘里香：日本の集中治療室における面会制限に関する検討.日本臨床看護マネジメント学会誌 2019；1：48-53. を参考に作成

ポイント
面会制限がある施設でも、柔軟な対応を検討する

　家族のニードに応じた自由で柔軟な面会への対応を実施し、医療者と家族との協力を強化できるように支援することが推奨されています[2]。最近の研究では、柔軟な面会（12時間/日以内）と厳格な面会（1.5時間/日以内）を比較したところ、ICU感染症発生率と医療者のバーンアウト発生率には差がありませんでした[3]。さらに、柔軟な面会では家族の満足度が高く、家族の不安や抑うつの発生率が低いことが明らかになりました[3]。つまり、感染予防や家族の心理的影響、医療者の負担などは、それだけで面会制限の理由にはなり得ないといえます。

　とはいえ、これらの結果は面会の質に左右されることは自明のことであり、また面会のルールをすぐに変更することは難しいと思います。よって、日ごろから自施設の面会方法は妥当なのか、面会中は患者や家族に対する十分なケアが行えているかなど振り返ることが重要です。一方で、面会時間や回数を家族の要望に合わせて変更したり、特に患者の終末期においては個別に面会制限を緩和するなど、臨機応変に対応していることもあると思います。

　まずはそのようなタイミングで、個別の家族面会の基準、方法、面会時の対応などについて、看護師どうしはもちろん、可能であれば多職種を交えて話し合ってみることをお勧めします。

引用文献

1. 里道稜，三笘里香：日本の集中治療室における面会制限に関する検討．日本臨床看護マネジメント学会誌 2019；1：48-53.
2. Judy ED, RebeccaAA, An CL, et al：Guidelines for family-centered care in the neonatal, pediatric, and adult ICU. Crit Care Med 2017；45：103-128.
3. Rosa RG, Falavigna M, da Silva DB, et al：Effect of flexible family visitation on delirium among patients in the intensive care unit：the ICU visits randomized clinical trial. JAMA 2019；322：216-228.

面会・面会制限②

面会は目的ではなく、面会の意義を達成するための手段であることを理解する

辻本雄大、須河裕也、西村佳剛

面会の目的とは？

　面会制限があるなかで面会を実施することは、実施時間や人数、1回の面会時間が短いことなどへの配慮や調整に相当のエネルギーを要すため、面会を実施できれば終わったように感じることが多いのではないでしょうか。そもそも、面会を実施する目的は何か、目的を達成するためにどのような方法がよいのか、その結果はどうであったかを考察し、次につなげることが重要です。

ICU面会の意義を再考する

　ICUの面会は一般病棟に比べて厳しい制限がある理由として「感染予防」や「処置や業務」によるものが挙げられますが、それらの理由には科学的根拠がないとされています[1]。ICUでの面会が「慣習化」している部分もあると考えられます。

　面会の意義は、患者にとって家族がそばにいることで安心感を与える、闘病への意欲が向上するなどがあります[2]。制限のある面会に比べて柔軟な面会ができるほうが、家族の不安と抑うつを有意に低下させることがわかっています[3]。この研究で、家族の満足度を**重症患者家族ニード尺度（Critical Care Family Needs Inventory：CCFNI）**を用いて測定し、柔軟な面会のほうが有意に高いことが報告されています（表1）[4]。また、「面会により家族が患者ケアに参加していると自己認識しているか」という質問についても、肯定的な影響を与えています（図1）。現状認識を高め、患者が回復していれば不安を軽減することができます。また、患者が終末期に向かう場合においても、ともに過ごす時間や場所の提供によって死のプロセスをたどる患者の様子を直接確認することで、家族の死の受容を促し、複雑性悲嘆を軽減させることが期待できます[3]。

表1　柔軟な面会と制限された面会の効果に関する感度分析：家族の満足度に及ぼす影響					
	柔軟な面会	制限された面会	調整差（95%信頼区間）	効果サイズ（95%信頼区間）[※1]	P値
合計	493	483			
CCFNI 合計値、平均値（SD）	146.1（18.8）	132.6（22.9）	13.5（10.4-16.7）	0.64（0.51-0.77）	<0.001
CCFNI サブスコア[※2] 接近のニード、平均値（SD）	31.5（4.1）	27.6（5.4）	3.9（3.2-4.7）	0.83（0.70-0.96）	<0.001
情報のニード、平均値（SD）	27.8（3.9）	25.2（4.7）	2.6（1.9-3.2）	0.59（0.46-0.72）	<0.001
保証のニード、平均値（SD）	25.3（3.0）	23.5（4.0）	1.7（1.1-2.3）	0.50（0.38-0.63）	<0.001
安楽のニード、平均値（SD）	19.0（3.6）	17.4（4.0）	1.57（0.9-2.1）	0.42（0.30-0.55）	<0.001
サポートのニード、平均値（SD）	42.4（6.8）	38.9（7.5）	3.72（2.6-4.8）	0.49（0.37-0.62）	<0.001

SD：standard deviation（標準偏差）
※1：効果サイズが0.2以下の場合は小、0.3〜0.7の場合は中、0.8以上の場合は大とする
※2：CCFNIには、「接近」「情報」「保証」「安楽」「サポート」の5つの領域がある
・接近のニード：家族が患者への接近を意味する
・情報のニード：情報の共有方法、情報の提供頻度、コミュニケーションの過程がどの程度双方向であるかを考慮しているか
・安楽のニード：医療スタッフや病院施設が提供する精神的・肉体的な安楽のこと
・保証のニード：医療スタッフが提供する安心感の程度に関するもの
・サポートのニード：医療スタッフが提供するサポートと、家族が自らの社会的サポート構造を認識し、それを活用するためのスタッフの能力

Rosa RG, Falavigna M, da Silva DB, et al：Effect of flexible family visitation on delirium among patients in the intensive care unit：the ICU visits randomized clinical trial. JAMA 2019；322：216-228.

引用文献

1.　里道稜，三苫里香：日本の集中治療室における面会制限に関する検討.日本臨床看護マネジメント学会誌 2019；1：48-53.
2.　日本クリティカルケア看護学会 終末期ケア委員会：COVID-19重症患者の終末期における家族面会に関する学会からの提案．2021，https://www.jaccn.jp/guide/pdf/COVID-19eolvisit_Proposition.pdf（2022/6/28アクセス）
3.　西村夏代，掛橋千賀子：ICU看護師の終末期ケアにおける家族に対する看護援助．日本クリティカルケア看護学会誌 2012；8：29-39.
4.　Rosa RG, Falavigna M, da Silva DB, et al：Effect of flexible family visitation on delirium among patients in the intensive care unit：the ICU visits randomized clinical trial. JAMA 2019；322：216-228.

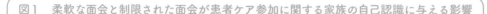

Rosa RG, Falavigna M, da Silva DB, et al：Effect of flexible family visitation on delirium among patients in the intensive care unit：the ICU visits randomized clinical trial. JAMA 2019；322：216-228.

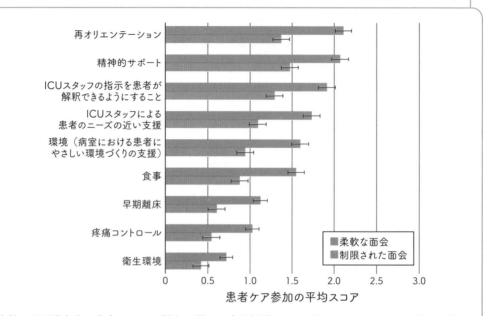

図1　柔軟な面会と制限された面会が患者ケア参加に関する家族の自己認識に与える影響

（縦軸 上から）
再オリエンテーション
精神的サポート
ICUスタッフの指示を患者が
解釈できるようにすること
ICUスタッフによる
患者のニーズの近い支援
環境（病室における患者に
やさしい環境づくりの支援）
食事
早期離床
疼痛コントロール
衛生環境

■ 柔軟な面会
■ 制限された面会

（横軸）0　0.5　1.0　1.5　2.0　2.5　3.0
患者ケア参加の平均スコア

家族のICU滞在中の患者ケアへの関与に関する自己認識を、9項目からなるスコアを用いて評価した。各項目のスコアは、0（活動に参加したことがない）～3（非常に頻繁に活動に参加）までの範囲である

ポイント

面会制限の有無にかかわらず家族のニードを満たし、不安を軽減するにはどうすればいいのか意識する

　患者だけでなく、家族も看護の対象であることを念頭に置き、ニードを把握し充足するため、常に対象に関心を寄せ続けることが重要です。その一つの手段として、面会を活用することが大切です。

　終末期の患者の面会では、面会の時間や人数を緩和できるよう調整するなどの工夫も必要だと考えますが、それぞれのニードに応じたかかわり方を意識する必要があります。例えば、患者の危機的状況により家族自身の休息がとれているのか確認し、労をねぎらいます（安楽のニード）。集中治療を受けている患者の様子（せん妄、侵襲的治療、外見の変化など）について説明を受けられるよう調整します（情報のニード）。患者のそばにいられるよう調整が必要であり、また、患者の容姿だけでなく、病室も清潔にして整理整頓し、日ごろからていねいに治療やケアを受けていると感じてもらえるように心がけます（保障のニード、接近のニード）。

　面会回数や面会時間が多いことが満足度を高めるのではなく、面会中の医療者のかかわりが少なからず影響することを忘れずにかかわることが重要だと考えます。

面会・面会制限③

COVID-19流行下でも患者・家族の精神的ケアの一環として面会方法を工夫する

辻本雄大、須河裕也、西村佳剛

COVID-19の流行により、ICUだけでなく病院全体での面会制限が厳しくなっています。特にICUでは、通常面会は禁止となり、終末期ですら約7割の施設で家族が患者の死に立ち会えない状況が報告されています[1]。当院のICUでも面会制限が行われており、病状説明は医師から電話で行うのみで十分な家族ケアができなくなっています。そこで本稿では、当院での「リモート面会」の実際を紹介します。

COVID-19における面会方法と施設での実際を知る

日本クリティカルケア看護学会から『COVID-19終末期における家族面会に関する学会からの提案』が発表され、具体的な面会方法が提案されています（表1）[2]。これらの方法の選択にあたっては、患者から家族への感染、家族からスタッフへの感染を考慮する必要があり、看護職種だけで決定することは難しいです。そのため、実際には、医師や感染管理チーム等を含めた多職種チームで具体的な方法を検討することになります。また、各施設によって準備できる環境や物品には差異があると思われますので、組織の資源も加味して、よりよい面会方法を決定することが大切です。当院のICUでは、別室に設置しているタブレットを用いたリモート面会を取り入れています（図1）。しかし、面会される家族のなかには機器に不慣れな方がいることや、対面面会に比べて見える範囲が限定されるといった課題があります。

対面面会に比べてお互いの状況がわかりにくくなるため、家族側の看護師はタブレットを操作しながら画面に映る患者の状態の補足説明や家族の思いを傾聴します。患者側の看護師は、家族が少しでも患者の状態がイメージしやすくなるよう、集中治療を受けながらも必死に闘病されている様子やケアの内容などをていねいに説明します。

表1　COVID-19患者の家族面会の方法と特徴

種類	定義	特徴
リモート面会	遠隔地または病室から離れた院内の面談室などから、ネットワークにつながったタブレット等を通して面会する方法	● 遠隔地からも患者と家族の双方が様子を確認したり、会話したりすることができる ● 面会の実感が得にくい ● 患者の全身の様子やベッド周囲の状況が伝わりにくい ● 高齢者など、IT機器に不慣れな場合には活用できない可能性がある
窓越し面会	患者の病室の窓を挟んで、患者と家族が顔を合わせて面会する方法	● 患者と家族の双方が互いの様子を直接確認できる。 ● 直接触れ合うことはできない
対面面会	患者と対面で面会する方法	● 直接触れ合ったり、会話したりすることで心理的な安寧が得られる ● 家族がケア参加できる可能性がある ● リモート面会と窓越し面会に比べ、感染リスクがゼロではない ● 面会に付き添う医療者が必要になる。 ● PPE（個人用防護具）着脱についての指導が必要になる

日本クリティカルケア看護学会 終末期ケア委員会：COVID-19重症患者の終末期における家族面会に関する学会からの提案. 4. より引用

図1　当院での実際のタブレット面会の様子（ICUで人工呼吸器治療を受けている患者）

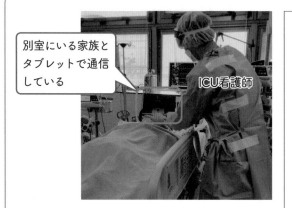

別室にいる家族とタブレットで通信している

ICU看護師

タブレット面会の際のポイント

● 家族が安心できるような患者環境を整える
● 鎮静薬を使用している状況でも声かけは有効であることを家族に伝える
● 患者もしくは家族がタブレットの使用に不慣れでコミュニケーションが取りづらい場合は仲介する
● 画面越しに患者の状況が家族にわかるよう、タブレットの向きや患者との距離に配慮する

```
ポイント
```

COVID-19流行下における面会の課題を明らかにし、
患者と家族への精神的ケアのためにチームで協力する

　当院のリモート面会では、家族にとっては「来院までに時間を要すること」「移動に伴う高齢家族の体力的負担」「公共交通機関を利用する場合の感染への不安」などの課題があります。また、医療者にとっては「準備と実施に医療者の時間とマンパワーを要すること」といった負担があります。

　さまざまな課題はあるものの、面会の実施は看護師にとっても患者や家族にケア提供ができたという実感につながり、平時に行えていた看護ケアが提供できないといった無力感や精神的ストレスの軽減にもつながると考えられます。また、リモート面会を実施した後、家族から「電話で病状説明を聞いても実際に会えないと不安だった」「少しでも顔や様子を見ることができてよかった」という声をよく聴きます。

　リモート面会が、患者や家族の安心感や不安軽減などの精神的ケアにつながると信じて、一つひとつ課題を明確にし、その解決に向けて医療チームで協力していくことが大切です。

引用文献

1.　日本クリティカルケア看護学会・日本救急看護学会合同終末期ケア委員会：救急・集中治療領域におけるCOVID-19感染下の終末期の面会の実態および看護師・感染管理者の面会に対する意識調査．2021，https://www.jaccn.jp/pdf/COVID-19_terminal_result.pdf（2022/6/28アクセス）
2.　日本クリティカルケア看護学会 終末期ケア委員会：COVID-19重症患者の終末期における家族面会に関する学会からの提案．2021，https://www.jaccn.jp/guide/pdf/COVID-19eolvisit_Proposition.pdf（2022/6/28アクセス）

> 家族看護①

なぜ家族へのケアが
必要なのか考える

古厩智美

　重症患者は、経口挿管や鎮静下での管理や意識障害などにより、自らの意思を発することができません。私たち医療従事者は、患者の家族に、患者の意思を代理的に表現し意向決定を期待することがあります。私たちは、なぜ家族にケアを提供するのでしょうか。

　重症患者の家族に対して看護が関心を寄せてケアをする理由の一つとして、家族は個人と社会の間にあり、人間社会の凝縮された集団であることから、家族が患者個人への健康に影響を及ぼすこと、家族成員である患者の健康問題のために家族全体が影響を受けるということが挙げられます[1,2]。

家族のとらえ方

　家族という形態自体が時代とともに変化していて、どこまでの関係性を家族として示すかについてはさまざまです。医療行為の代行決定に関する法整備は、いまだ十分とはいえません[3,4]。一方、家族看護学での定義は、例えば「家族とは、絆を共有し、情緒的な親密さによって互いに結びついた、しかも、家族であると自覚している、2人以上の成員である」（フリードマン）があります[5]。

重症患者へのケア提供チームの一員としての存在

　入院前の生活背景などの関連情報を患者から得られない場合、家族から得ることがあります。これは、米国集中治療医学会（Society of Critical Care Medicine：SCCM）の**PADISガイドライン**においても、患者の痛みやせん妄・睡眠障害に対して、意思や好みを十分に伝えられない患者に代わって、入院前の生活背景などの関連情報を得ることが重要であることが示されています[6]。また、集中治療室で治療を受けている患者がせん妄を発症した際、患者は家族により強い信頼を寄せ、より大きな励ましを受けることも記載されています[7]。近

年では、家族の存在は単なる重症患者の面会者ではなく、ケア提供の一員とし
てチームのなかにあるべき存在として「家族中心のケア」という考え方が提唱
されています[8]。

PICS-Fという考え方

　重症患者が生命の危機を脱して集中治療室を退室しても、長期間にわたって
身体的・精神的機能に障害がみられる集中治療後症候群（PICS）が発生するこ
とが明らかになっています[9]。PICSは患者の社会復帰や日常生活遂行を妨げるだ
けでなく、患者とともに生活する家族にも影響を及ぼすことがあります。それ
を**PICS-F（PICS family）**といいます[10]。PICS-Fは、「思考と行動の不適応状
態」であり、患者のICU入室を契機に始まっているといわれ、不安/急性ストレ
ス障害、うつ、心的外傷後ストレス障害（post-traumatic stress disorder：
PTSD）や、これらの症状の併存、悲嘆によって構成される精神機能障害とされ
ています（図1）[10]。

　また、PICS-Fの危険因子は、①家族が女性、②家族が若年者、③患者が低年
齢、④重症患者が配偶者である場合、⑤重症な小児患者の親が未婚である場合、
などが知られています（表1）。そのほか、ストレスレベルが高かったり、追加
の入院期間が必要になるなどでストレスが追加される場合にも、PICS-Fになる
可能性が高くなるといわれています[10]。

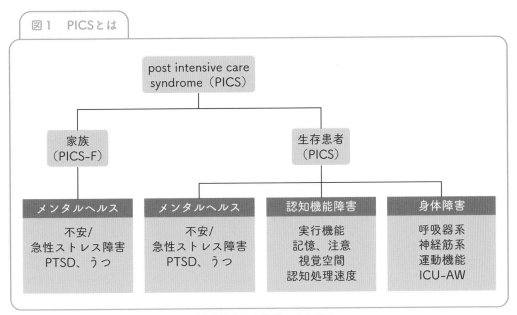

図1　PICSとは

日本集中治療医学会ホームページ：PICS（集中治療後症候群）．より引用

表1　PICS-Fの危険因子
● 家族が女性
● 家族が若年者
● 患者が低年齢
● 重症患者が配偶者である場合
● 重症な小児患者の親が未婚である場合
● 社会的・専門的な支援の欠如　など

Serrano P, Kheir YNP, Wang S, et al：Aging and postintensive care syndrome-family：a critical need for geriatric psychiatry. Am J Geriatr Psychiatry 2019；27：446-454.

引用文献

1. 木下由美子：家族を看護する．大分看護科学研究 2002；3：55-57, 2002
2. 鈴木和子, 渡辺裕子：第3章 家族看護の定義・目的・評価・焦点．家族看護 理論と実践 第5版．日本看護協会出版会, 東京, 2019：12-15.
3. 青年後見センター・リーガルサポート：医行為における本人の意思決定支援と代行決定に関する報告及び整備の提言, 2014年5月．https://www.legal-support.or.jp/akamon_regal_support/static/page/main/pdf/act/index_pdf10_02.pdf（2022/6/28アクセス）
4. 日本弁護士連合会：医療同意能力がないものの医療同意代行に関する法律大綱, 2011年12月．https://www.nichibenren.or.jp/library/ja/opinion/report/data/111215_6.pdf（2022/6/28アクセス）
5. 鈴木和子：第1章 家族看護学とは何か．家族看護 理論と実践 第5版．日本看護協会出版会, 東京, 2019：12-14.
6. Society of Critical Care Medicine：日本語版 集中治療室における成人患者の痛み, 不穏/鎮静, せん妄, 不動, 睡眠障害の予防および管理のための臨床ガイドライン．5, 7, 16. https://www.sccm.org/getattachment/Clinical-Resources/Guidelines/Guidelines/Guidelines-for-the-Prevention-and-Management-of-Pa/PADIS-Guidelines-Japanese-2019.pdf?lang=en-US（2022/6/28アクセス）
7. Society of Critical Care Medicine：日本語版 集中治療室における成人患者の痛み, 不穏/鎮静, せん妄, 不動, 睡眠障害の予防および管理のための臨床ガイドライン．7.
8. Davidson JE, Aslakson RA, Long AC, et al：Guidelines for family-centered care in the neonatal, pediatric, and adult ICU. Crit Care Med 2017；45：103-128.
9. 一二三亨：Post-intensive care syndrome（PICS）．月刊薬事 2021；63：1821-1827.
10. 新井正康：PICS-F（family）とはなにか？．INTENSIVIST 2018；10：98-106.

家族看護②

家族ケアに利用可能な
モデル・ガイドラインって？

古厩智美

ABCDEFGHバンドル

　米国集中治療医学会（SCCM）は、集中治療室入室中のせん妄患者のストレスを減少させ、せん妄予防と管理のための多角的介入として、またPICSやPICS-Fの危険因子を除去・低減するための方略として、**ABCDEFGHバンドル**を挙げています[1]。このうちのF（Family）の部分では、家族や代理の意思決定者は、複数の専門家による意思決定支援と治療計画に対して積極的に協力してもらう必要があります。このパートナーシップを通じて、患者の好みを特定し、家族の不安を軽減し、医師が意思決定に適切な情報を提供できるようになるとされています[2]。

新生児・小児・成人ICUにおける
家族中心のケアのためのガイドライン

　家族中心のケアという概念においては、SCCMが2017年に発表した『**新生児・小児・成人ICUにおける家族中心のケアのためのガイドライン**（Guidelines for family-centered care in the neonatal, pediatric, and adult ICU)』[3]では以下の5つのカテゴリーに分けたケアが提案されています。

①**ICUでの家族の存在**：家族のニーズに応じた柔軟な面会を通じて、家族との協力関係を構築する。

②**家族の支援**：家族の役割機能に対する教育や精神状態へのサポート、ICUダイアリーの使用。家族とのコミュニケーションの促進方略として、VALUEによるコミュニケーション（表1）をもとにした構造的アプローチを用いる。

③**家族とのコミュニケーション**：家族とのコミュニケーションを通じて、医療従事者と家族とのコンフリクトの軽減を図る。その方略として、VALUEをも

表1 VALUE	
Value statement made by next of kin	近親者による価値の言明
Acknowledge the family's emotion	家族の情動を認める
Listen to the family	家族の話を聞く
Understand the patient as a person	一人の人として患者を理解する
Encourage family members to ask questions	家族に質問ができるようにする

とにした構造的アプローチを用いるほか、医療従事者は家族中心のコミュニケーションについての訓練を受ける。

④専門家への相談とICUチームメンバーの使用：複雑で困難な症例の緩和ケアや倫理調整の相談を行うとともに、ソーシャルワーカーを含めた多職種チームでのカンファレンスを行う。スピリチュアルサポートも含めた提言がなされている。

⑤運用および環境の問題：患者だけでなく家族が滞在する環境が適切であるようにすること、家族中心のケアを施設全体が運用できるように方針を決定する、患者の終末期におけるプロトコルの検討と実施など。

救急・集中ケアにおける終末期看護プラクティスガイド

救命を目的として集中治療室に入室するような重篤な疾患に罹患したり、外傷を受傷した場合、一般病棟とは異なる環境や時間的制約が生じ、患者・家族と医療従事者との関係性構築が困難だったり、家族に十分な思慮の時間を確保できないことがあります。そのような救急・集中治療領域における終末期にある患者・家族の特性をふまえたプラクティスガイドとして、日本クリティカルケア看護学会終末期ケア委員会・日本救急看護学会終末期ケア委員会による『**救急・集中ケアにおける終末期看護プラクティスガイド**』[4]があります。救急・集中ケアにおける終末期看護の全体像とケアの5概念や、看護師の基本的役割と対応について示されています（図1）。

重症患者の家族のニーズ把握のためのスケール

重症患者の家族がどんなニーズを抱えているかについてLeskeが明らかにしたニーズは、①保証、②患者の側にいること、③情報、④快適さ、⑤支援、の5つです[5]。しかし、これらのニーズは患者や家族自身の状態などによって異なり

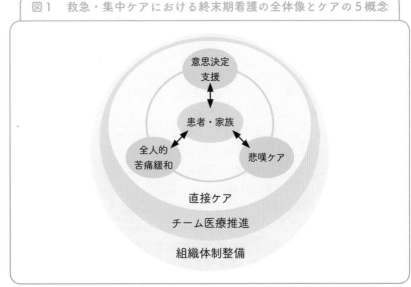

図1 救急・集中ケアにおける終末期看護の全体像とケアの5概念

意思決定
支援

患者・家族

全人的
苦痛緩和

悲嘆ケア

直接ケア

チーム医療推進

組織体制整備

日本クリティカルケア看護学会終末期ケア委員会，日本救急看護学会終末期ケア委員会：
救急・集中ケアにおける終末期看護プラクティスガイド．2019年5月，3．より引用

ます。そのため、重症・救急患者家族の心理面を比較的短時間に、客観的にとらえる一つのツールとして**CNS-FACE**（Coping & Needs Scale for Family Assessment in Critical and Emergency care settings）[6,7]があります（現在はCNS-FACEⅡ[8]に改定されています）。

このスケールでは、「ニード」は社会的サポート／情動的サポート／安楽・安寧／情報／接近／保証の6カテゴリー31項目、「コーピング」は情動的カテゴリー12項目／問題思考的カテゴリー19項目で構成されています。31の行動評定項目について、家族とのコミュニケーションや面会時の様子、家族どうしの会話などで観察されたものを4段階で評定し、計算式に従ってそれぞれのニードとコーピングを評価しますが、この評価だけで家族の心理的アセスメントをすることは推奨されていません。しかし、家族の心理状態の推移やコミュニケーションの一助となる可能性があります。

私たちは、これまで述べてきた背景や必要性から家族ケアを提供する必要があります。しかし、どのガイドラインやモデルでも共通して述べられていることは、誰か一人でケアや医療を提供するのではなく、多職種および家族とともにコミュニケーションを図ることが重要である、ということです。所属する施設のリソースをふまえたチームで、ケアを進めていきましょう。

Column

自分の価値観を知ること

　長年使っている羽毛布団のリフォームをすることにしました。以前からやりたいと思っていたところに近所の布団屋からチラシがきたのです。訪ねてみると、店員さんは長い時間をかけて、詳しく、とてもていねいに説明してくれました。「これは○○産の羽毛で、これを△△g入れるとこれくらい、××g入れるとこれくらい入ります、こちらは……」「産地まで直接見に行っていますので保証します、とても質がいいものですよ、カバーはこちらですと……あちらですと……」、そして最後に言われました。「どうなさいますか？　お客様のご希望に合わせますよ」。

　私は決められませんでした。決められない自分にもビックリしました。あれだけ説明されたのに、いったん持ち帰ることにしました。そこで、「あれ？　同じようなこと、わたしやってない？」と思ったのです。患者や家族へ説明する際、ていねいに詳しく説明して、患者や家族の決断にゆだねる、それが意思決定を促進する、患者の意思を尊重すると思っていたのに、なんでこうなったのだろう。

　私は自分が何を大事にしているか、よくわかっていなかったのです。そのようななか、情報の洪水に溺れてしまい、何をどうしたらベストなのかわからず混乱していました。私は布団に何を求めていたんだろう。しばし考えてみたところ、"軽さ"でした。軽くて暖かい、それを基準にもう一度説明を聞き、リフォームする布団の大きさ、重さからカバーの素材、そして納得する値段を検討しました。

　この経験をしてから、相手の大切にしていることについて聞くことをよく考えます。できるだけ情報を伝え、相手の質問に何でも答えられるようにと、さまざまな情報収集をしていましたが、まず質問が出るように、価値観を聞けるように、こちらが質問する必要があるのだと感じています。

（宮崎聡子）

引用文献

1. Marra A, Ely EW, Pandharipande PP et al：The ABCDEF Bundle in Critical Care．Crit Care Clin 2017；33：225-243.
2. 新井正康：PICS-F（family）とはなにか？．INTENSIVIST 2018；10：98-106.
3. Davidson JE, Aslakson RA, Long AC, et al：Guidelines for family-centered care in the neonatal, pediatric, and adult ICU. Crit Care Med 2017；45：103-128.
4. 日本クリティカルケア看護学会終末期ケア委員会，日本救急看護学会終末期ケア委員会：救急・集中ケアにおける終末期看護プラクティスガイド．2019年5月，http://jaen.umin.ac.jp/EOL_guide.html（2022/6/28アクセス）
5. 渡辺裕子：第7章 救急医療・集中治療の場における家族への看護．家族看護 理論と実践 第5版．日本看護協会出版会，東京，2019：90-214.
6. 山勢博彰：重症・救急患者家族のニードとコーピングに関する構造モデルの開発．日本看護研究学会雑誌 2003；26：68-71.
7. 山勢博彰，山勢善江：重症・救急患者看護アセスメントツールの開発 完全版CNS-FACEの作成プロセス．日本集中治療医学会誌 2003；10：9-13.
8. 山勢博彰，立野淳子，田戸朝美，山勢善江：CNS-FACE Ⅱについて．http://ds26.cc.yamaguchi-u.ac.jp/~cnsface/user/html/about.html（2022/6/28アクセス）

せん妄ケア①

ICU患者の"comfortケア"を目指す

大坂　卓、古賀雄二

　2018年に、米国集中治療医学会（SCCM）より示された**PADISガイドライン**では、従来のPAD［P：pain（痛み）、A：agitation（不穏）、D：delirium（せん妄）］の要素に加え、I（Immobility：不動）、S（Sleep disturbance：睡眠障害）の２つが追加されました[1]。そして、PADISの各要素への介入方法として、「非薬理ケア」が具体的かつ多数記載されていることが特徴といえます。

　PADISガイドラインを参考にせん妄ケアを実践していくにあたって最も重要なのは、患者の「快（comfort）」に着目することであるといえます。PADISガイドラインには、患者の睡眠を阻害する要因について示されています（表1）。ここでは、睡眠の阻害因子が環境・病態生理・ケア関連・精神に大別されていますが、これらは患者にとってすべて不快（discomfort）となる要素です。

　例えば、病態生理の項目における「飢えと口渇」に着目すると、これはいわゆる「脱水」や「低栄養」に対応した要素であると考えます。睡眠障害因子は、

表1　患者が睡眠を混乱させると報告している要因のリスト

環境	騒音、あふれる光、寝心地、他者の動き、訪室者、空調システム、臨床家の手洗い、悪臭
病態生理	pain、discomfort、寒暑、息苦しさ、咳、飢えと口渇、吐気、尿器・便器の使用
ケア関連	看護ケア、処置行為、バイタルサイン測定、検査、薬物投与、ライン・カテーテル類による行動制限、モニタリング装置の装着、酸素マスク、気管チューブ、尿道カテーテル
精神	不安・気がかり・ストレス、恐怖、不慣れな環境、時間感覚の喪失、孤独感、プライバシーの欠如、病衣、就寝習慣の喪失（ベッドタイムルーチン）、看護師の名前がわからない、医療用語がわからない

Devlin JW, Skrobik Y, Gélinas C, et al：Clinical practice guidelines for the prevention and management of pain, agitation/sedation, delirium, immobility, and sleep disruption in adult patients in the ICU. Crit Care Med 2018；46：e825-e873.

睡眠の質の低下をもたらしせん妄につながります。一般によくいわれているせん妄の発症因子としては、準備因子・直接因子・促進因子の３つがありますが、脱水や低栄養については、直接因子に該当する項目です。これらは病態生理上重要な項目であると同時に、患者にとっては不快そのものであり、看護的に患者をとらえると「不快要素の低減」が重要な介入方針となります。

　表１にあるそのほかの要素についても、せん妄発症と深く関連したものは多数ありつつ、それらはすべて患者にとっての不快となり、「看護の力」で改善・緩和できうる要素であるといえます。なかには、患者個別性の非常に高い項目もあり（不安・気がかり・ストレスなど）、これらは単に身体面のみをとらえて不快低減を実践しても達成が困難です。これら患者個別性の高い項目に関連した不快を低減するためには、患者を身体面のみだけでなく、心理面・社会面も含めて全人的なニードとしてとらえ、介入する必要があります。そのためには、患者に対する興味・関心が重要となってくるでしょう。

　ICU看護では、患者状況の不安定さからついつい身体面への着目にウエイトが置かれがちです。もちろん、身体状況が安定しない患者に心理面・社会面の問題解決に向けた介入を行うことは不可能ですが、日々の看護において看護の原点ともいえる「患者への興味・関心」をもち[2]、「身体面・心理面・社会面での不快は何か」を推察しながらケアにあたることが、せん妄ケアの根幹をなす方針であるといえます。

引用文献

1. Devlin JW, Skrobik Y, Gélinas C, et al：Clinical practice guidelines for the prevention and management of pain, agitation/sedation, delirium, immobility, and sleep disruption in adult patients in the ICU. Crit Care Med 2018；46：e825-e873.
2. 古賀雄二：生活の再構築・日常性の再獲得の支援. 古賀雄二, 深谷智惠子 編, 日常性の再構築をはかるクリティカルケア看護. 中央法規, 東京, 2019：492-496.

せん妄ケア②

正確なせん妄評価と修正可能なリスクの見きわめが重要

大坂　卓、古賀雄二

せん妄を見逃さないようにスクリーニングをルーチン化する

　せん妄の管理の第一歩は、正確なせん妄のスクリーニングを行うことです。スクリーニングには妥当性が検証されたツールを用いることが推奨されており、**CAM-ICU**（図1）や**ICDSC**（表1）が用いられます。せん妄は「**過活動型**」「**低活動型**」「**混合型**」の３つに分類されますが、なかでも「**低活動型**」は、一見すると落ち着いているように見えるため、見逃されることが多いといわれています。スクリーニングのルーチン化は、せん妄を見逃さないための重要な要素であるといえます。また、正確な評価を行うためには、ある程度のツール使用に関連したトレーニングも必要になりますので、施設内での教育も重要となるでしょう。

　Step1としてRASSによる興奮・鎮静度評価を行いRASS－3以上に覚醒していることを確認します。RASS－4以下の場合は、時間を空けて再評価します。RASS－3以上の場合は、Step2として所見１～４を評価し、所見ごとの結果により矢印に沿ってせん妄判定を進めます。「せん妄ではない」の場合は評価を終了できますが、「せん妄である」場合はRASSの結果と併せて活発型せん妄または不活発型せん妄の判定を行います。

修正可能な要素かどうかを見きわめる

　せん妄に対するケア方針は先に示しましたが、大切なことは「修正が可能な要素かどうかを見きわめる」ことです。図2（p.248）はせん妄のリスクファクターを「修正可能なもの」と「修正不可能、もしくは限定的にしか修正できないもの」に分類しています。現在の患者に該当するリスクファクターは何であ

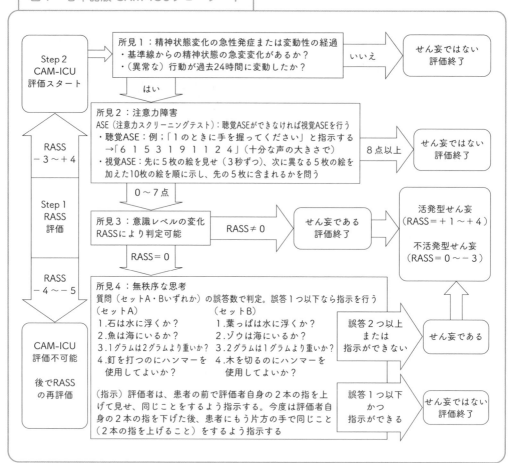

図1　日本語版 CAM-ICU フローシート

所見1：精神状態変化の急性発症または変動性の経過
・基準線からの精神状態の急変変化があるか？
・（異常な）行動が過去24時間に変動したか？
→（いいえ）せん妄ではない 評価終了

Step 2 CAM-ICU 評価スタート

はい

所見2：注意力障害
ASE（注意力スクリーニングテスト）：聴覚ASEができなければ視覚ASEを行う
・聴覚ASE：例；「1のときに手を握ってください」と指示する
→「6 1 5 3 1 9 1 1 2 4」（十分な声の大きさで）
・視覚ASE：先に5枚の絵を見せ（3秒ずつ）、次に異なる5枚の絵を
加えた10枚の絵を順に示し、先の5枚に含まれるかを問う
→（8点以上）せん妄ではない 評価終了

RASS −3〜+4

Step 1 RASS 評価

0〜7点

所見3：意識レベルの変化
RASSにより判定可能
→（RASS≠0）せん妄である 評価終了

活発型せん妄
（RASS＝+1〜+4）

不活発型せん妄
（RASS＝0〜−3）

RASS＝0

RASS −4〜−5

所見4：無秩序な思考
質問（セットA・Bいずれか）の誤答数で判定。誤答1つ以下なら指示を行う
（セットA）　　　　　　　　（セットB）
1.石は水に浮くか？　　　　1.葉っぱは水に浮くか？
2.魚は海にいるか？　　　　2.ゾウは海にいるか？
3.1グラムは2グラムより重いか？　3.2グラムは1グラムより重いか？
4.釘を打つのにハンマーを　　4.木を切るのにハンマーを
　使用してよいか？　　　　　使用してよいか？

誤答2つ以上
または
指示ができない
→ せん妄である

CAM-ICU 評価不可能

後でRASS の再評価

（指示）評価者は、患者の前で評価者自身の2本の指を上
げて見せ、同じことをするよう指示する。今度は評価者自
身の2本の指を下げた後、患者にもう片方の手で同じこと
（2本の指を上げること）をするよう指示する

誤答1つ以下
かつ
指示ができる
→ せん妄ではない 評価終了

古賀雄二，村田洋章，山勢博彰：日本語版CAM-ICUフローシートの妥当性と信頼性の検証．山口医学 2014；63：95．より引用

るか、そしてそれは修正可能であるのかをアセスメントしてケア計画を立案していく必要があります。看護師のみの介入では修正困難な要素もありますので、患者にかかわるすべての職種で連携して対応していくことが重要です。

　日本クリティカルケア看護学会のホームページには、せん妄に対するケア方法として『**せん妄ケアリスト（Ver. 1）**』が公表されています。ここでは、せん妄に対するケアを「予防ケア」「発症後ケア」「離脱後ケア」の3つに分けて具体的に示しています[1]。「日本の看護師が実践可能なケア」のリストですが、すべてを行うのではなく、追加可能なケアがないかどうか患者の状況に合わせて参考にし、実施していくことが推奨されています。

表1　ICDSC（Intensive care delirium screening checklist）

このスケールはそれぞれ8時間のシフトすべて、あるいは24時間以内の情報に基づき完成される。明らかな徴候がある＝1ポイント：アセスメント不能、あるいは徴候がない＝0ポイントで評価する。		
1. 意識レベルの変化	（A）反応がないか、（B）何らかの反応を得るために強い刺激を必要とする場合は評価を妨げる重篤な意識障害を示す。もしほとんどの時間（A）昏睡あるいは（B）昏迷状態である場合、ダッシュ（-）を入力し、それ以上評価は行わない （C）傾眠あるいは、反応までに軽度ないし中等度の刺激が必要な場合は意識レベルの変化を意味し、1点である （D）覚醒、あるいは容易に覚醒する睡眠状態は正常を意味し、0点である （E）過覚醒は意識レベルの異常ととらえ、1点である	0, 1
2. 注意力欠如	会話の理解や指示に従うことが困難、外からの刺激で容易に注意がそらされる、話題を変えることが困難、これらのいずれかがあれば1点	0, 1
3. 失見当識	時間、場所、人物の明らかな誤認、これらのうちいずれかがあれば1点	0, 1
4. 幻覚、妄想、精神障害	臨床症状として、幻覚あるいは幻覚から引き起こされていると思われる行動（例えば、空を掴むような動作）が明らかにある、現実検討能力の総合的な悪化、これらのうちいずれかがあれば1点	0, 1
5. 精神運動的な興奮あるいは遅滞	患者自身あるいはスタッフへの危険を予測するために追加の鎮静薬あるいは身体抑制が必要となるような過活動（例えば、静脈ラインを抜く、スタッフを叩く）、活動の低下、あるいは臨床上明らかな精神運動遅滞（遅くなる）、これらのうちいずれかがあれば1点	0, 1
6. 不適切な会話あるいは情緒	不適切な、整理されていない、あるいは一貫性のない会話、出来事や状況にそぐわない感情の表出、これらのうちいずれかがあれば1点	0, 1
7. 睡眠・覚醒サイクルの障害	4時間以下の睡眠、あるいは頻回な夜間覚醒（医療スタッフや大きな音で起きた場合の覚醒を含まない）、ほとんど1日中眠っている、これらのうちいずれかがあれば1点	0, 1
8. 症状の変動	上記の徴候あるいは症状が24時間のなかで変化する（例えば、その勤務帯から別の勤務帯で異なる）場合は1点	0, 1
合計点が4点以上であればせん妄と評価する		

Bergeron N, Dubois MJ, Dumont M, et al：Intensive Care Delirium Screening Checklist：evaluation of a new screening tool. Intensive Care Med 2001；27：859-864. Dr. Nicolas Bergeronの許可を得て逆翻訳法を使用し翻訳，翻訳と評価：卯野木健（札幌市立大学），水谷太郎（筑西市医療監），櫻本秀明（茨城キリスト教大学）

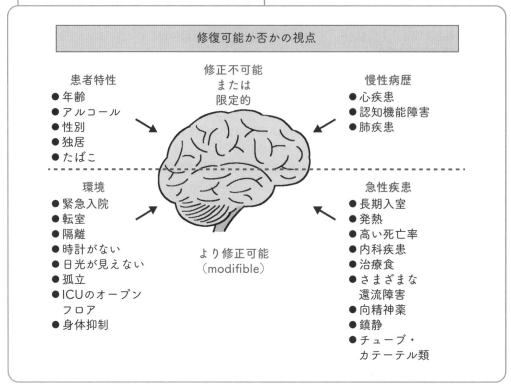

図2　修正可能なせん妄リスクファクター

修復可能か否かの視点

修正不可能
または
限定的

患者特性
● 年齢
● アルコール
● 性別
● 独居
● たばこ

慢性病歴
● 心疾患
● 認知機能障害
● 肺疾患

環境
● 緊急入院
● 転室
● 隔離
● 時計がない
● 日光が見えない
● 孤立
● ICUのオープン
　 フロア
● 身体抑制

より修正可能
（modifible）

急性疾患
● 長期入室
● 発熱
● 高い死亡率
● 内科疾患
● 治療食
● さまざまな
　 還流障害
● 向精神薬
● 鎮静
● チューブ・
　 カテーテル類

Rompaey BV, Elseviers MM, Schuurmans MJ, et al：Risk factors for delirium in intensive care patients：a prospective cohort study. Crit Care 2009；13：R77.

引用文献

1.　日本クリティカルケア看護学会 せん妄ケア委員会：せん妄ケアリスト（Ver. 1）．2020．
　　https://www.jaccn.jp/guide/pdf/deliriumcarelist_ver1_20201001.pdf（2022/6/28アクセス）

ICUダイアリー

ICUダイアリー実施の際に注意することって？

大坂　卓、古賀雄二

エビデンスが十分か、チームで協議する必要がある

　ICU入室中におけるせん妄を含む妄想体験や記憶の欠損は、その後のPTSD発症に関連する可能性があるといわれています[1]。ICUダイアリーは、ICU入室中の患者自身に起こったことを情報提供したり、せん妄発症等に伴う記憶の空白を埋めることが目的とされています[2]。しかし、エビデンスが不足しているテーマであり、実施に際しては主治医を含めた医療チームと協議しておく必要があります。

　実施方法としては、人工呼吸器装着中やリハビリテーション実施時の様子、家族の面会時の様子などを文章や写真で記録し、患者に提供する方法などが報告されています[3]。

患者や家族へのICUダイアリーの使用は、リスクとベネフィットを常に考える

　先述のとおりICUダイアリーは、現状でその実施方法や効果に関するエビデンスおよび臨床指針は示されていません。海外の報告では、PTSDの回避に有効と結論付けたもの[2]、逆にPTSDの改善には有効性を示さなかったと結論付けたものもありますが[3]、『日本版敗血症診療ガイドライン2020』ではICUダイアリーの有効性・有害性を明らかにすることは重要な課題であると述べられており[4]、今後の研究が期待されるテーマです。

　ICUダイアリーの実施目的には「記憶のゆがみを改善する」ことがありますが、これは精神医学的な介入といえます。患者の状況によっては、正確な情報の伝達がより高度な不安などの心理反応を惹起する可能性も十分に考えられるため、安易な判断によって実施することは、逆に患者に対する不利益につながる恐れ

もあります。そのため、看護師のみの判断ではなく、主治医を含めた医療チームと協議する必要があり、実施中も常に情報共有していく必要があるといえます。

　ICUダイアリーについては、患者への有効性とともに、家族に対する有効性についても報告されています[5]。家族が記載したICUダイアリーは、家族自身のPTSD発症リスクを減少させると報告されており[5]、家族も含めた介入方針について検討していく必要があります。患者の状況によっては、負の効果をもたらす可能性もあるICUダイアリーですが、家族の状況理解を促すとも考えられます。家族の状況理解が乏しい場合、医療者が家族のICUダイアリーの作成を支援することで、より正しい状況の理解につながる可能性があります。しかし、家族の精神状況の把握も必要であり、ICUダイアリーの作成支援の実施についても、医療チームとの協議が必要と考えられます。

引用文献

1. Jones C, Griffiths RD, Humphris G, et al：Memory, delusions, and the development of acute posttraumatic stress disorder-related symptoms after intensive care. Crit Care Med 2001；29：573-580.
2. Jones C, Bäckman C, Capuzzo M, et al：Intensive care diaries reduce new onset post traumatic stress disorder following critical illness：a randomised, controlled trial. Crit Care 2010；14：R168.
3. Garrouste-Orgeas M, Flahault C, Vinatier I, et al：Effect of an ICU diary on posttraumatic stress disorder symptoms among patients receiving mechanical ventilation：a randomized clinical trial. JAMA 2019；322：229-239.
4. 江木盛時, 小倉裕司, 矢田部智昭, 他：日本版敗血症診療ガイドライン2020. 日本集中治療医学会雑誌 2021；28：366-368.
5. Nielsen AH, Angel S, Egerod I, et al：The effect of family-authored diaries on posttraumatic stress disorder in intensive care unit patients and their relatives：a randomised controlled trial (DRIP-study). Aust Crit Care 2020；33：123-129.

終末期ケア/アドバンス・ケア・プランニング（ACP）

「現在」「過去」「未来」3つの時間軸で患者の意思をとらえる

多田昌代

　人生の最終段階における医療のあり方については、2018年の厚生労働省のガイドライン改訂の際に「終末期医療」から「人生の最終段階における医療」へ名称が変更され[1]、**アドバンス・ケア・プランニング（advance care planning：ACP）**の概念が盛り込まれました。このガイドラインで、ACPは「人生の最終段階の医療・ケアについて、本人が家族等や医療・ケアチームと事前に繰り返し話し合うプロセス」と定義されました[1]。さらに、ACPの愛称を「人生会議」として、普及・啓発活動を行っています。集中治療分野においても、2014年に日本救急医学会・日本集中治療医学会・日本循環器学会合同の**『救急・集中治療における終末期のガイドライン』**が発表されています[2]。

　このように、ACPはICUナースにとっても知識としては身近なものになりつつありますが、十分な人生会議が行われていないまま、突然の発症や事故によってICUに入室する患者も多いことが現状です。さらに、これに患者の意思決定能力の低下や時間的制約なども加わり、実際にはACPに困難さを感じる場面が多いのではないかと思います。

　倫理的問題を解決するためのツールとして、**ジョンセンの4分割法**（図1）などがあります。また、重症疾患を有する患者家族とのコミュニケーションスキル（バイタルトーク）のツールの1つとして**REMAP**（表1）などがあります。しかし、ICUという場においてこれらを用いてケアを行おうとしても、これらのツールにある「患者の意向」「重要な価値」がどうしてもわからず、ツールをうまく使いこなすことができないと感じてしまうことがあると思います。そこで、これらのツールをもっと上手に使いこなすことができるように、ここでは患者の意思に焦点を当てた「本人の意思の3本柱」について紹介します。

図1　ジョンセンの4分割法

医学的適応 （medical indication）	患者の意向 （patient preferences）
QOL （quality of life）	周囲の状況 （contextual features）

表1　REMAP（治療のゴールを決めるためのロードマップ）

Reframe the situation 状況の変化を伝える	●悪い知らせも含めて患者の状況を患者家族に伝える
Expect emotion 感情に対応する	●表情や声のトーンから感情を推し量りつつ患者家族に対応する
Map out important values[※] 重要な価値を掘り下げる	●患者の価値観を知るための会話を患者家族と行う
Align with the patient & family 患者の価値に基づいた治療の方向性	●Map outで引き出された患者の価値観を要約 ●医療者が正しく理解しているかどうかを患者・家族に確認していく
Plan treatments to uphold values 具体的な治療計画を立てる	●患者の価値観に合わせて医学的に妥当な方針を提案しながら、患者家族と医療者で一緒に治療を計画していく
※Map outのプロセスがこのREMAPにおいて最も大切	

VitalTalk：Transitions/Goals of Care（https://www.vitaltalk.org/）を参考に作成

本人の意思の3本柱

　本人の意思の3本柱とは、**本人の意思を「過去」「現在」「未来」の3つの時間軸でとらえる**方法です（図2）。特にICUでは、「現在」の本人の意思がわからずにつまずきを感じてしまうことが多いと思いますが、常にこの3つの軸で患者の意思をとらえると、患者の意向や重要な価値をとらえやすくなります。

①過去の意思

　現在の意思の確認が難しいICUでは、「過去」の意思のとらえ方が患者の意思を尊重するうえでの大きなポイントになります。意思表示できない患者の場合は、

図2　本人の意思の3本柱

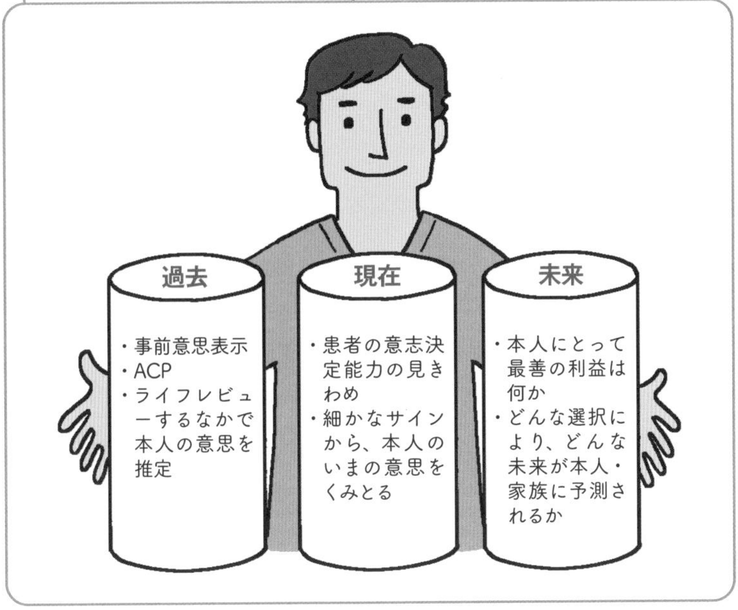

過去	現在	未来
・事前意思表示 ・ACP ・ライフレビューするなかで本人の意思を推定	・患者の意志決定能力の見きわめ ・細かなサインから、本人のいまの意思をくみとる	・本人にとって最善の利益は何か ・どんな選択により、どんな未来が本人・家族に予測されるか

西川満則, 長江弘子, 横江由理子：本人の意思を尊重する意思決定支援. 南山堂, 東京, 2016：40. を参考に作成

事前の意思について家族に確認することになりますが、明確な事前意思がないままICUに入室している患者も多く、家族に「患者さんはこのような状態になったとき、どのような治療を望まれていましたか？」と聞いても、「いままでそんな話はしたことがなかった。」と困惑されることが多くみられます。そのような場合、例えば「どなたかの死に遭遇したとき、自分はこうしたいなどといった言葉を聞いたことはありませんでしたか？」と聞いてみたり、「テレビなど見ながら死や医療について会話をしたことはありませんでしたか？」など、家族の思い出のなかから患者の過去の意思を引き出すことができるような投げかけをしてみるとよいでしょう。

　また、人生の物語（ライフレビュー）を傾聴することも大切です。患者がこれまでどんな生活をしてきたのか、家族のことや仕事・性格のこと、生きがいは何だったのかなどの会話のなかに患者の意思を知る手がかりが隠されていることもあります。

②現在の意思

　ICUで治療を受ける患者は、病状や治療上の状況により現在の患者意思を確認することが難しいことが多いですが、「現在の患者の意思はわからない」などと最初からあきらめないでください。

本当に意思決定能力がないのかどうか、どんな手段を使っても患者の意思を確認することはできないのか、チームでよく話し合ってみてください。そして、少しでも現在の患者の意思を確認することが可能だととらえたならば、患者が意思表示をしやすい環境づくりや声かけをしてみたり、細かなサインを見逃さないようにしましょう。

③未来の意思

患者にとって最善の利益は何かといった視点で、家族と話し合いをします。ICUで終末期を迎える場合、家族が未来についてイメージをもつことは非常に難しいでしょう。家族が患者の意思を推定しなければならない場合には、患者や家族自身の未来の生活についてイメージしながら、選択肢のなかで患者だったら何を選択するかについて考えることができるように支援します。

ポイント

患者の状態からACPにかけることのできる時間を見きわめ、患者の意思を汲み取ることをあきらめない姿勢をもって患者家族にかかわり、ICUでもその人らしい人生の終焉を迎えることができるようなケアにつなげていくことが大切です。

引用文献

1. 厚生労働省：人生の最終段階における医療・ケアの決定プロセスに関するガイドライン．2018，https://www.mhlw.go.jp/file/04-Houdouhappyou-10802000-Iseikyoku-Shidouka/0000197701.pdf（2022/6/28アクセス）
2. 日本救急医学会・日本集中治療医学会・日本循環器学会合同：救急・集中治療における終末期のガイドライン〜3学会からの提言〜．2014，https://www.jsicm.org/pdf/1guidelines1410.pdf（2022/6/28アクセス）

参考文献

1. 伊藤香，大内啓：バイタルトーク日本版 編，緊急ACP．医学書院，東京，2022：50-56．
2. 西川満則，長江弘子，横江由理子 編：本人の意思を尊重する意思決定支援．南山堂，東京，2016：40-43．
3. 森雅紀，森田達也：Advance care Planningのエビデンス．医学書院，東京，2021：2-48．

Part

3

疾患・病態の知恵袋

敗血症①

敗血症は、感染症に対する制御不能な宿主反応に起因する、生命を脅かす臓器障害

河合佑亮

敗血症の疫学

　2017年における全世界の敗血症発生数は推定4,890万人で、そのうち1,100万人が死亡したと報告されています。敗血症による死亡は全世界のすべての死因の19.7％を占めることから、いかに敗血症が致死性の高い病態であるのかが理解できます[1]。

　国内では、年間で推定10万人もの方が亡くなっているとされています[2]。厚生労働省の2019年人口動態統計によると、日本人の死亡数は年間約140万人であることから、敗血症による死亡はすべての死亡者数の約7～8％を占め、悪性新生物、心疾患、老衰についで第4位の脳血管疾患と並ぶ死因となっています。

敗血症の病態

　敗血症は、本来、宿主に侵入した病原性微生物を排除しようとする生体防御反応が制御不能な悪循環に陥って臓器障害が進行していく病態であり、「感染症に対する制御不能な宿主反応に起因する生命を脅かす臓器障害」と定義されています[3]。そのため、たとえ血液等に病原性微生物の存在が確認されたとしても、臓器障害を伴わない病態は敗血症とは呼びません。

　敗血症は、下記の機序で臓器障害が生じ、進行していきます（図1）。

①細菌やウイルス等の病原性微生物が生体に侵入する。

②マクロファージなどの免疫担当細胞が病原性微生物を認識し、サイトカインを放出することで全身性の強い炎症反応を生じさせる。

③強い炎症によって血管拡張と血管透過性が亢進し、血管内容量が減少する。これに凝固線溶異常も加わり、微小循環障害が生じる（本来であれば、血管拡張と血管透過性亢進によって白血球をいち早く病原性微生物のもとへ運ん

だり、凝固によって病原性微生物を捕捉したり等の合目的的な反応であるが、局所ではなく全身で炎症反応が生じた場合には負の連鎖が惹起される）。また、敗血症誘発性心筋症と呼ばれる心機能低下が生じることもある。

④細胞への酸素供給量が低下し、細胞が傷害される。壊れた細胞内から細胞構成物質やミトコンドリアの破片等が細胞外に放出される。

⑤免疫担当細胞が傷害細胞から放出された物質を認識しサイトカインを放出することで、全身性の強い炎症反応を生じさせる。

⑥ ③が生じる。

⑦ ④が生じる。

⑧ ⑤が生じる。

⑨ ③が生じる。

⑩ ④が生じる。

⑪ ③～⑤が連綿と繰り返され、臓器障害が生じ、進行していく。

図1　敗血症の病態と機序

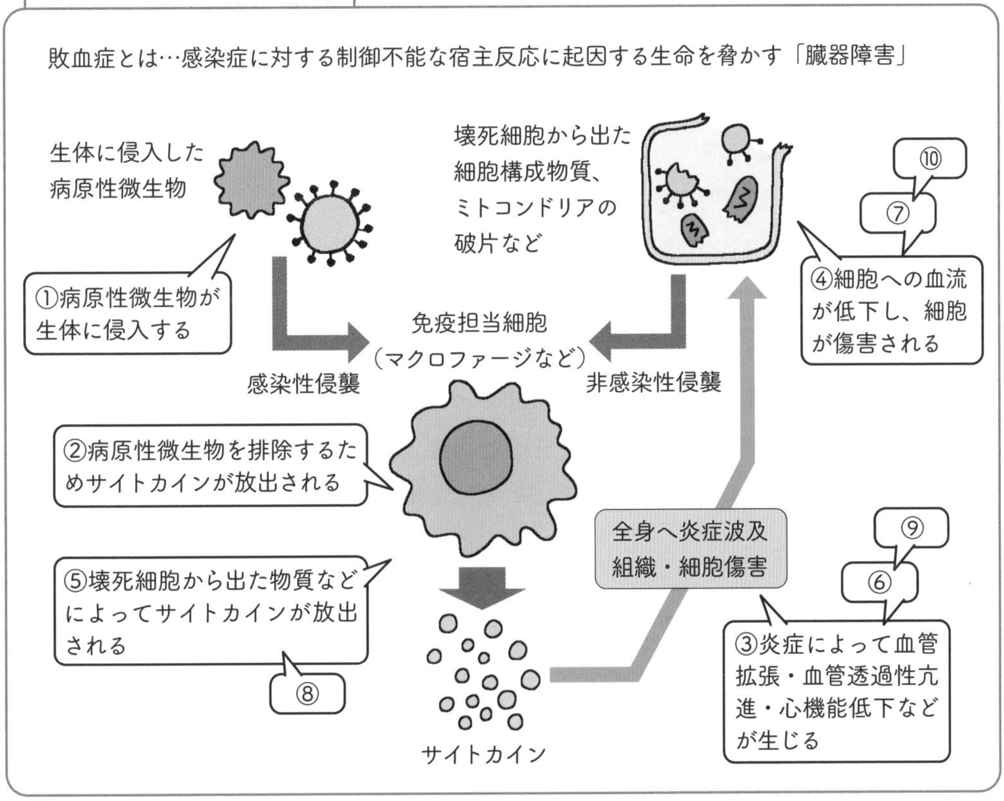

敗血症とは…感染症に対する制御不能な宿主反応に起因する生命を脅かす「臓器障害」

生体に侵入した病原性微生物

壊死細胞から出た細胞構成物質、ミトコンドリアの破片など

⑩

⑦

④細胞への血流が低下し、細胞が傷害される

①病原性微生物が生体に侵入する

感染性侵襲

免疫担当細胞（マクロファージなど）

非感染性侵襲

②病原性微生物を排除するためサイトカインが放出される

⑤壊死細胞から出た物質などによってサイトカインが放出される

⑧

全身へ炎症波及組織・細胞傷害

⑨

⑥

③炎症によって血管拡張・血管透過性亢進・心機能低下などが生じる

サイトカイン

西田修：敗血症. 日本集中治療医学会看護テキスト作成ワーキンググループ. 集中治療看護師のための臨床実践テキスト 疾患・病態編. 真興交易医書出版部, 東京, 2018：180-181. を参考に作成

敗血症②

敗血症の早期診断と
早期治療に率先して携わろう

河合佑亮

敗血症の診断（ICU以外での手順）

　前稿「敗血症①」のとおり、敗血症は臓器障害ですので、その診断にあたっては臓器障害をどのように評価するのかが重要となります。前稿の図1（p.257）で示した負の連鎖が進行してしまう前に、一刻も早く適切に敗血症を診断・治療できることが最も重要となります。**『日本版敗血症診療ガイドライン2020（J-SSCG2020）』**においては、**ICU以外**（病院前救護、救急外来、一般病棟など）の管理では、感染症あるいは感染症の疑いのある場合、**qSOFA**（quick sequential sepsis-related organ failure assessment：quick SOFA）を評価するとされています[1]。

　qSOFAとは、「意識」「呼吸数」「収縮期血圧」の3項目で構成されます。感染症あるいは感染症が疑われる状態において、qSOFAの2項目以上が満たされる場合に敗血症を疑い、臓器障害の評価と集中治療の必要性を判断します（表1）。ここでポイントとなるのが、qSOFAの評価には血液検査等の医師の指示に基づいた検査・処置は不要であり、ベッドサイドで簡便に評価できるということです。日常の看護業務の一連の過程で評価が可能ですので、ベッドサイドに最も近い看護師が、いかに敗血症の診断に率先して携わるのかが患者の予後に大きく影響を与えます。

表1　qSOFAスコア

●意識変容
●呼吸数≧22回/分
●収縮期血圧≦100mmHg

感染症あるいは感染症を疑う病態で、quick SOFA（qSOFA）スコアの3項目中2項目以上が存在する場合に敗血症を疑う。

日本版敗血症診療ガイドライン2020作成特別委員会：日本版敗血症診療ガイドライン2020. 日本集中治療医学会雑誌 2021；28：S24. より引用

qSOFA評価のポイント

　qSOFAの評価のためには呼吸数を測定することが必須ですが、脈拍数や血圧等と異なり、呼吸数は医師や看護師等にあまり測定してもらえないバイタルサインであることがわかっています[2]。呼吸数の異常が急変の予測因子であることを示す数多くの根拠が存在するとともに、呼吸数は患者に触れたり機器を使用したりせずとも簡便に測定可能なバイタルサインですので、普段から呼吸数を数える習慣をつけましょう。

　意識については、意識障害の有無について観察します。意識障害と聞くと、呼びかけても反応がないような状態をイメージするかもしれませんが、呼びかけに対して反応が少し鈍いようなGlasgow Coma Scale（GCS）14点の状態やせん妄も意識障害に含まれることに留意が必要です。患者の覚醒度の変化やせん妄がみられた場合には、脳の臓器障害を疑い、呼吸数と収縮期血圧とあわせて医師に報告し、敗血症の診断手順を進めることが重要です。

敗血症の診断（ICUでの手順）

　『J-SSCG2020』では、qSOFAの３項目のうち２項目以上満たす場合には積極的に敗血症を疑い、ICUまたはそれに準じた環境における**SOFAスコア**（表２）の評価に移行するとされています。ICUでは、血液・生化学検査、動脈血ガス分析等よりSOFAスコアを時系列で評価し、SOFAスコアの合計点数が２点以上の急上昇となる場合に敗血症と確定診断します。わが国では「特定集中治療室管理料」の要件として、ICU患者全員のSOFAスコアの測定・提出が求められており、診療報酬によって敗血症の診断が強力に後押しされています。

敗血症性ショックの診断

　敗血症性ショックは「大幅な死亡率増加につながる循環不全と細胞代謝の異常を呈する敗血症のサブセット」と定義され、敗血症のなかに含まれる重症度の高い区分とされます[3]。敗血症において、輸液だけでは平均血圧65mmHg以上を維持できず、ノルアドレナリン等の血管収縮薬を併用し、さらに血中乳酸値２mmol／L（18mg/dL）を超える場合に、敗血症性ショックと確定診断します。敗血症と敗血症性ショックの診断の一連の流れを図１に示します。

表2　SOFAスコア

	スコア	0	1	2	3	4
意識	GCS	15	13〜14	10〜12	6〜9	＜6
呼吸	PaO_2/ FiO_2（mmHg）	≧400	＜400	＜300	＜200および呼吸補助	＜100および呼吸補助
循環		平均血圧≧70mmHg	平均血圧＜70mmHg	ドパミン＜5μg/ kg/分あるいはドブタミンの併用	ドパミン5〜15μg/kg/分あるいはノルアドレナリン≦0.1μg/kg/分あるいはアドレナリン≦0.1μg/kg/分	ドパミン>15μg/kg/分あるいはノルアドレナリン>0.1μg/kg/分あるいはアドレナリン>0.1μg/kg/分
肝	血漿ビリルビン値（mg/dL）	＜1.2	1.2〜1.9	2.0〜5.9	6.0〜11.9	≧12.0
腎	血漿クレアチニン値（mg/dL）	＜1.2	1.2〜1.9	2.0〜3.4	3.5〜4.9	≧5.0
	尿量（mL/日）				＜500	＜200
凝固	血小板数（×10^3/μL）	≧150	＜150	＜100	＜50	＜20

日本版敗血症診療ガイドライン2020特別委員会 編：日本版敗血症診療ガイドライン2020．日本集中治療医学会雑誌 2021；28：S23．より引用

敗血症性ショックの分類

　　敗血症性ショックは、教科書的には「血液分布異常性ショック」に分類されますが（表2）、ここまでをお読みいただけば、この分類が正確ではないことにお気づきだと思います。前稿の図1（p.257）に示すように、敗血症性ショックには血管拡張に伴う「血液分布異常」のみならず、血管透過性亢進に伴う「循環血液量減少」、敗血症誘発性心筋症に伴う「心機能低下」が併存しています。そのため、敗血症性ショックの正確な分類は、**「血液分布異常性ショック」**かつ**「循環血液量減少性ショック」**かつ**「心原性ショック」**であることがわかり（表3）、いかに敗血症性ショックが重症な病態であるかが理解できます。敗血症性ショックはICUにおける最重症病態であり、高度な集中治療を多職種で協力して提供することが強く求められる病態なのです。

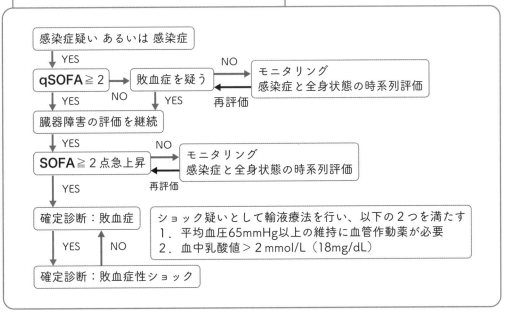

図1　敗血症と敗血症性ショックの診断の流れ

日本版敗血症診療ガイドライン2020特別委員会 編：日本版敗血症診療ガイドライン2020．日本集中治療医学会雑誌 2021；28：S25．より引用

表2　教科書的なショックの分類

循環血液量減少性ショック hypovolemic shock	出血、脱水など
心原性ショック cardiogenic shock	心筋梗塞、弁膜症、心筋症、不整脈など
血液分布異常性ショック distributive shock	敗血症、アナフィラキシー、脊髄損傷など
心外閉塞・拘束性ショック obstructive shock	肺塞栓、心タンポナーデ、緊張性気胸など

表3　正確なショックの分類

循環血液量減少性ショック hypovolemic shock	敗血症、出血、脱水など
心原性ショック cardiogenic shock	敗血症、心筋梗塞、弁膜症、心筋症、不整脈など
血液分布異常性ショック distributive shock	敗血症、アナフィラキシー、脊髄損傷など
心外閉塞・拘束性ショック obstructive shock	肺塞栓、心タンポナーデ、緊張性気胸など

Part
3

疾患・病態の知恵袋

重症患者の診療・看護には敗血症診療ガイドラインを活用しよう

河合佑亮

敗血症の診療・看護は、すべての重症病態の診療・看護に通ずる

敗血症は病原性微生物が生体の過剰な免疫スイッチを押すことで生じる負の連鎖を経た臓器障害ですので（p.257、図1参照）、病原性微生物は負の連鎖のきっかけを与えるにすぎません。そのため、同図1の③以降に病態が進行した場合には、たとえ生体内の病原性微生物を根こそぎ駆逐したとしても負の連鎖を止めることはできず、多臓器不全と死に向けた悪循環は連綿と続いていきます。

また、感染症による侵襲でなくとも、大手術や心肺蘇生後、外傷や熱傷、急性膵炎等の非感染性の侵襲が生体の過剰な免疫スイッチを押すことは可能であり、生体への侵襲が存在する限り負の連鎖が生じ、続いていきます。以上により、敗血症の定義「制御不能な宿主反応に起因する生命を脅かす臓器障害」はすべての重症患者に生じうる病態であり、この病態の要因が感染症にあるものが敗血症と呼ばれるのです。

J-SSCG2020を活用する

『日本版敗血症診療ガイドライン2020（J-SSCG2020）』は、敗血症患者の全身管理に必要な、多岐にわたる推奨等を記載しており、先述した重症患者の病態の共通性からも、すべての重症患者に対する集中治療のガイドラインとして活用が可能です。J-SSCG2020は22章から構成されていますが、本稿では紙面の都合上、初期対応にかかわる主な推奨等を抜粋して示します（表1〜2）[1]。J-SSCG2020の全文と各推奨の根拠となった資料は、日本集中治療医学会および日本救急医学会のホームページから無料でダウンロードが可能です。また、各部署での周知に使用できるダイジェスト版も発行されています。スマートフォ

ン等で閲覧可能なアプリ版も無料でインストールできますので、重症患者に対する質の高い診療・看護の標準化に向けてぜひ活用しましょう。

表1　J-SSCG2020の構成	
CQ1：敗血症の定義と診断	CQ12：栄養療法
CQ2：感染の診断	CQ13：血糖管理
CQ3：画像診断と感染源のコントロール	CQ14：体温管理
CQ4：抗菌薬治療	CQ15：DIC 診断と治療
CQ5：免疫グロブリン（IVIG）療法	CQ16：静脈血栓塞栓症（VTE）対策
CQ6：初期蘇生・循環作動薬	CQ17：PICSとICU-AW
CQ7：ステロイド療法	CQ18：小児
CQ8：輸血療法	CQ19：神経集中治療
CQ9：呼吸管理	CQ20：Patient- and Family-Centered Care
CQ10：痛み・不穏・せん妄の管理	CQ21：Sepsis treatment system
CQ11：急性腎障害・血液浄化療法	CQ22：ストレス潰瘍

日本版敗血症診療ガイドライン2020特別委員会 編：日本版敗血症診療ガイドライン2020．日本集中治療医学会雑誌 2021；28：S5-9．より改変して転載

敗血症①　引用文献

1. Rudd KE, Johnson SC, Agesa KM, et al：Global, regional, and national sepsis incidence and mortality, 1990-2017: analysis for the Global Burden of Disease Study. Lancet 2020；395：200-211.
2. 日本集中治療医学会，日本救急医学会，日本感染症学会：敗血症情報サイト 敗血症.com．https://xn--ucvv97al2n.com/index.html（2022/6/28アクセス）
3. 西田修：敗血症．日本集中治療医学会看護テキスト作成ワーキンググループ 編，集中治療看護師のための臨床実践テキスト 疾患・病態編．真興交易医書出版部，東京，2018：180-184.

敗血症②　引用文献

1. 日本版敗血症診療ガイドライン2020特別委員会 編：日本版敗血症診療ガイドライン2020.日本集中治療医学会雑誌 2021；28：S1-S411.
2. Cretikos MA, Bellomo R, Hillman K, et al：Respiratory rate：the neglected vital sign. Med J Aust 2008；188：657-659.
3. 西田修：敗血症．日本集中治療医学会看護テキスト作成ワーキンググループ 編，集中治療看護師のための臨床実践テキスト 疾患・病態編．真興交易医書出版部，東京，2018：180-184.

敗血症③　引用文献

1. 日本版敗血症診療ガイドライン2020特別委員会 編：日本版敗血症診療ガイドライン2020.日本集中治療医学会雑誌 2021；28：S1-S411.

	表2　敗血症の初期対応にかかわるJ-SSCG2020における主な推奨等（抜粋）
CQ2-1	血液培養は抗菌薬投与前に2セット以上採取する（Good Practice Statement）
CQ2-2	抗菌薬投与前に必要に応じて血液培養以外の各種培養検体を採取する（Good Practice Statement）
CQ3-2	感染源が不明な敗血症患者に対して、可及的すみやかに全身造影CT検査を行うことを弱く推奨する（エキスパートコンセンサス）
CQ3-7	カテーテル関連血流感染が疑われる敗血症患者に対して、可及的すみやかにカテーテル抜去による感染源のコントロールを行うことを弱く推奨する（エキスパートコンセンサス）
CQ4-6	敗血症あるいは敗血症性ショックと認知した後、抗菌薬は可及的早期に開始するが、必ずしも1時間以内という目標は用いないことを弱く推奨する（GRADE 2C）
CQ6-3	循環動態の維持が困難な敗血症/敗血症性ショック患者に対して、初期蘇生輸液と同時または早期（3時間以内）に血管収縮薬を投与することを弱く推奨する（GRADE 2C）
CQ6-4	敗血症/敗血症性ショックの患者に対して、初期蘇生の指標として乳酸値を用いることを弱く推奨する（GRADE 2C）
CQ6-5	血管内容量減少のある敗血症患者の初期輸液は、循環血液量を適正化することを目標とし、晶質液30mL/kg以上を3時間以内に投与することが必要との意見がある。初期輸液の最中はバイタルサインを注意深く観察し、乳酸クリアランスや心エコーなどを用いて組織酸素代謝や血行動態評価を行いながら過剰な輸液負荷を避けることが重要である（BQに対する情報提示）
CQ6-9-1	成人敗血症患者に対する血管収縮薬の第一選択として、ノルアドレナリンとドパミンのうち、ノルアドレナリンを投与することを弱く推奨する（GRADE 2D）
CQ6-10-2	敗血症/敗血症性ショック患者に対する、血管収縮薬の第二選択としてバソプレシンを使用することを弱く推奨する（GRADE 2D）
CQ6-11	心機能低下を呈する成人敗血症性ショック患者に対して、強心薬（アドレナリン、ドブタミン）の投与を弱く推奨する（エキスパートコンセンサス）
CQ7-1	初期輸液と循環作動薬に反応しない成人の敗血症性ショック患者に対して、ショックからの離脱を目的として、低用量ステロイド（ヒドロコルチゾン）を投与することを弱く推奨する（GRADE 2D）
CQ8-1	敗血症性ショック患者の初期蘇生において、赤血球輸血はヘモグロビン値7g/dL未満で開始することを弱く推奨する（GRADE 2C）

日本版敗血症診療ガイドライン2020特別委員会 編：日本版敗血症診療ガイドライン2020．日本集中治療医学会雑誌 2021；28：S28, 30, 41, 54, 84, 117, 120, 122, 132, 140, 151, 161. より改変して転載

心血管病変：ACS（急性冠症候群）①

緊急性の高いACSは病態と初期対応を知っておく

小林奈美、寺本　俊

慢性冠動脈疾患と急性冠症候群（不安定狭心症・心筋梗塞）の違いを把握しよう

　虚血性心疾患（ischemic heart disease：IHD）は**慢性冠動脈疾患と急性冠症候群**（acute coronary syndrome：ACS）に分類されます（表1）。心臓の栄養血管である冠動脈の内腔にLDLコレステロールが蓄積すると、粥腫と呼ばれるプラークが形成されます。初期には血管が代償性に拡大して内腔が維持されますが、進行すると内腔が狭窄して心筋虚血を引き起こします（慢性冠動脈疾患）。

　一方、プラークが破綻すると、そこを修復しようとして血小板が凝集し血栓を形成します。これにより、急速に冠動脈内腔が狭窄・閉塞した結果、心筋が虚血や壊死に陥った病態をACSといいます。プラークの破綻は内腔の狭窄度ではなく、プラークの性状（脆弱性）に関係するといわれています。初期の不安定狭心症と心筋梗塞の判別は困難ですが、診断過程は同じです。ACSは命にかかわる病態であり、的確な判断に基づいた迅速な対応が必要です。治療として、薬物療法（亜硝酸薬、抗血小板薬、抗凝固薬など）、再灌流療法［経皮的冠動脈インターベンション（percutaneous coronary intervention：PCI）、冠動脈バイパス術（coronary artery bypass grafting：CABG）、血栓溶解療法］があります。加えて、徐脈に対する体外式ペースメーカーや大動脈内バルーンパンピング（intra-aortic balloon pumping：IABP）や経皮的人工心肺補助装置（percutaneous cardiopulmonary support：PCPS）などの補助循環が必要になることがあります。

表1　虚血性心疾患の分類

分類		特徴
慢性冠動脈疾患	労作性狭心症	冠動脈にプラークによる狭窄がある
		プラーク
	冠れん縮性狭心症	冠動脈のれん縮による一過性の虚血がある
		血管自体がけいれんしている
急性冠症候群（ACS）	不安定狭心症	プラークの破綻により血栓が生じ、冠動脈が狭窄している
		血栓
		血液の流れが狭くなっている
	心筋梗塞	プラークの破綻により生じた血栓で、冠動脈が閉塞している
		血管が完全に詰まっている

不安定狭心症

　　冠動脈内にできたプラークの破綻により冠動脈に狭窄や一時的な閉塞が生じ、急性心筋梗塞へ移行する可能性が高い病態です。心筋梗塞にほぼ準じた治療を行い、冠動脈の血流を維持できるようにします。心筋梗塞への移行に注意して、心電図や血液検査などの異常の早期発見に努め、慎重に経過をみます。

急性心筋梗塞

　　冠動脈内にできたプラークの破綻により冠動脈が閉塞し、その灌流領域の心筋が壊死に至った病態です。心筋の壊死によってポンプ失調になりやすいため、循環不全（ショック）や不整脈、心不全などの合併症に注意が必要です。ショッ

クの徴候となる冷汗、末梢冷感、顔面蒼白などの交感神経刺激症状に注意しながら、梗塞層の拡大を防ぐために一刻も早い再灌流が必要となります。さらに心破裂（左室自由壁破裂→ほぼ即死、心室中隔穿孔→緊急手術、乳頭筋断裂→僧房弁閉鎖不全→心不全）を合併することがあります。血管内腔が完全に閉塞しているため、**ニトログリセリンが効かない**ことも特徴です。発症時期などにより、いくつかの分類があります（表2、図1）。

表2　心筋梗塞の分類

	種類
ST変化	ST上昇型（STEMI）、非ST上昇型（NSTEMI）
心筋障害部位	下壁（心窩部痛、嘔気・嘔吐の症状が出やすい）・側壁・前壁・前壁中隔・後壁・広範囲など
梗塞層	貫壁性：心外膜まで及ぶ、非貫壁性：心内膜下にとどまる
発症時期	急性：3日以内、亜急性：30日以内、陳旧性：30日以上経過

図1　梗塞部位の分類

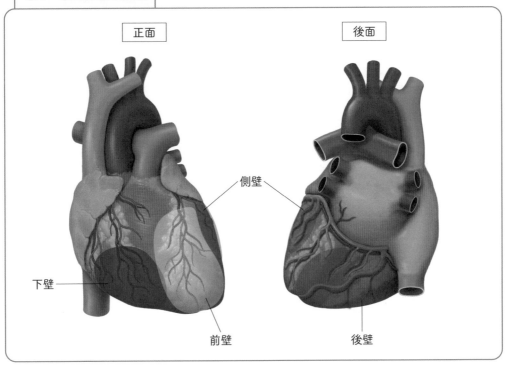

正面　　後面

側壁

下壁

前壁　　後壁

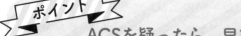

ACSを疑ったら、早期診断と治療につなげる

- 12誘導心電図検査を実施、STが変化している誘導を確認する
  ※II、III、aVF誘導で変化がみられた場合は、右室梗塞の診断補助のためV4R誘導も記録する（次稿「ACS②」p.269-273参照）
- 循環の維持（循環血液量を保つための補液やカテコラミンの投与、不整脈対処など）
- 心臓の酸素消費量の軽減（安静・禁食・痛みの緩和・精神の安静）
- 採血（トロポニン、CK、CK-MBの上昇とその推移）や心臓超音波（駆出率、壁運動異常や心破裂の有無など）などの検査を進めながら、急変に備えて目を離さないようにする
  ※V4R（右側12誘導心電図）は、V1、V2の電極はそのままにして、V3、V4（V5、V6）を対側の右に付け替えて実施する

Column

RRS（Rapid Response System：院内迅速対応システム）

　入院中の患者に心停止が発生した場合、社会復帰が可能な患者は15％程度といわれています。そこで、急変の前兆をいち早くとらえ、早期に介入するRRS（Rapid Response System：院内迅速対応システム）があり、日本では2008年に推奨されたことをきっかけに、現在では全国各地の病院で導入されています。

　具体的には、対象病棟からRRS担当医師へ直接連絡し、RRSを起動します。連絡を受けた医師や看護師らは、迅速に（15分以内が望ましい）現場に向かい、初期対応にて患者の安定化を図ることで、さらなる状態悪化や院内心停止を防ぎます。これは、危機的な全身状態に陥る可能性の高い患者を発見した際、すみやかに対応するシステムですが、危機的な全身状態に陥る可能性をどのように見分ければよいでしょうか。

　ご存知のように、看護師は24時間365日、患者の最も近くに存在し、バイタルサインや些細な変化に最初に気づく位置に存在します。日頃測定しているバイタルサインを活用し、患者の重症化の予兆を発見する評価ツールの一つとして、早期警戒スコア（National Early Warning Score：NEWS）があります。これは、呼吸数、SpO₂、酸素投与の有無、体温、血圧、心拍数、意識状態の数値をスコア化することで、経験年数に左右されず患者の状態評価が行えるものです。院内心停止を起こした患者の多くは、心停止の6～8時間前から意識レベルや呼吸回数の変化を認めていたことがわかっています。NEWSを活用し、患者のちょっとした変化に気づける感性を養いながら、予期せぬ心停止に至る前に、早期介入が行えるようにしたいですね。

（神保大士）

心血管病変：ACS（急性冠症候群）②

心電図変化と冠動脈の灌流領域、合併症はセットで考える

小林奈美、寺本　俊

障害された冠動脈の灌流領域により生じる合併症を想定して行動する

　　12誘導心電図をとったら、基線（P波とP波を結んだ線、図1）と比べて、ST部分の上昇や低下の有無をみます（図2）。冠動脈はその灌流領域が決まっているため（図3～4）、ST変化がある誘導を予想される心筋障害部位の対比表でみると虚血や梗塞を起こしている障害部位がわかり、その部位に特徴的な合併症を推測することができます（表1）。

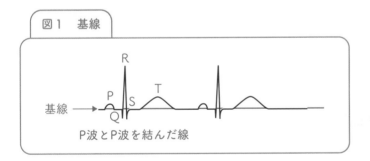

図1　基線

P波とP波を結んだ線

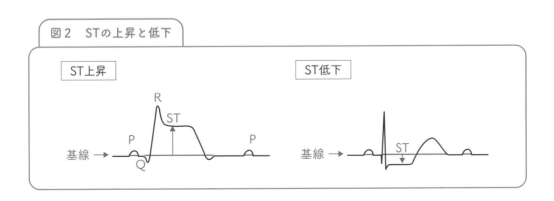

図2　STの上昇と低下

ST上昇　　　　　　　　　　　　ST低下

> 心電図の基本波形、誘導と予想される心筋障害部位の対比表、冠動脈と灌流領域・合併症とその対応をまとめて携帯しておこう！

表1　誘導と予想される心筋障害部位の対比表

閉塞・梗塞部位	ST変化がみられる誘導（↑：上昇、↓：低下）※例えばⅠとV1のみのように1〜2か所のみのST変化は心臓由来ではない可能性が高い												障害されたと予想される冠動脈
	I	II	III	aVR	aVL	aVF	V1	V2	V3	V4	V5	V6	
前壁中隔							↑	↑	↑	↑			左前下行枝
広範囲	↑				↑		↑	↑	↑	↑	↑	↑	左前下行枝
側壁	↑				↑						↑	↑	左前下行枝
高位側壁	↑				↑								左回旋枝
後壁							R波増高						右冠動脈 左回旋枝
下壁		↑	↑			↑							右冠動脈 左回旋枝

図3　心臓と冠動脈

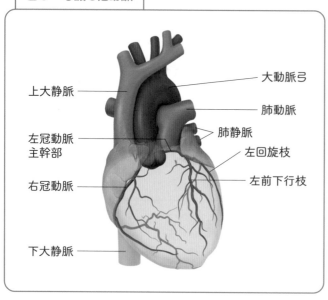

上大静脈　左冠動脈主幹部　右冠動脈　下大静脈　大動脈弓　肺動脈　肺静脈　左回旋枝　左前下行枝

図4　冠動脈とその再灌流領域

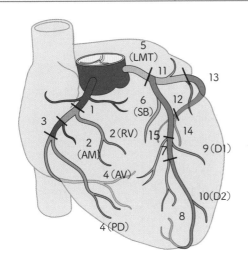

		灌流している領域	起こりうる合併症
右冠動脈	#1	右冠動脈（RCA）起始部～右室枝（RV）まで	右室梗塞
	#2	右室枝（RV）～鋭縁枝（AM）まで	
	#3	鋭縁枝（AM）～後下行枝（PD）まで	
	#4 AV	房室結節枝（AV）	房室ブロックなどの不整脈
	#4 PD	後下行枝（PD）	
左前下行枝	#5	左冠動脈の主幹部（LMT）	広範囲梗塞 心原性ショック 致死的不整脈
	#6	主幹部～中隔枝（SB）まで	
	#7	中隔枝（SB）～第2対角枝（D2）まで	
	#8	第2対角枝（D2）～LAD本幹末梢まで	
	#9	第1対角枝（D1）	
	#10	第2対角枝（D2）	
左廻旋枝	#11	主幹部～鈍縁枝（OM）まで	下壁梗塞、房室ブロックなどの不整脈（右冠動脈と左回旋枝は狭窄に伴い、互いに側副血行路が発生することがある。そこに血流障害が起きると、本来の灌流領域ではないところで梗塞が生じることがある）
	#12	鈍縁枝（OM）	
	#13	鈍縁枝～後側壁枝（PL）まで	
	#14	後側壁枝（PL）	
	#15	後下行枝（PD）	

誘導と予想される心筋障害部位対比表の活用手順

（例）12誘導心電図で「Ⅱ」「Ⅲ」「aVF」のST上昇を認めた場合

10.00mm/mV 25.0mm/s H50 d 100Hz　波形連続型：6ch×2　10.00mm/mV 25.0mm/s H50 d 100Hz

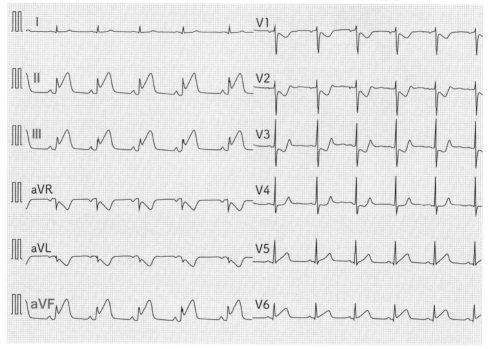

①表1の対比表に照らし合わせると、右冠動脈もしくは左廻旋枝を責任病変
（♯1〜4、♯11〜15）と推測できる

②右室灌流領域の♯1〜2であれば右室梗塞を、洞結節灌流領域の#4AVであれ
ば房室ブロックなどの不整脈の合併症を想定して観察し、薬剤や体外式ペー
スメーカーなどの準備をする

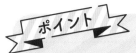

ポイント

　胸部だけでなく、額や歯など左上半身に放散する痛み（放散痛）や重苦しさ、締め付け感、不快感の場合もあるため、「胸の痛み」などと限局せずに聞くことも大切です。また、高齢者や糖尿病患者は無症状のこともあり、他覚的観察も重要です。

　冠動脈の構造を地球儀のように考えると、右冠動脈と左回旋枝は近いことがわかります。狭窄が生じてくると互いに側副血行路を発生して補うため、そこに血流障害が生じると、そのときに灌流していた部位に障害を引き起こします。

　ACSを見逃さないために**特徴的な症状**（放散痛や心窩部痛など）や**房室ブロック**などの不整脈をみたら、心筋梗塞の可能性を考えることも大切です。

　非貫壁性梗塞ではST低下を示すため、心電図では心筋が生きている（電気が流れている）証であるR波も一緒に確認します。

Part 3

疾患・病態の知恵袋

参考文献

1. 小川崇之：虚血性心疾患．黒澤博身 総監修，全部見える 循環器疾患．成美堂出版，東京，2012：140-164.
2. 小川洋司：虚血性心疾患．成人看護学3 循環器 第15版．医学書院，東京，2019：122-151.
3. 金田秀昭，松下匡史郎，遠藤悟郎：虚血性心疾患．落合慈之 監修，循環器疾患ビジュアルブック．学研メディカル秀潤社，東京，2010：5-15，132-149.
4. 日本循環器学会，日本冠疾患学会，日本胸部外科学会，日本集中治療医学会，日本心血管インターベンション治療学会，日本心臓血管外科学会，日本心臓病学会，日本心臓リハビリテーション学会，日本不整脈心電学会：急性冠症候群ガイドライン2018年改訂版．https://www.j-circ.or.jp/cms/wp-content/uploads/2020/02/JCS2018_kimura.pdf（2022/6/28アクセス）

心血管病変：大動脈瘤

大動脈瘤の分類、症状と
治療法は？

高田　誠、須藤　翔

　大動脈瘤とは、「大動脈の壁の一部が全周性または局所性に拡大や突出した状態」です[1]。

　大動脈の正常径は、胸部30mm、腹部20mm（成人）で、正常径の1.5倍を超えて拡大した場合を瘤と称します。原因の多くは、高血圧や加齢性変化による動脈硬化によって生じます。また、炎症や感染、外傷を契機として生じることもあります。

大動脈瘤の分類

　大動脈瘤は、発生する部位や形状、形態によって分類されます。

①部位

　発生する部位による分類は、図1に示すように3つに分けられます。

● 胸部大動脈瘤（thoracic aortic aneurysm：TAA）：大動脈基部から上行大動脈、弓部、胸部下行大動脈を経て横隔膜までの部位で発生した瘤をいいます。

● 腹部大動脈瘤（abdominal aortic aneurysm：AAA）：横隔膜から下の腹部大動脈で発生した瘤のことをいいます。そのなかでも、多くは腎動脈下部で生じます。

● 胸腹部大動脈瘤（thoracoabdominal aortic aneurysm：TAAA）：横隔膜の上下にわたって瘤が存在するものをいいます。

②形状

　大動脈が全周性に拡張（正常径の1.5倍以上）となったものを紡錘状大動脈瘤といいます。一部分のみが瘤状に突出したものを嚢状大動脈瘤といいます。明確に判断できないものは嚢状瘤として扱います。嚢状瘤は特に不安定で破裂リスクが高いため、突出部の大きさにかかわらず侵襲的治療となる場合が多いです。

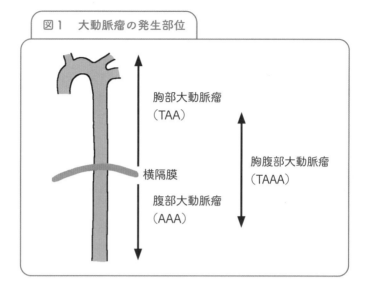

図1　大動脈瘤の発生部位

胸部大動脈瘤
（TAA）

横隔膜

腹部大動脈瘤
（AAA）

胸腹部大動脈瘤
（TAAA）

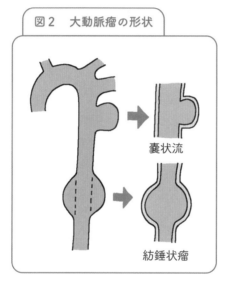

図2　大動脈瘤の形状

囊状流

紡錘状瘤

③形態

● **真性大動脈瘤**：瘤壁が大動脈成分（内膜・中膜・外膜の3層構造）のまま拡大
したものです。瘤壁の拡大に伴い一部で3層構造のすべてがみられないものも
含まれます。

● **仮性大動脈瘤**：大動脈壁が破綻し血液が周囲に漏出して、外膜や線維性被膜の
みで腔が形成されている状態を指します。また、仮性大動脈瘤内へ漏出した血
液が血栓化したものを血腫と呼び、血腫が形成されることで血液の漏出は一時
的に閉鎖されます。非常に不安定な状態で破裂リスクが高く、多くは外傷や感
染によって生じます。

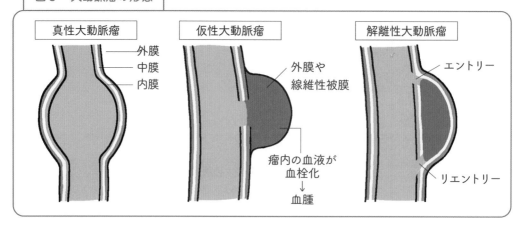

図3　大動脈瘤の形態

真性大動脈瘤
- 外膜
- 中膜
- 内膜

仮性大動脈瘤
- 外膜や
線維性被膜
- 瘤内の血液が
血栓化
↓
血腫

解離性大動脈瘤
- エントリー
- リエントリー

● **解離性大動脈瘤**：大動脈解離によって瘤が生じている状態を指します。大動脈解離の急性期では瘤の定義（正常径の1.5倍以上の拡大）を満たす拡大を認めないことが多いため、大動脈解離の慢性期にみられる病態となります。

大動脈瘤の症状

　大動脈瘤は大半が無症状となりますが、瘤の圧迫によってさまざまな症状が現れることもあります。胸部大動脈瘤では気管支の圧迫による咳や息切れ、反回神経圧迫による嗄声、気管支圧迫による嚥下痛、嚥下困難があります。腹部大動脈瘤では持続的または間欠的な腹部拍動感や腹痛、腹部不快感、食事摂取時の腹満感から食欲低下をきたすこともあります。

　ひとたび大動脈瘤が破裂すると、激しい疼痛や出血を生じます。出血により急激なバイタルサインのくずれや出血性ショックによる意識障害も認められ、緊急的な侵襲的治療の介入が必要となります。また、大動脈瘤が破裂していなくても、瘤の存在部位と一致して痛みが生じている場合を切迫破裂と呼び、破裂が起こりかけている危険な状態となります。近年では、痛みがあることは危険な状態であるとして、緊急で侵襲的治療の適応となることが多いです。

大動脈瘤の治療

①内科的治療

　大動脈瘤は不可逆的に進行するため、内科的治療では瘤拡大を抑制することを目的とします。具体的には、降圧薬やβ遮断薬によって大動脈壁へのずり応力や負荷を抑えます。また、過度な運動は控える、禁煙をするなどの生活指導

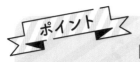

ICUでの大動脈瘤管理のポイント

　侵襲的治療の前段階でICUに入室となる患者は少なく、基本的に侵襲的治療後となることが多いです。しかし、状態によっては手術までの待機期間にICU管理が必要となることがあります。そのなかには自覚症状がない患者もいますが、大動脈瘤の破裂リスクが非常に高い状態が予想されます。軽い体位変換だけでも破裂し、急変することがあります。安静の必要性を十分に説明して、できる限り負荷がかからないよう、ケア介入は2人1組で行うなどの工夫が重要となります。

が行われます。

②外科的治療（侵襲的治療）

　外科的治療は大血管への侵襲的な治療となるため、破裂リスクと手術によるリスク・ベネフィットを考慮して決定されます。**胸部大動脈瘤では、瘤径が55mm以上であった場合に侵襲的治療**が検討されます（マルファン症候群＊などの遺伝性結合組織異常の症例では、45mm以上で侵襲的治療を検討）。**腹部大動脈瘤では、男性55mm以上、女性50mm以上で侵襲的治療が推奨**されます。また、適応径以下でも経過観察中の半年間に5mm以上の急速拡大があれば侵襲的治療の適応となります。

　侵襲的治療の内容については、病変部位に対して人工血管置換を行う外科的治療やステントグラフトを留置する血管内治療があります。詳細は「大動脈解離③」（p.283-288）で解説します。

＊マルファン症候群：全身の結合組織が脆弱になる遺伝性疾患。

引用文献

1. 日本循環器学会，日本心臓血管外科学会，日本胸部外科学会，日本血管外科学会，日本医学放射線学会，日本心臓病学会，日本脈管学会：2020年改訂版 大動脈瘤・大動脈解離診療ガイドライン．2020：13-92．https://www.j-circ.or.jp/cms/wp-content/uploads/2020/07/JCS2020_Ogino.pdf（2022/6/28アクセス）

参考文献

1. 河野隆志，竹内真介：急性大動脈症候群．INTENSIVIST 2021；1：123-131．
2. 加藤雅明：胸部大動脈瘤．伊藤浩，山下武志 編，循環器疾患最新の治療2020-2021．南江堂，東京，2020：304-307．
3. 秦光賢 監修：大動脈瘤．病気がみえるVol.2 循環器 第5版．メディックメディア，東京，2021：333-337．

心血管病変：大動脈解離①

大動脈解離の分類って？

高田　誠、須藤　翔

大動脈解離とは

　　3層ある大動脈壁（内膜・中膜・外膜）に裂孔（tear）が生じて、中膜が2層に剥離した状態です。本来の血流があった場所を**真腔**、解離によって生じた壁内腔を**偽腔**と呼び、血液が偽腔に流入する裂孔を**エントリー**、偽腔を通って真腔へ出る裂孔を**リエントリー**と呼びます（図1）。

　　大動脈解離が起きる原因は、高血圧やマルファン症候群等によって中膜が脆弱化したところへさらなる負荷がかかることで発症すると想定されていますが、その詳細は不明な点が多く、現在も研究が行われています。

　　発症から48時間以内を超急性期、2週間以内を急性期、2週間から3か月以内を亜急性期、3か月以降を慢性期と定義されています。

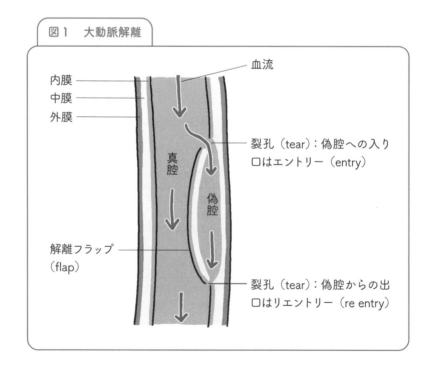

図1　大動脈解離

血流

内膜
中膜
外膜

真腔

裂孔（tear）：偽腔への入り口はエントリー（entry）

偽腔

解離フラップ（flap）

裂孔（tear）：偽腔からの出口はリエントリー（re entry）

発生部位や偽腔内の血流による分類

　大動脈解離は、発生部位や偽腔内の血流によって分類されます。

①部位による分類

　大動脈解離発生部位や範囲による分類は**Stanford分類**（図2）と**DeBakey分類**（図3）があります。

　Stanford分類では、上行大動脈に解離が及んでいるものをA型、そうでないものをB型と分けます。DeBakey分類は、解離の範囲とエントリーの位置によっ

図2　Stanford分類

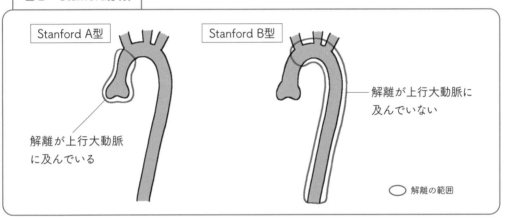

Stanford A型　　　　　　　Stanford B型

解離が上行大動脈に及んでいない

解離が上行大動脈に及んでいる

○ 解離の範囲

図3　DeBakey分類

× 裂孔　○ 解離の範囲

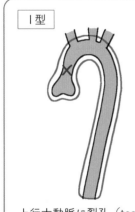
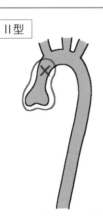
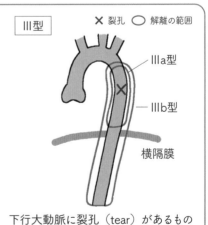

Ⅰ型

Ⅱ型

Ⅲ型

Ⅲa型

Ⅲb型

横隔膜

上行大動脈に裂孔（tear）があり、弓部大動脈より末梢に解離が及ぶもの

上行大動脈に裂孔（tear）があり、上行大動脈に解離が限局するもの

下行大動脈に裂孔（tear）があるもの
・Ⅲa型：腹部大動脈に解離が及ばないもの
・Ⅲb型：腹部大動脈に解離が及ぶもの

Part **3**

疾患・病態の知恵袋

て分類されます。

②偽腔内の血流による分類

　偽腔内の状態に応じて偽腔開存型・ULP（ulcer-like projection）型・偽腔閉塞型に分類されます。

- ●偽腔開存型：偽腔に血流を認めるものを指します。偽腔内に血栓をまったく認めないものから、一部あるいは大部分が血栓化している部分閉塞型も含まれ、解離の進行や破裂の危険性が高い状態となります。
- ●ULP型：造影CTによって判明する、血栓化した偽腔の中に長さ15mm未満の造影域（ULP）を認めるものです。経過とともに拡大したり、破裂の原因となるなど不安定な状態であり、偽腔開存型と同様に注意が必要となります。
- ●偽腔閉塞型：偽腔内が血栓化して血流を認めないものをいいます。

心血管病変：大動脈解離の参考文献

1. 日本循環器学会, 日本心臓血管外科学会, 日本胸部外科学会, 日本血管外科学会, 日本医学放射線学会, 日本心臓病学会, 日本脈管学会：2020年改訂版 大動脈瘤・大動脈解離診療ガイドライン. 2020：13-92. https://www.j-circ.or.jp/cms/wp-content/uploads/2020/07/JCS2020_Ogino.pdf（2022/3/25アクセス）
2. 河野隆志, 竹内真介：急性大動脈症候群. INTENSIVIST 2021；1：123-131.
3. 加藤雅明：胸部大動脈瘤. 伊藤浩, 山下武志 編, 循環器疾患最新の治療2020-2021. 南江堂, 東京, 2020：304-307.
4. 秦光賢 監修：大動脈瘤. 病気がみえるVol.2 循環器 第5版. メディックメディア, 東京, 2021：333-337.

心血管病変：大動脈解離②

大動脈解離の症状には どんなものがある？

高田　誠、須藤　翔

　急性大動脈解離の症状には、解離そのものによる疼痛や意識消失と、偽腔の増大による各臓器の血液灌流障害、解離部分の破裂・出血から生じる症状が挙げられます。

　疼痛は、多くの症例で胸部・背部に生じます。強度は過去に経験したことのないほどで、引き裂かれるような痛みとして訴えられます。また、疼痛による迷走神経反射や、解離による脳への血液灌流障害から意識を消失することもあります。

　血液灌流障害は、図1に示すように**偽腔**の増大によって真腔が狭窄し、本来の血流が阻害されることで生じます。灌流障害が生じた部位によってさまざまな症状が現れます（図2）。また、解離による真腔狭窄によって、四肢の血圧差や脈拍欠損が生じることがあります。特に、四肢の血圧差は経時的に記録する

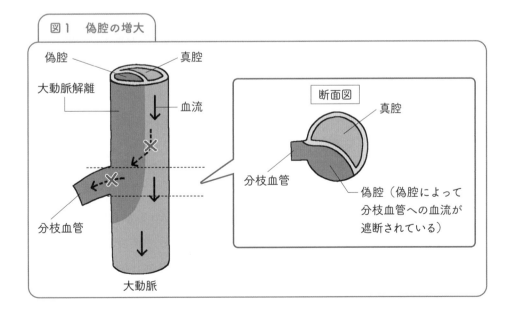

図1　偽腔の増大

偽腔
真腔
大動脈解離
血流
分枝血管
大動脈

断面図
真腔
分枝血管
偽腔（偽腔によって分枝血管への血流が遮断されている）

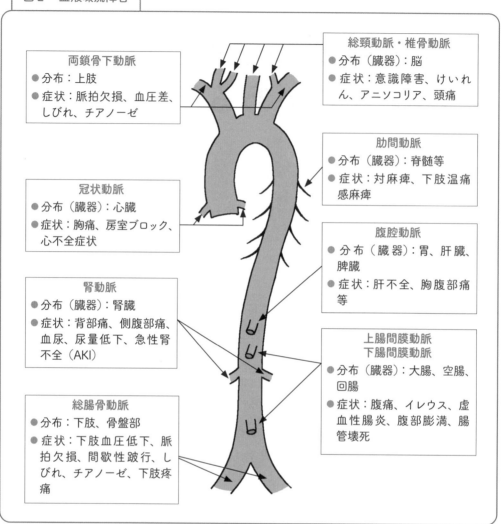

図2　血液環流障害

総頸動脈・椎骨動脈
- 分布（臓器）：脳
- 症状：意識障害、けいれん、アニソコリア、頭痛

両鎖骨下動脈
- 分布：上肢
- 症状：脈拍欠損、血圧差、しびれ、チアノーゼ

肋間動脈
- 分布（臓器）：脊髄等
- 症状：対麻痺、下肢温痛感麻痺

冠状動脈
- 分布（臓器）：心臓
- 症状：胸痛、房室ブロック、心不全症状

腹腔動脈
- 分布（臓器）：胃、肝臓、脾臓
- 症状：肝不全、胸腹部痛等

腎動脈
- 分布（臓器）：腎臓
- 症状：背部痛、側腹部痛、血尿、尿量低下、急性腎不全（AKI）

上腸間膜動脈 下腸間膜動脈
- 分布（臓器）：大腸、空腸、回腸
- 症状：腹痛、イレウス、虚血性腸炎、腹部膨満、腸管壊死

総腸骨動脈
- 分布：下肢、骨盤部
- 症状：下肢血圧低下、脈拍欠損、間歇性跛行、しびれ、チアノーゼ、下肢疼痛

ことで、解離進行の評価とすることもできるため重要な所見となります。

　解離部分に破裂・出血が生じると、多くは急激なショック徴候を示し、出血によって胸腔内や腹腔内などに血液が流入します。特に、上行大動脈の心臓付近（心膜翻転部）では心嚢内へ血液が流入して心タンポナーデとなり、さらに致死的な状態となります。

　自覚症状とは別に、大動脈弁輪の解離によって大動脈弁閉鎖不全症がみられることがあります。また、偽腔内に発生した血栓や破裂による大量出血から、**線溶系亢進型の播種性血管内凝固症候群（disseminated intravascular coagulation：DIC）**が生じることもあります。

大動脈解離の治療法は？

高田　誠、須藤　翔

　　大動脈解離の治療は、Stanford分類に基づいて保存的治療か侵襲的治療か検討されます。いずれの治療法でも最大の目的は大動脈解離の進行や臓器灌流障害、破裂を防ぐことにあります。

保存的治療

　　保存的治療が選択されるのは、主に合併症を伴わないStanford B型解離（uncomplicated B型解離）ですが、B型解離でも臓器灌流障害をはじめとした合併症を生じた場合は、侵襲的治療の適応が検討されます。

　　具体的には、①心拍数と血圧の管理、②疼痛の管理、③発熱、炎症、呼吸不全への対応、④安静度の管理、を行います。

①心拍数と血圧の管理

　　血管への負荷を低減させて解離の進行を防ぐ目的で、β遮断薬や降圧薬を用いてコントロールが行われます。解離の状態により目標値は異なりますが、ガイドラインでは心拍数60回/分未満、収縮期血圧100〜120mmHgと示されています。

②疼痛の管理

　　大動脈解離では強い疼痛を伴います。積極的に鎮痛薬を使用することで、疼痛を起因とする心拍数・血圧の上昇を防ぎます。

③発熱、炎症、呼吸不全への対応

　　急性大動脈解離ではしばしば呼吸不全を併発します。そのメカニズムは、大動脈周囲の炎症によって胸水が貯留することや、安静臥床による無気肺形成が挙げられます。また、大動脈解離に伴う炎症反応が高度になると、**全身性炎症反応症候群（systemic inflammatory response syndrome：SIRS）**を呈して急性の肺障害を合併することがあります。解離の進行に留意しながらの呼吸ケア介入が重要となります。

表1　当院における早期離床リハビリテーション介入の例（B型急性大動脈解離クリニカルパス）

ステージ	日付	安静度	活動・排泄	清潔	飲水・食事	検査
0	入院当日	ローディングのみ	ベッド上			
1	/ ～ /	他動座位30度	ベッド上	部分清拭（介助）	飲水可・禁食	
2	/ ～ /	他動座位90度	ベッド上	全身清拭（介助）	飲水可	
3	/ ～ /	自力座位	ベッド上		飲水可・食事開始（自力）	
4	/ ～ /	ベッドサイド足踏み	ポータブルトイレ			造影CT
5	/ ～ /	50m歩行	病棟トイレ			
6	/ ～ /	100m歩行	病棟歩行			
7	/ ～ /	300m歩行	院内歩行			
8	/ ～ /	500m歩行	外出・外泊			
		退院				

【非手術例のリハビリプログラム】
● 負荷試験では試験前・直後・2.5分後に血圧測定と自覚症状を確認する
● 安静時血圧120mmHg以下、最大活動時140mmHg以下なら次に進んで可
● 負荷試験で血圧30mmHg以上上昇した場合は次に進まない

【大動脈解離リハビリテーション中止基準】
● 意識障害
・鎮静レベルがRASS≦−3、新規鎮静薬投与が必要なRASS＞2、労作時呼吸困難
● 呼吸状態
・呼吸数が5回/分未満40回/分以上、SpO_2≦90％、SpO_2が4％以上低下する
● 循環動態
・運動療法下にてHR≧100/分、SBP＞140mmHg
・新たな重症不整脈の出現
・新たな心筋虚血を示唆する心電図変化

④安静度の管理

　大動脈解離発症後24時間は解離の進行や破裂の危険性が高いとされ、安静が重要となります。過去のガイドラインでは、発症後７日間の床上安静が推奨されてきましたが、不穏やせん妄の原因としての関連が挙げられるようになりました。現在では、解離の重症度に応じて早期に離床を進める短期リハビリテーションプログラムが推奨されています。介入の一例として、当院では表１のように進めています。

侵襲的治療

　侵襲的治療は、主にStanford A型解離や合併症を伴うStanford B型解離（complicated B型解離）に対して行われます。

　外科的治療として人工血管置換、血管内治療としてステントグラフトがあります。また、人工血管置換とステントグラフトを組み合わせたハイブリッド手術も行われています。これらは前述の大動脈瘤の治療としても同様に行われます。

①人工血管置換

　大動脈解離部分を人工血管へ置き換える治療法です。一般的に置換範囲は裂孔の位置によって決定されます。人工血管置換術では置換の間、一時的に血流を遮断するため、低体温で管理して各臓器保護が行われますが、脳に関しては虚血に弱く短時間でもダメージが大きくなります。そのため、さまざまな脳保護法が行われています。

　人工血管置換は侵襲度の高さや臓器保護の観点から、特に緊急症例では救命を優先して一度にすべての解離や瘤の範囲を置換せず、段階的な治療が選択されることもあります。

②ステントグラフト

　ステントグラフトとは、ステント（バネ状の金属）とグラフト（人工血管）を組み合わせたもので、主に大腿動脈からシースを挿入し血管内に留置します。留置位置は大動脈解離のエントリー部分がカバーされるように調整されます。胸部大動脈に留置されるものを**TEVAR（thoracic endovascular aortic repair）**、腹部大動脈に留置されるものを**EVAR（endovascular aortic repair）**と呼びます。また、弓部大動脈にステントグラフトを留置する際に、腕頭、左総頸、左鎖骨下動脈といった主要分枝血管への血流を遮断する形になることがあります。その際は、人工血管であらかじめバイパス血行再建を行いステントグラフトを留置する**debranching TEVAR**が行われます（図１）。

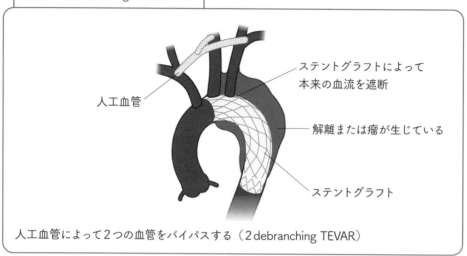

図1 debranching TEVARの例

人工血管

ステントグラフトによって
本来の血流を遮断

解離または瘤が生じている

ステントグラフト

人工血管によって2つの血管をバイパスする（2 debranching TEVAR）

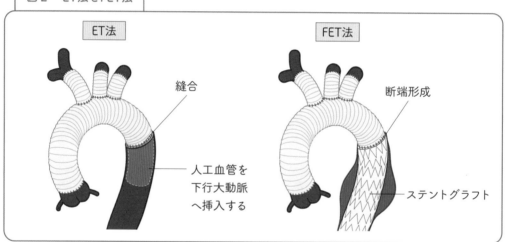

図2 ET法とFET法

ET法

FET法

縫合

断端形成

人工血管を
下行大動脈
へ挿入する

ステントグラフト

　ステントグラフトは開胸や開腹の必要がなく、身体的負担が少ないため入院期間が短いといったメリットがあります。

③人工血管置換における特殊な方法

　上行大動脈解離がバルサルバ洞に及んでいたり、大動脈弁に及び大動脈弁閉鎖不全症を伴っている場合は、人工弁付きの人工血管を使用する大動脈基部置換術や、人工血管と大動脈基部組織を縫い合わせる大動脈基部形成術などが行われます。

　大動脈弓部置換を行う症例には、elephant trunk法（ET法）やfrozen elephant trunk法（FET法*）が検討されます（図2）。ET法とは、人工血管を下行大動脈

*FET法は、オープンステントグラフト法と呼ばれることもある。

に挿入したうえで弓部大動脈置換を行う方法です。ET法によって、下行大動脈に留置された人工血管内にステントグラフトを後日挿入するといった、段階的な治療が容易に行えるメリットがあります。FET法とは、下行大動脈に挿入する部分の人工血管がステントグラフトとなっているものです。人工血管とステントグラフトが一体型となっているため、広範囲の治療を行えるメリットがあります。しかし一方で後述する虚血性の脊髄損傷（spinal cord injury：SCI）のリスクが高まるため、各症例に応じて治療方法が検討されます。

術後合併症

人工血管置換術やステントグラフトといった術式の違いだけでなく、どの部位の血管治療を行うかによっても合併症が異なるため、解剖生理を思い浮かべながら理解していくことが重要です。ここでは代表的な合併症を説明します。

人工血管置換術で注意すべき合併症は出血、脳機能障害です。出血は、偽腔の血栓化や瘤の血腫形成によって、術前から凝固機能低下・DICを呈している可能性があるうえに、術中の低体温管理、人工心肺使用時のヘパリゼーションによっても凝固機能が低下しているため、通常の外科手術に比べてリスクが高まります。

脳機能障害では、通常の血液の流れを遮断するため、脳虚血や脳浮腫が生じるリスクがあります。また、脆弱となった血管の組織片や粥腫、血栓や空気の混入によって脳塞栓をきたすこともあります。術後にけいれんが生じることもあるため、覚醒状況や瞳孔径などの神経所見をていねいに観察することが重要です。

ステントグラフト特有の合併症として、**エンドリーク**が挙げられます。エンドリークとは、ステントグラフト留置後も大動脈瘤や解離部分に血流を認める状態です。エンドリークが発生する位置や原因によって分類されます（図3）。

また、特にTEVARやFET法では**虚血性脊髄損傷**に注意する必要があります。ここで治療される範囲となる下行大動脈ではAdamkiewicz動脈（アダムキュービッツ）と呼ばれる第9〜12胸椎付近から分岐する脊髄への栄養血管があります。Adamkiewicz動脈への血流が低下することで、脊髄損傷が生じる可能性が高くなります。原因として、ステントグラフト留置や解離部分の血栓化による血管閉塞や、術後の脊髄浮腫に伴う髄腔圧上昇、低血圧による脊髄灌流圧低下が挙げられます。症状は、対麻痺や下肢の温痛覚麻痺、膀胱直腸障害等です。術直後だけでなく遅発性にも生じるため、経時的な観察が必要です。予防策として、術直後の高血圧管理

図3　エンドリーク

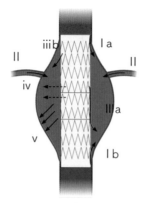

——→：リーク（血液の漏出）

type I	ステントグラフトと血管の接合部分から血液が瘤内に漏出。中枢側からをIa、末梢側からをIbと呼ぶ
type II	肋間動脈や腰動脈などの側枝血管から血液が逆流して瘤内に流れ込むこと
type IIIa	ステントグラフトを2つ以上挿入しつなぎ合わせた際に、その接合部から瘤内へ血流が漏出したもの
type IIIb	ステントグラフトの破損によって瘤内へ血液が漏出したもの
type IV	グラフトの線維にある小孔から血流が漏出したもの。通常、抗凝固薬を中止すれば止まる
type V	瘤内に血流を認めないが、瘤径が拡大するもの

や術前からの脳脊髄液ドレナージなどが行われています。

　そのほかには、術後の高血圧を回避した管理による腎血流低下から腎機能低下をきたしたり、大動脈解離の炎症や手術侵襲から呼吸不全を併発することもあります。

　このように、手術後の影響は多岐にわたるため、全身状態としての観察が重要です。

SAH発症直後の再出血を予防する

小原秀樹

SAHとは、くも膜と軟膜の間の動脈が破れて出血した状態

　脳は、いちばん外側の硬膜、くも膜、内側の軟膜という３層の脳膜に覆われています。くも膜と軟膜の隙間には、脳に豊富な酸素と栄養素を届けるたくさんの太い動脈があり、この部分の動脈が破れて出血した状態をくも膜下出血（subarachnoid hemorrhage：SAH）といいます。

　症状は、突然の激しい頭痛が特徴で、「人生で初めて経験する痛み」「ハンマーで殴られたような痛み」などと表現されます。重症になってくると意識がもうろうとしたり、意識が完全になくなってしまいます。最重症になると発症してすぐに生命にかかわります。

再出血は生命にかかわる

　SAHの治療で最も重要なことは、できるだけ早く破裂した脳動脈瘤を同定し、再出血しないように処置をすることです。出血した脳動脈瘤は、患者が病院に搬入された時点ではかろうじて止血されている状態になっています。しかしこれは、いつ何時、再び出血するかわかりません。再出血を起こしやすい時間は、発症24時間以内（特に最初の６時間以内）が最も多いといわれています。また、再出血を起こした場合の死亡率は約50％、再々出血後の死亡率は約80％以上といわれています。

　SAH発症直後は再出血を予防するために安静を保ち、鎮痛、鎮静を図ります。また、重症の場合には、呼吸や心臓の機能にも十分に注意する必要があります。

頭蓋内病変：SAH（くも膜下出血）②

SAHの重症度分類って？

小原秀樹

　SAH患者の治療方針を決定するにあたっては、その重症度の判定が重要です。SAHの重症度分類にはHunt and Hess分類（表1）、世界脳神経外科学会連盟（World Federation of Neurosurgical Societies：WFNS）による分類（表2）などがあり、いずれも国際的に活用されています。一般に、Gradeが高いほど予後不良となります。

　重症でない例（Grade Ⅰ～Ⅲ）では、年齢、全身合併症、治療の難度などの制約がない限り、早期（発症72時間以内）に再出血予防処置を行います。比較的重症例（Grade Ⅳ）では、患者の年齢、動脈瘤の部位などを考え、再出血予防処置の適応の有無が判断されます。最重症例（Grade Ⅴ）では、原則として急性期の再出血予防処置の適応はほぼありませんが、状態の改善がみられれば再出血予防の処置が行われます。

　これらをふまえ、患者の重症度に応じた治療や看護ケアが滞りなく、早期に確実に行われるようにしていくことが重要です。

表1　Hunt and Hess分類

Grade Ⅰ	無症状か、最小限の頭痛および軽度の項部硬直をみる
Grade Ⅱ	中等度から強度の頭痛、項部硬直をみるが、脳神経麻痺以外の神経学的失調はみられない
Grade Ⅲ	傾眠状態、錯乱状態、または軽度の巣症状を示すもの
Grade Ⅳ	昏迷状態で、中等度から重篤な片麻痺があり、早期除脳硬直および自律神経障害を伴うこともある
Grade Ⅴ	深昏睡状態で除脳硬直を示し、瀕死の様相を示すもの

Hunt WE, Hess RM：Surgical risk as related to time of intervention in the repair of intracranial aneurysms. J Neurosurg 1968；28：14-20.

表2　WFNS分類

Grade	GCS score	主要な局所神経症状（失語あるいは片麻痺）
Ⅰ	15	なし
Ⅱ	14～13	なし
Ⅲ	14～13	あり
Ⅳ	12～7	有無は不問
Ⅴ	6～3	有無は不問

Report of World Federation of Neurological Surgeons Committee on a Universal Subarachnoid Hemorrhage Grading Scale. J Neurosurg 1988；68：985-986.

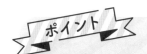

頭蓋内病変：SAH（くも膜下出血）③

SAHの術前管理と手術

小原秀樹

術前の管理は再出血予防が特に重要

　先に述べたとおり、SAH発症直後はできるだけ安静を保ち、侵襲的な検査や処置は避けることがきわめて重要です。再出血予防のためには、十分な鎮痛と鎮静および積極的な降圧薬投与が推奨されています。

ポイント SAHの術前管理のポイント

● 部屋の明るさは暗めにして、光刺激を最小限にする
● 音の刺激も最小限にし、急に大きな音を出したり、大声で話しかけない
● 痛み刺激、瞳孔・対光反射の観察は必要最小限にし、ルーチンで計測しない。意識障害の進行などを疑う場合に測定するなど、最小限になるよう工夫する
● 膀胱留置カテーテルなど痛みを伴う処置は可能な限り避け、必要時は鎮痛・鎮静下が望ましい

再出血の予防処置（手術）

　破裂脳動脈瘤では再出血の予防がきわめて重要であり、予防処置として「開頭による外科的治療」あるいは開頭を要しない「血管内治療」を行うことが推奨されています。最重症例など処置が困難な場合には、「保存的治療（薬物などによる内科的治療）」を行うことになります。

①開頭による外科的治療

　数種類の方法がありますが、専用のクリップを用いて脳動脈瘤の根元を挟み、出血を防ぐ方法をとります（図1）。

②血管内治療

　数種類の方法がありますが、脳動脈瘤の内部にコイルを詰めて、内部を閉塞してしまう方法をとります（図2）。瘤への血液の流入を防ぎ、血栓化すること

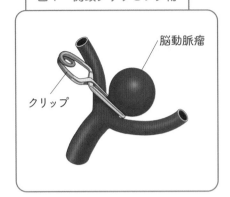

図1　開頭クリッピング術

脳動脈瘤

クリップ

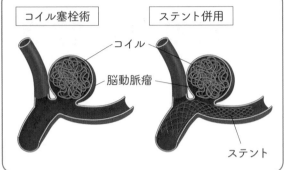

図2　コイル塞栓術

コイル塞栓術

ステント併用

コイル

脳動脈瘤

ステント

を目的としていますが、瘤の形状がいびつな場合は出血のリスクが高くなります。

③保存的治療

　降圧薬などを使用し、過度の血圧上昇を抑えて安静に保ちます。

SAHの合併症「遅発性脳血管れん縮」の予防と治療

　SAHには、**遅発性脳血管れん縮**という合併症があります。発症直後は「再出血の予防」に努めますが、発症3〜4日目以後は遅発性脳血管れん縮の予防と治療を行います。

　遅発性脳血管れん縮は、SAH後第4〜14病日に発生する脳主幹動脈の可逆的狭窄です。強い血管れん縮が起こると脳血流が不足して脳梗塞を生じ、状態は非常に悪化します。そのほか、水頭症や脳内血腫など、脳の合併症やほかの全身合併症への適切な対応も必要です。

　SAH後のスパズム（脳血管れん縮）期の離床は、術後翌日より進めるのが基本となります。もちろん全身状態が安定しているのが前提であることは、ほかの疾患の離床と同様です。「なんとなく眠そうにしている」「活気がない」「言葉数が減った」などせん妄に似た症状がある場合は、脳血流減少による意識障害の可能性が十分に考えられます。これらの症状を見逃さず、早期発見と対応ができるようにしていきましょう。

頭蓋内病変：ICH（脳内出血）①

ICHでは眼球の動きの変化を観察する

山下雄輔

眼球運動を調節する脳神経は3つだけ

　脳と眼球運動には、とても深い関係があります。主な観察ポイントとしては、①眼球が左右どちらに向いているのか、②寄っている眼球は両眼か、片方のみなのか、③脳神経核や脳神経の障害によって眼球が寄っているのか、水平性眼球運動障害によって起こっているのか、といった眼球運動障害の理解が、異常の早期発見につながります。

　脳神経核とは、脳や脊髄の中にある神経細胞が塊状に集まっている場所で、神経回路の分岐点や中継点のことをいいます（灰白質ともいいます）。

　眼球運動を調節する脳神経は、動眼神経・外転神経・滑車神経の3つのみです。

図1　左眼球への末梢神経障害の例

動眼神経麻痺（Ⅲ）	滑車神経麻痺（Ⅳ）	外転神経麻痺（Ⅵ）

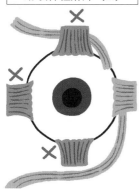

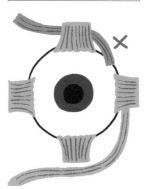

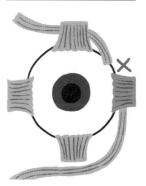

- 麻痺筋：内直筋・上直筋・下斜筋
- 非障害筋：上斜筋・外直筋

- 麻痺筋：上斜筋
- 非障害筋：内直筋・上直筋・内斜筋・外直筋

- 麻痺筋：外直筋
- 非障害筋：内直筋・上直筋・下斜筋・上斜筋

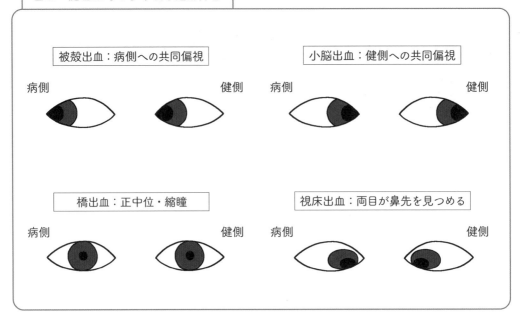

図2　脳出血時の水平眼球運動障害

被殻出血：病側への共同偏視

病側　　　　　　　　　　　　健側

小脳出血：健側への共同偏視

病側　　　　　　　　　　　　健側

橋出血：正中位・縮瞳

病側　　　　　　　　　　　　健側

視床出血：両目が鼻先を見つめる

病側　　　　　　　　　　　　健側

　それぞれ、眼を動かすための脳神経・脳神経核が障害された場合は、眼球の位置が変わってきます（図1）。
　動眼神経は眼球を上下・内側へ動かす、瞳孔の収縮、眼瞼の挙上（開眼）、滑車神経は眼球を内側下方へ動かす、外転神経は眼球を外側に動かす、といった作用があります。これらをふまえて、臨床でよくみかける眼球運動の障害をみていきます（図2）。

共同偏視を理解するには 目の動きのメカニズムを知る必要がある

　共同偏視はなぜ起こるのでしょうか？　それを知るためには、注視のメカニズムを知る必要があります。例えば、右にある物を見る際に、まずは左の前頭眼野（第8野）から「右を見るように」と指令が出ます（①）。その後は中脳を通り、脳幹にある対側の傍正中橋網様体（paramedian pontine reticular formation：PPRF）へ移動します[1]。その後、指令はPPRFから二手に分かれます（②）。1つは同側の外転神経へ、もう1つは対側の動眼神経を刺激します。右を見るためには、右眼は外側を向く外転神経、左眼は内転（内側を見る）する動眼神経の機能が必要です。つまり、共同偏視が起こる場合というのは、①

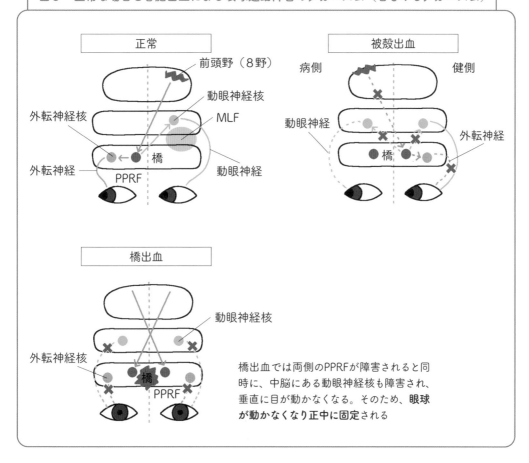

図3　正常な場合と各脳出血による眼球運動障害のメカニズム（右をみるメカニズム）

| 正常 |
| 前頭野（8野） |
| 動眼神経核 |
| 外転神経核　MLF |
| 橋 |
| 外転神経　PPRF　動眼神経 |

| 被殻出血 |
| 病側　健側 |
| 動眼神経 |
| 橋　外転神経 |

橋出血

動眼神経核

外転神経核

橋　PPRF

橋出血では両側のPPRFが障害されると同時に、中脳にある動眼神経核も障害され、垂直に目が動かなくなる。そのため、**眼球が動かなくなり正中に固定される**

　〜②までのどこかが障害されているということになります（図3）。

　右の被殻出血を例に出すと、前頭眼野（第8野）からの眼球運動を指令する神経が遮断されます。右の前頭眼野は眼球を左へ動かそうと指令を出しますが、右側が出血しているため左へ動かそうとする神経が遮断されます。その結果、右へ動かそうとする左の前頭眼野が優位になり、眼球は右側（患側）を向いてしまうわけです[2]。

　臨床症状で、意識障害や身体的な症状をみていくことは必要になってきます。眼もその中の一つです。眼の動きから、異常の早期発見に努めてみてください。

引用文献

1.　鈴木寿夫：前頭眼野 視覚入力・運動出力に関する体制化．Equilibrium Research 1998；57：461-474.
2.　Kennard MA：Alteration in repones to visual stimuli following lesions of frontal lobe in monkey. Arch Nuro Psychiat 1939；41：1153-1165.

頭蓋内病変：ICH（脳内出血）②

瞳孔と眼球の位置などを組み合わせてICHを推測する

山下雄輔

瞳孔不同の有無と対光反射が消失していないかをみる

　　瞳孔は、2.5〜4mmの正円が正常になります。瞳孔が5mm以上を散瞳、2mm以下を縮瞳、瞳孔の左右差が1mm以上を瞳孔不同といいます。散瞳は、交感神経系の作用で瞳孔散大筋が収縮します。ここにかかわっているのは視床や視床下部になります。縮瞳は、副交感神経系の作用により、瞳孔括約筋が収縮することによって生じます。これには動眼神経がかかわっています。

　　瞳孔の大きさをみるのと同時に、**対光反射**も観察すると思います。対光反射は眼に入ったときに瞳孔が収縮する反射のことをいいます（図1）[1]。対光反射の正常は、光を当てる前に瞳孔の形と大きさが同じであること（左右1mm大の瞳

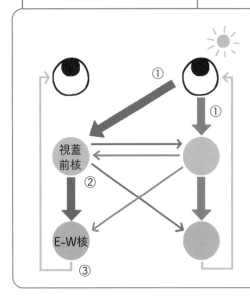

図1　対光反射のメカニズム

①眼に光が入ると視神経は視交叉を通り、左右の視蓋前核へ伝わる
②その後エディンガーウェストファール核（E-W核）を通る
③E-W核から刺激を受けた動眼神経は眼に刺激を送る
④縮瞳になる

視蓋前核

E-W核

なぜ片眼に光を当てると対側の眼が縮瞳するのか

図1のように、左右に光が入ってきたという刺激がさまざまな角度から伝わります。その結果、E-W核から動眼神経を伝わり、対側の虹彩に伝わります。そのため、対側の瞳孔も収縮するのです。

孔不同は生理的なものですので正常とします）、光を当てると左右に縮瞳があることが特徴です。対して、異常の場合は**瞳孔散大**（5mm以上）、**縮瞳**（2mm以下）、左右差1mm以上の**瞳孔不同**、対光反射の消失となります。

瞳孔所見から脳内出血の部位を予測できるのか

　動眼神経は、眼球から中脳までつながっています（図2）。動眼神経を断面からみると、中心に運動神経があり、その周りを副交感神経線維が取り囲んでいます。動眼神経の走行経路は、内頸動脈や後大脳動脈（posterior cerebral artery：PCA）、上小脳動脈（superior cerebellar artery：SCA）の間を通ります（図2）。これらの部分から脳出血を起こすと、動眼神経の外側（副交感神

図2　動眼神経の走行（左眼）

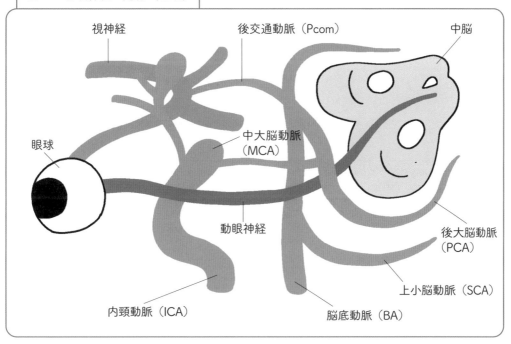

視神経
後交通動脈（Pcom）
中脳
中大脳動脈（MCA）
眼球
動眼神経
後大脳動脈（PCA）
上小脳動脈（SCA）
内頸動脈（ICA）
脳底動脈（BA）

経線維）が圧迫されて瞳孔が散大してしまいます。なお、内側にある運動神経が圧迫されてしまうと、前稿「ICH①」図1（p.293）のように、障害された部位が動かせなくなります。

　内頸動脈は、解剖学的に脳の前方へ血流を送ります。脳の前方には、言語や眼球の動きを調節する機能が多くあります。対して後方には、脳幹・小脳・後頭葉などの身体のバランスを調整する機能や、呼吸などの生命中枢部分が多く含まれています。

　結論としては、瞳孔・眼球の動きでも脳内出血の推測はできると思いますが、それだけでは弱く、意識レベルや麻痺、言語状態、バイタルサインなどさまざまなフィジカルイグザミネーションが必要になります[2]。さらに、治療の決定にはCTやMRI、血管造影などによる画像診断が必要になります[3]。ICUにかかわるスタッフには、これまでの所見や症状、経過から判断し、病態の予測に努めていただきたいと思います。

引用文献

1. Hattar S, Liao HW, Takao M, et al : Melanopsin-containing retinal ganglion cells. Archi-tecture projections, and intrinsic photosensitivity. Science 2002 ; 295 : 1065-1070.
2. Panzer RJ, Feibel JH, Baker WH, et al : Predicting the likelihood of hemorrhage in patients with stroke. Arch Intern Med 1985 ; 145 : 1800-1803.
3. Poungberin N, Viriyabejakul A, Komontri C, et al : Siriraj stroke score and validation study to distinguish supratentorial hemorrhage from infaction. BMJ 1991 ; 302 : 1565-1567.

参考文献

1. 中川遥：脳・神経 その麻痺はどこからやってきたのか. 向井直人 編著, ICNR INTENSIVE CARE NURSING REVIEW. 学研メディカル秀潤社, 東京, 2019：29-35.
2. 飯田祥, 黒田智也, 久松正樹, 他：離床への不安を自信に変える脳卒中急性期における看護ケアとリハビリテーション完全ガイド. 曷川元 編著, 慧文社, 東京, 2015：46-109.

ASHの病態・症状とは？

小原秀樹

ASHとは、硬膜とくも膜の間に出血した血液が急速に溜まり、脳を強く圧迫する危険な状態

急性硬膜下血腫（acute subdural hematoma：ASH）とは、頭蓋骨の下にある硬膜（脳と脊髄を覆う膜の一つ）とくも膜の間に出血が起こり、そこに出血した血液が急速に溜まることで、脳を強く圧迫する状態です（図1）。急性硬膜下血腫の原因のほとんどは頭部外傷によるものです。

最も多く発生するのは、頭部外傷により脳表に脳挫傷が起こり、その部分の血管が損傷して出血し、短時間で硬膜下に血腫を形成するものです。そのほか、外力によって脳表の静脈や動脈が損傷して出血することもあります。受傷機転は交通外傷、殴打や転落によるもので、あらゆる年齢層にみられます。また、抗血栓薬を内服されている人など、外傷とは関係なく発症することもあります。

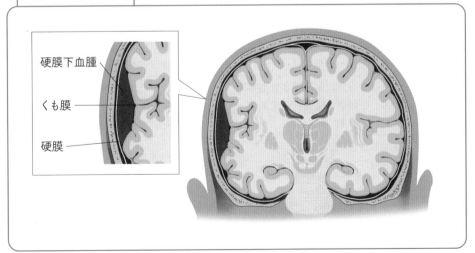

図1　硬膜下血腫

硬膜下血腫

くも膜

硬膜

ASHの症状

　脳のどこが損傷されるかによって症状は変わりますが、一般的には頭痛、嘔吐、運動麻痺（特に半身運動麻痺、真っ直ぐ歩けない、立てない、顔が曲がる）、感覚障害（特に半身のしびれ、びりびりする、触っても感覚が弱い）、言語障害（言葉が話せない、呂律が回らない、理解できない、会話が成り立たない）などに始まり、進行すると意識障害（反応が鈍い、目を覚まさない）、けいれん発作などが出現し、最終的には死に至ります。

　ASHの予後（発症後の見通し）は意識障害の程度と関係しています。手術した場合の死亡率は65%と高く、その一方で社会復帰できる人は18%と報告されており、予後が非常に悪い疾患です。

CHS（慢性硬膜下血腫）との違い（表1）

　頭部外傷によって起こり、最初は症状がなかったものが、じわじわと出血してきて、時間の経過とともに症状が現れる慢性硬膜下血腫（chronic subdural hematoma：CHS）という疾患があります。発症要因はASHと同じですが、頭蓋内圧亢進症状が急性に現れず、**受傷後3週間以上（2〜3か月後が多い）**経過してから発症することが多いといわれています。急激な脳の圧迫というより時間をかけた圧迫で、多くは手術で血腫を取り除くことによって、意識レベルやADLは発症前とほぼ同等に維持されます。

表1　AHSとCHSとの違い

	急性硬膜下血腫（AHS）	慢性硬膜下血腫（CHS）
原因	●強い頭部への外傷	●比較的軽い頭部外傷
症状	●直後から急に進行する意識障害 ●激しい頭痛・嘔吐・意識障害 ●脳ヘルニア	●徐々に進行する意識障害（受傷後3週間以上、2〜3か月後の発症が多い） ●記銘力低下、片麻痺、跛行、失語など
治療	●開頭血腫除去 ●外減圧・内減圧	●穿頭血腫除去
予後	●死亡率：40〜60% ●社会復帰：18%	●予後良好

ASHの治療は何を行う？

小原秀樹

ASHの治療

『頭部外傷治療・管理のガイドライン第4版』では、血腫に伴う神経症状や血腫そのもののサイズ、脳組織に対しての圧迫所見等を参考にして、手術適応を決定することを推奨しています（表1）[1]。

手術適応になるASHにおいては、原則的には緊急に開頭し、血腫除去術および止血術を行います。大きく頭の骨を外して血腫を除去し、確実に止血を行います。脳の損傷がひどく、脳浮腫が強い場合には、外した骨を戻さずに閉創する**外減圧術**を行う場合もあります。また、開頭手術まで時間的猶予がない場合や、全身状態が悪く全身麻酔に耐えられないと判断した場合には、穿頭血腫除去術を行うこともあります。頭蓋内圧をモニターする目的で、**ICPセンサー**を留置することもあります（Part1 ICPの項p.102参照）。

頭蓋内圧亢進症状・脳ヘルニアの認識

ASHなどの頭部外傷では、二次性脳損傷の予防がきわめて重要です。そのた

表1　急性硬膜下血腫の手術適応基準

手術適応	①血腫の厚さが1cm以上の場合、意識障害を呈し正中偏位5mm以上ある場合 ②明らかなmass effectがあるもの、血腫による神経症状を呈する場合 ③当初意識レベルがよくても神経症状が急速に進行する場合 ④脳幹機能が完全に停止し長時間経過したものは、通常行うことは勧められない
手術時期	可及的すみやかに行うことが勧められる
手術方法	①大開頭による血腫除去術が勧められる ②局所麻酔下に穿頭・小開頭を考慮してもよい ③切迫している場合は先に緊急穿頭術を考慮してもよい ④頭蓋内圧亢進が予想されるときに外減圧術を考慮してもよい

日本脳神経外科学会・日本脳神経外傷学会 監修：頭部外傷治療・管理のガイドライン 第4版. 医学書院, 東京, 2019：109. より引用

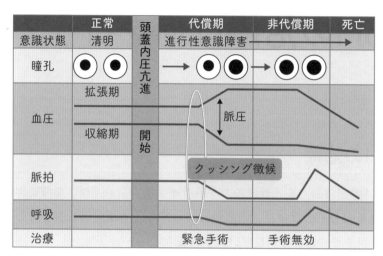

図1 頭蓋内圧亢進症状の現れ方と時間経過

	正常	頭蓋内圧亢進	代償期	非代償期	死亡
意識状態	清明		進行性意識障害 →		
瞳孔	◉ ◉		→ ◉ ◉	→ ● ●	
血圧	拡張期 / 収縮期	開始	脈圧		
脈拍			クッシング徴候		
呼吸					
治療			緊急手術	手術無効	

発症からの時間経過 →

め、神経学的所見の変化やバイタルサインの測定を注意深く観察します。大切なのは、現存している症状の進行を見逃さないことです。術前・術後を通して特に注意が必要なのは、脳ヘルニアを早期に認識し予防することです（表2）。

これらの症状は一挙に出現するのではなく、しだいに進行していきます（図1）。特に、**クッシング徴候**を起こした際の、進行する意識障害や瞳孔不同、血圧上昇や脈圧の増大などを見逃さないよう注意が必要です。脳ヘルニアは不可逆的で、一度発症すると意識やADLは元に戻りません。注意深いモニタリングによって、早期にクッシング徴候をキャッチして進行を予防し、脳ヘルニアを食い止めることが必要です。

表2 脳ヘルニアの認識

- GCSの合計点が8点以下、または経過中に意識レベルが急激に低下（GCSで2点以上の低下）
- 意識障害を伴う片麻痺、瞳孔不同、クッシング兆候（収縮期血圧の上昇・除脈）
- ※脳ヘルニアをすみやかに認識することが、患者の救命のために重要

頭蓋内圧亢進を予防する看護ケアのポイント

看護ケアによって頭蓋内圧を亢進させてしまう可能性もあります。特に、急性期には気管挿管や人工呼吸管理中である場合も多く、口腔・気管吸引や体位

変換の介助など、さまざまな看護ケアが必要となります。

　以下に、私たちが注意して行うべき看護ケアについて、すぐに実施できる重要なものを記載します。

①呼吸ケア

　高CO_2血症は脳血管が拡張、脳血流量が増加し、脳浮腫の増悪につながります。『脳卒中治療ガイドライン』では、**軽度な過換気**によりPCO_2を30〜35mmHgとすると脳圧は25〜30％減少するとされており、頭蓋内圧亢進症例で勧められています[2]。呼吸のモニタリングを確実に行うとともに、高CO_2血症が予防できるよう、痰による気道閉塞などが起きないよう呼吸ケアを実施します。喀痰量が多い場合には、全身状態に注意しながら、体位排痰法の実施や鎮静薬の使用・去痰薬について医師に相談することが必要です。

②体位

　できる限り**30度頭側挙上**を保ち、頸静脈の流出を増やすことで頭蓋内圧を低下させます。また、頸部の屈曲・圧迫により頸静脈が圧迫され、脳循環が変化し、頭蓋内圧亢進が助長してしまうこともあります。極度に屈曲しないよう、ICPモニターを見ながら枕で固定するなど工夫します。

③体温管理

　高体温にも注意が必要です。体温が1℃上昇するごとに代謝は10〜14％上がるとされており、体温管理療法によって二次性能損傷を最小限に抑えることの重要性は広く認知されています。低体温にするのではなく、体温を上げない管理をしていく必要があります。

引用文献

1. 日本脳神経外科学会・日本脳神経外傷学会 監修：頭部外傷治療・管理のガイドライン 第4版. 医学書院, 東京, 2019：109.
2. 日本脳卒中学会 脳卒中ガイドライン委員 編：脳卒中治療ガイドライン2021. 協和企画, 東京, 2021.

参考文献

1. 東海大学医学部付属八王子病院看護部 編：本当に大切なことが1冊でわかる脳神経. 照林社, 東京, 2020.
2. 日本脳神経外科学会・日本脳神経外傷学会 監修：頭部外傷治療・管理のガイドライン 第4版. 医学書院, 東京, 2019.
3. 日本脳卒中学会 脳卒中ガイドライン委員 編：脳卒中治療ガイドライン2021. 協和企画, 東京, 2021.
4. 医療情報科学研究所 編：病気がみえるvol.7 脳・神経 第2版. メディックメディア, 東京, 2017：624.
5. 塩川芳昭 監修：パッと引けてしっかり使える 脳神経看護ポケット事典 第2版. 成美堂出版, 東京, 2013：152-153, 200-203.
6. 日本脳神経看護研究学会 監修：先輩ナース必携 脳神経外科 新人ナース指導育成マニュアル. ブレインナーシング 2009年春季増刊. メディカ出版, 大阪, 2009：340.
7. 落合慈之 監修：脳神経疾患ビジュアルブック. 学研メディカル秀潤社, 東京, 2009.

頭蓋内病変：CI（脳梗塞）①

CIの種類と症状は？

五十嵐 真

　脳は、総頸動脈から分岐する左右の内頸動脈（２本）と、鎖骨下動脈から分岐する左右の椎骨動脈（２本）の合計４本の動脈がさらに細かく分岐し、脳全体に血液、栄養を供給しています（図１）。

　脳梗塞（cerebral infarction：CI）とは、この脳動脈に狭窄や閉塞が起き、灌流域の虚血から脳細胞の壊死に陥る疾患です。脳梗塞を発症させる危険因子として、高血圧、糖尿病、脂質異常症、喫煙、大量飲酒、心房細動、弁疾患や感染性心膜炎、最近発症した心筋梗塞などがあります。

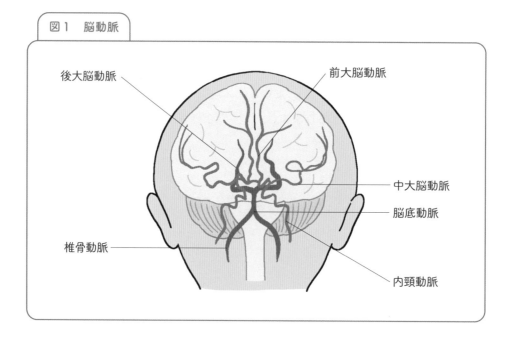

図１　脳動脈

後大脳動脈

前大脳動脈

中大脳動脈

脳底動脈

椎骨動脈

内頸動脈

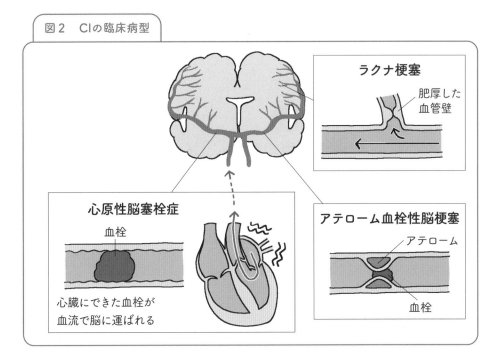

図2　CIの臨床病型

ラクナ梗塞
肥厚した血管壁

心原性脳塞栓症
血栓
心臓にできた血栓が血流で脳に運ばれる

アテローム血栓性脳梗塞
アテローム
血栓

CIの種類と臨床病型・発生機序による分類

　CIを臨床病型で分類すると、**アテローム血栓性脳梗塞、心原性脳梗塞、ラクナ梗塞、その他**に分類されます（図2）。

　発生機序による分類では、**血栓性**（動脈硬化性プラークに血栓が付着して起こる）、**梗塞性**（梗塞源となる栓子が動脈を閉塞して起こる）、**血管力学性**（高度狭窄がある場合に急激な血圧低下等の脳灌流圧低下をきたしたときに起こる）があります。

CIの症状

　CIの症状は、障害される部位によりさまざまです。意識障害や片麻痺、感覚障害、構音障害などがみられます。**ラクナ梗塞**の場合は意識障害や皮質症状（失語、失行、失認等）はみられないのが特徴です。

アセスメントのコツ

　前述の危険因子が既往歴や生活歴にある患者は、CIになる可能性が常にあると考えておきましょう。また、手術や安静による臥床時間の増加、水分摂取不足や利尿薬の使用等による尿量増加が引き起こす血管内脱水、突然の不整脈（心

房細動など）は、血栓形成やCI発症の危険を高めます。可能な範囲内でのリハビリテーションや、脱水にならないようにこまめに水分摂取を促すことも、CIの発症予防に大切です。

ポイント
一過性脳虚血発作（TIA）に要注意

　CIの初期段階では、形成された血栓の一部が遊離し、微小血栓となり末梢の動脈を閉塞し一過性の脱力や片麻痺等の症状が出現することがあります。これを一過性脳虚血発作（transient ischemic attack：TIA）と呼びます。

　入院前や入院中にTIAがみられた場合には、CIの発症に注意し、定期的な意識レベルや麻痺の確認などを行うことが大切です。

Column

リハビリテーションに求めるもの

　脳卒中後のリハビリテーションの目的は、脳機能の回復、残存機能の維持・強化、廃用症候群の予防であり、リハビリテーションにより運動機能障害を元に戻すことは困難です。私たちはこのことを十分理解したうえで、本人や家族にわかりやすく説明し、リハビリテーションを実施していることと思います。私もそうでした。

　では、本人や家族のリハビリテーションへの思いはどうでしょうか。この度、私の母が脳出血による右半身麻痺となり、思いがけず患者、家族側の立場でこのことを考える機会を得ました。

　私は長くICUで勤務し、脳卒中の患者や家族とかかわり、病態もリハビリテーションについても、患者や家族の心理状態についても理解しているつもりでした。

　医師から右半身が完全麻痺となり、歩行も難しいかもしれないという説明を受けたとき、機能回復は困難という事実を理解しながらも、心のどこかでは「リハビリテーションをすれば、もしかしたらまた元のように……」と思う自分がいました。本人も、発症当初は「もう動かないことはわかっている。左手だけでがんばる」と言っていましたが、日が経ち、自分の置かれている現状を少しずつ理解し始めると、「リハビリテーションで右手はどのくらい動くようになるのか」と絶望と後悔の感情が強くなっていきました。

　患者や家族は、リハビリテーションによる機能障害の回復が困難であるという現状を理解していても、リハビリテーションに対して大きな希望をもち、日々大きく感情が揺れ動いています。やはり、患者・家族は私のようにリハビリテーションで機能障害がより改善することを求めているのだと思います。だからこそ、現状やなかなか結果が出ないことに絶望したり、いらだったり、時に自暴自棄になったりします。円滑かつ効果的にリハビリテーションを進めるためには患者・家族の理解度に加え、こういった感情の揺らぎやリハビリテーションに期待する気持ちにも目を向けながら、想いを否定しない姿勢や説明が重要になってくるのだと自身の経験から改めて感じました。

　想いのすべてを理解することはできませんが、理解するための努力はなくしてはいけませんね。

（五十嵐 真）

頭蓋内病変：CI（脳梗塞）②

CIの診断と治療法には どんなものがある？

五十嵐 真

CIの画像診断

CIが疑われる場合には、まずCTやMRIといった画像診断が行われます。また、脳血管造影による梗塞や狭窄部位の確認が行われることも多いです。

CIの治療

①血栓溶解療法

『脳卒中治療ガイドライン2021』では、「遺伝子組み換え組織型プラスミノゲン・アクチベータ（rt-PA、アルテプラーゼ）の静脈内投与は**発症から4.5時間以内**に治療可能な虚血性脳血管障害で慎重に適応判断された患者に対して強く勧められる」とされています[1]。また、発症4.5時間以内でも治療開始が早いほど良好な転帰が期待できるとされています。rt-PAは、血栓上のプラスミノゲンを活性化し、プラスミンへと変換し血栓溶解を促す薬剤です。

②カテーテルによる治療

カテーテルによる機械的血栓回収療法は、脳血管内の血栓をステント型血栓回収機器により回収し、脳動脈を再開通させる治療です。

③抗凝固療法

血栓を溶解するのとは別に、血栓の形成を予防するため抗凝固療法が行われます。抗凝固療法では、抗血小板薬や抗凝固薬の点滴、内服投与が行われます。

④脳保護療法

CIが起こるとフリーラジカルが発生し、CI周囲の脳細胞を破壊して梗塞巣の拡大をまねきます。脳保護薬であるエダラボンはフリーラジカルを消去し、残された脳細胞を保護する効果があるため、発症24時間以内に投与が開始されます。

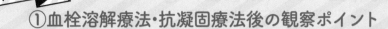

①血栓溶解療法・抗凝固療法後の観察ポイント

　血栓溶解療法や抗凝固療法後は、薬剤の作用により出血のリスクが高まり、出血した際の止血も非常に困難になります。特に注意しなければいけない合併症は、出血性脳梗塞です。

　CIが起こった部分の組織は非常に脆くなっているため、そこに血流が再度流れ始めると血管が破綻し脳出血を引き起こしてしまいます。これが出血性脳梗塞です。血栓溶解療法を行い、意識レベルや麻痺が改善した後でも出血性脳梗塞が起こるリスクを考え、継続的に神経所見の観察を行っていくことが重要です。

　また、抗凝固療法を行っている場合には、出血すると止血しにくくなります。点滴の抜針後や採血後などはいつも以上に長く止血を行い、きちんと止血されていること、血腫や皮下出血の形成がないかどうかを定期的に確認することも大切な観察ポイントです。

②CI患者観察のポイント

　CIの急性期には、こまめで継続的な意識レベル・瞳孔所見・麻痺所見等の観察が必要です。また、高血圧や低血圧は、出血性梗塞や脳血流減少に伴いさらなるCIを引き起こす可能性があるため、血圧や脈拍といった循環動態の観察も重要です。CI発生後には脳浮腫が起こります。脳浮腫になると、周囲の正常な細胞や脳幹などの生命維持に重要な部分を圧迫し、さらなる意識レベルの低下や呼吸中枢障害による呼吸不全をまねきます。頭蓋内圧亢進症状（頭痛、嘔吐、うっ血乳頭）の出現にも注意し、観察していきましょう。

引用文献

1.　日本脳卒中学会脳卒中ガイドライン委員会 編：脳卒中治療ガイドライン2021．協和企画，東京，2021：57．

食道がん①

食道がんの手術は侵襲が大きいため術後合併症の予防が重要

宮崎聡子

わが国において食道がんと診断される患者数は25,920例（2018年）、人口10万人あたりの罹患率は20.5例（男性34.7例、女性7.0例）で男性に多く、60〜80歳代に好発するといわれています。

食道がんの治療には、大きく分けて内視鏡的切除術、手術、放射線治療、薬物療法（化学療法、分子標的薬、免疫療法）の４つがあり、病期（ステージ）と患者の全体的な状況や希望により治療法を決めていきます。

食道がんの標準手術：食道亜全摘術

ここでは、ICUに入室する食道がん患者に関して、**食道亜全摘術**について記載していきます。

食道亜全摘術（図１）は食道がんの標準手術で、がんの切除とがんが転移している可能性のあるリンパ節の郭清、消化管による食道の再建と吻合を行います。安定した術野を確保するため、術中の体位は腹臥位と左側臥位で、右肺は虚脱させます。

近年、胸腔鏡や腹腔鏡を用いて行われる術式が主ですが、がんの部位や全身状態によって、右開胸食道切除術、縦隔鏡下食道切除術、ロボット支援下食道切除術、左開胸開腹連続切開下部食道切除術なども行われます。いずれも頸部・胸部・腹部の３領域に影響が及ぶため侵襲が大きいことには変わりなく、回復を促すためにも術後合併症を防ぐことが重要です。

図1　食道亜全摘術

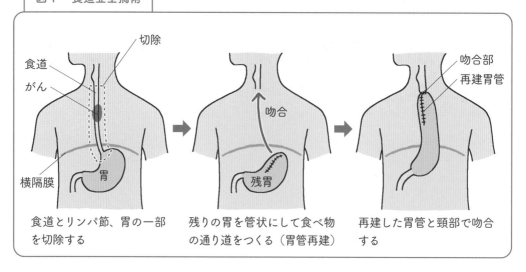

食道とリンパ節、胃の一部
を切除する

残りの胃を管状にして食べ物
の通り道をつくる（胃管再建）

再建した胃管と頸部で吻合
する

Column

糖尿病でインスリンを一度使ったらやめられない？

　インスリンを使い始めるときに患者さんから、「インスリンは一度使ったらやめら
れないのですか？」と聞かれたことはありませんか？　1型糖尿病は生涯使い続ける
必要がありますが、2型糖尿病はそうとは限りません。日本の糖尿病患者のおおよそ
95％は2型糖尿病といわれています。

　2型糖尿病患者の多くは、「できれば飲み薬で（療養したい）」とおっしゃいます。
ですが、インスリン代用薬は、インスリン分泌機能がある程度残っていなければ効果
は期待できません。疲れ果てた膵臓を無理に働かせ、さらに疲弊させることとなって
しまいます。また、慢性的に高血糖が生じている場合は、糖毒性の状態になっている
可能性があります。糖毒性は、高血糖によってインスリンの分泌量が低下しインスリ
ン抵抗性（インスリンに対する感受性が低下し効果が得られない）を高め、さらに高
血糖に陥る悪循環が生じます。糖毒性の解除とインスリン抵抗性の改善には、インス
リンが欠かせません。インスリンは、疲れた膵臓を休ませ、その機能を保持・回復す
る治療薬です。病状の改善に応じて、必要でなくなる場合があります。

　また、インスリンは「自己注射＝自分に針を刺す」ことで敬遠されていると思いま
すが、近年では痛みが生じにくい針が開発されています。実際に、自己注射を行って
「思ったより痛くない」とおっしゃる方が多いのも事実です。また、インスリン製剤
とデバイスの種類も多く、患者の状況に応じて選択することができます。例えば、医
療費が気になる場合などは、より安価なカートリッジ製剤やバイオシミラー製剤を選
択することができます。インスリンに対する誤解や恐怖感を少しでもやわらげ、療養
生活の支援をすることで患者の笑顔が増えると嬉しいですね。

（長﨑一美）

食道がん②

手術による侵襲は大きく、全身状態の変化と合併症の発生には十分に注意する

宮崎聡子

　食道がんの手術は開始から閉創まで6〜10時間といわれ、ICU入室は夕方から夜間になることもあります。術後はさまざまなドレーンが挿入されています。再建部の血流を保持するため、術当日（図1）は挿管したまま人工呼吸器を装着し循環動態を安定させ、翌日に抜管し離床することを目標にしていきます。

　術後合併症として特に注意が必要なのは、**縫合不全、反回神経麻痺、肺炎**です。

図1　術後のデバイス挿入状況

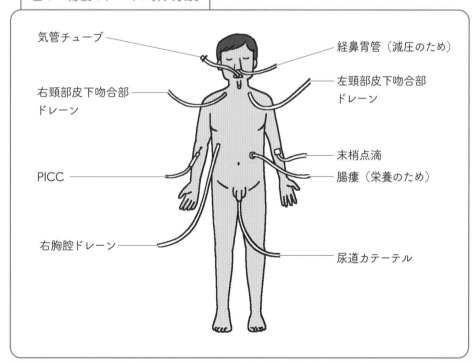

気管チューブ
経鼻胃管（減圧のため）
右頸部皮下吻合部ドレーン
左頸部皮下吻合部ドレーン
末梢点滴
PICC
腸瘻（栄養のため）
右胸腔ドレーン
尿道カテーテル

池田優太：消化器外科術後−食道がん. ICNR：Intensive Care Nursing Review 2021；6：84. を参考に作成

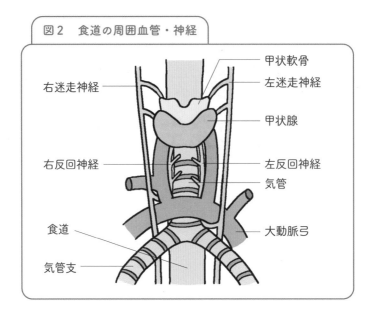

図2　食道の周囲血管・神経

- 右迷走神経
- 甲状軟骨
- 左迷走神経
- 甲状腺
- 右反回神経
- 左反回神経
- 気管
- 食道
- 大動脈弓
- 気管支

縫合不全

　食道には漿膜がないため、**再建胃管の血行障害による縫合不全**が起きることがあります。発熱や炎症反応の遷延、頸部創の発赤・腫脹、創部からの唾液や空気の漏れには注意が必要です。術後挿入されている胃管は吻合部の減圧のために挿入されているため、経管栄養は胃管ではなく胃瘻投与にします。

　食道は、気管、大血管、神経、甲状腺など重要な構造が密集した領域にあり（図2）、浸潤や食道切除の際に切離することがあります。出血が生じると胸腔ドレーンなどの血性度が高くなるため、よく観察していくことが重要です。ドレーンから排液量が増加した、または白濁した排液を認めた場合などは、リンパ液が流れる胸管の損傷による乳び胸の可能性があります。脂肪分のある経管栄養を投与している場合は、中止するなどの対応が必要です。

反回神経麻痺

　術操作による反回神経への負荷（牽引や熱損傷）、リンパ節郭清などにより**反回神経麻痺**が起こる可能性があります。抜管時には、医師により喉頭鏡を用いた声帯の可動性を確認します。両側性に麻痺がある場合は、窒息の危険があるため再挿管やその後の気管切開を検討します。片側性の麻痺の場合は数か月で改善することが多いですが、**嗄声**や**誤嚥**に注意が必要ですので、嚥下評価を継続して行います。

肺炎

　　全身麻酔後、術前の喫煙歴、術中の輸液量などによる気道内分泌物の増加、疼痛による咳嗽困難や反回神経麻痺などで**肺炎**になるリスクは高いです。肺炎は、長期予後を悪化させるといわれています。

　　術後は頸部の安静や循環を保ちながら、上半身の挙上や体位変換、吸引などで分泌物の除去を行って換気を保ちます。さらに、疼痛コントロールを図りながら咳嗽を促し、早期に離床を進めていくことが大切です。

早期離床・リハビリテーション

　　侵襲が大きく複数のデバイスが挿入されていても疼痛コントロールを行って早期離床・リハビリテーションを実施することは、いまではあたり前となっています。伊藤らは、食道切除再建術後の患者について「看護師は、過大侵襲手術後の過酷な状況でも患者が動作主は自分しかいないと覚悟し行動できるように、術前から準備を始める必要がある」と示唆しています[1]。

　　気管チューブの抜管へ向けて、そして患者へ離床を促す際には、これから行うリハビリテーションの内容を説明すると同時に、術前ではどのような予定になることを聞いてきたか、今後どのようにリハビリテーションしていこうと考えているかなど、患者の準備性と目標を確認していくことが大切です。

　　術前から部署を超えてリハビリテーションの計画を共有し、術後はX線や肺音、モニター数値等と患者の身体的感覚を患者とともに解釈していくことが、回復過程を促進していく行動へとつながると思われます。

引用文献

1. 伊藤真理, 秋元典子：食道切除再建術後の急性期にある食道がん患者が主体性を発揮していく過程. 日本クリティカルケア看護学会誌 2018；14：23-32.

参考文献

1. 厚生労働省健康局がん・疾病対策課：平成30年 全国がん登録 罹患数・率 報告, 2018. https://www.mhlw.go.jp/content/10900000/000794199.pdf（2022/6/28アクセス）
2. 日本食道学会 編：食道癌診療ガイドライン 2017年版. 金原出版, 東京, 2017.
3. 坊岡英祐, 江川智久, 川久保博文, 他：食道癌手術における術前治療と術後感染性合併症との関連. 日本外科感染症学会雑誌 16：133-135, 2019.

胃の温存・再建部位によって術式と術後合併症は異なる

濱本実也

3つの基本術式

膵がんの外科的切除術は、がんの位置や範囲によって、①**膵頭十二指腸切除術**（pancreatoduodenectomy：PD）、②**膵全摘出術**、③**膵体尾部切除術**（distal pancreatectomy：DP）に大別されます。術式と切除範囲について図1に示します。

図1　膵がんの術式と切除範囲

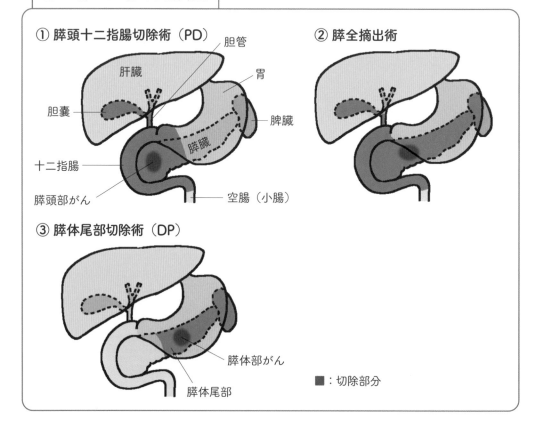

① 膵頭十二指腸切除術（PD）

胆管／肝臓／胆嚢／十二指腸／膵頭部がん／胃／脾臓／膵臓／空腸（小腸）

② 膵全摘出術

③ 膵体尾部切除術（DP）

膵体部がん／膵体尾部／■：切除部分

術式は「切除」と「再建」の2つで成り立つ

①切除

　PDでは、胃・十二指腸、胆管、胆嚢、膵管が切除されますが、胃・十二指腸をどこで切離するかにより術式が異なります。幽門側の胃を3分の1～3分の2切除するPD、胃を前庭部で切離する**亜全胃温存膵頭十二指腸切除術（subtotal stomach-preserving pancreatoduodenectomy：SSPPD）**、幽門輪を温存する**幽門輪温存膵頭十二指腸切除術（pylorus preserving pancreatoduodenectomy：PPPD）**などがあります（図2）。

　PDよりPPPDのほうが手術時間も短く出血量も少ないことが報告されている一方で、膵液瘻や手術死亡率などにおいては差がないとされ、両術式は同等に安全であるといえます。**胃をなるべく温存**させるという点で、多くの施設ではSSPPDやPPPDが行われており、両術式において手術時間や出血量などに大きな優劣はないとされています[1,2]。

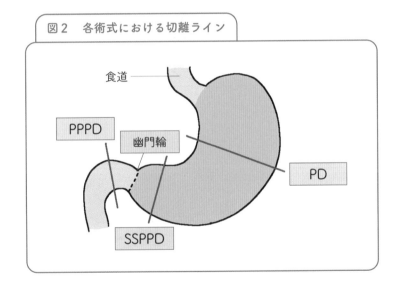

図2　各術式における切離ライン

食道
PPPD
幽門輪
PD
SSPPD

②再建

　再建のために胃・十二指腸、胆管、膵がそれぞれ空腸に吻合されますが、再建する臓器の順番により、Ⅰ型（胆道・膵・消化管）、Ⅱ型［膵・胆管・消化管（図3）］、Ⅲ型（消化管・膵・胆管）、Ⅳ型（その他）などに分類されます[3]。簡単にいうと、空腸の断端から順にどの臓器がくっつく（再建される）か、という順番です。人体の臓器は複雑ですので、簡略化してイメージしておくと理解しやすいかもしれません（図4）。

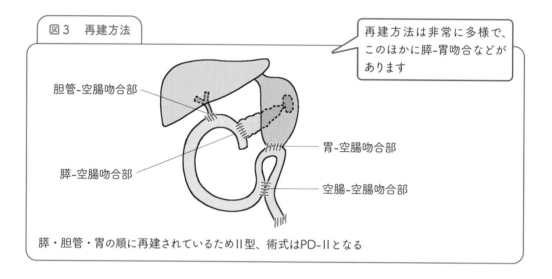

図3　再建方法

再建方法は非常に多様で、このほかに膵-胃吻合などがあります

胆管-空腸吻合部
膵-空腸吻合部
胃-空腸吻合部
空腸-空腸吻合部

膵・胆管・胃の順に再建されているためⅡ型、術式はPD-Ⅱとなる

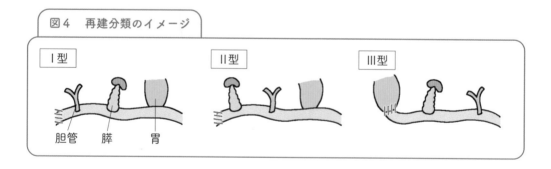

図4　再建分類のイメージ

Ⅰ型
胆管　膵　胃

Ⅱ型

Ⅲ型

引用文献

1. Kawai M, Tani M, Hirono S, et al：Pylorus ring resection reduces delayed gastric emptying in patients undergoing pancreatoduodenectomy：a prospective, randomized, controlled trial of pylorus-resecting versus pylorus-preserving pancreatoduodenectomy. Ann Surg 2011；253：495-501.
2. Matsumoto I, Shinzeki M, Asari S, et al：A prospective randomized comparison between pylorus- and subtotal stomach-preserving pancreatoduodenectomy on postoperative delayed gastric emptying occurrence and long-term nutritional status. J Surg Oncol 2014；109：690-696.
3. 日本膵臓学会 編：膵癌取扱い規約 第7版. 東京, 金原出版, 2016.

術後はドレーンの排液で異常を察知する

濱本実也

再建部の管理がカギ

　膵頭十二指腸切除術（PD）後の合併症発症率は**40%**との報告[1]もあり、消化器外科手術のなかでは非常に高いといえます。PDは、膵-空腸吻合、胆管-空腸吻合、胃（十二指腸）-空腸吻合など、吻合部が多いため、このトラブル（縫合不全による消化液の漏れなど）の発生率が高くなることが予測できます。

　一方、腹腔内の状況を把握するためにはドレナージが有用ですが、ドレナージの数が増えるほど、感染のリスクが高まることになります。そのため、術後はドレーン管理を中心とした再建部の管理がカギになります。

術式から考える合併症と観察項目

　PD-Ⅱを例に、想定される合併症について図1に示します。急性期では、特にドレナージの管理が重要となります。

①膵液瘻

　PDにおいて最も注意すべき合併症は**膵液瘻**です。膵液は、強い消化酵素をもっていますので、膵液が漏出すると膵（自己消化）や周辺組織を傷害します。その結果、腹腔内出血や腹腔内膿瘍などを引き起こします。膵液瘻では膵-空腸吻合部に留置したドレーンの排液が**暗赤色に変化**し、腹腔内出血に至れば血性、あるいは濃い暗赤色になります。また、患者の臨床所見として発熱や腹痛などを認めます。膵液瘻は重篤な合併症ですので、すみやかに医師に報告が必要です。

　診断としては**ドレーン排液のアミラーゼ値**を測定します。血清アミラーゼ値が基準上限値の3倍以上であれば膵液瘻と診断されます。また、術後3日目以降に高濃度のアミラーゼを認めた場合も膵液瘻を疑います。

図1　PD-Ⅱからみる術後合併症

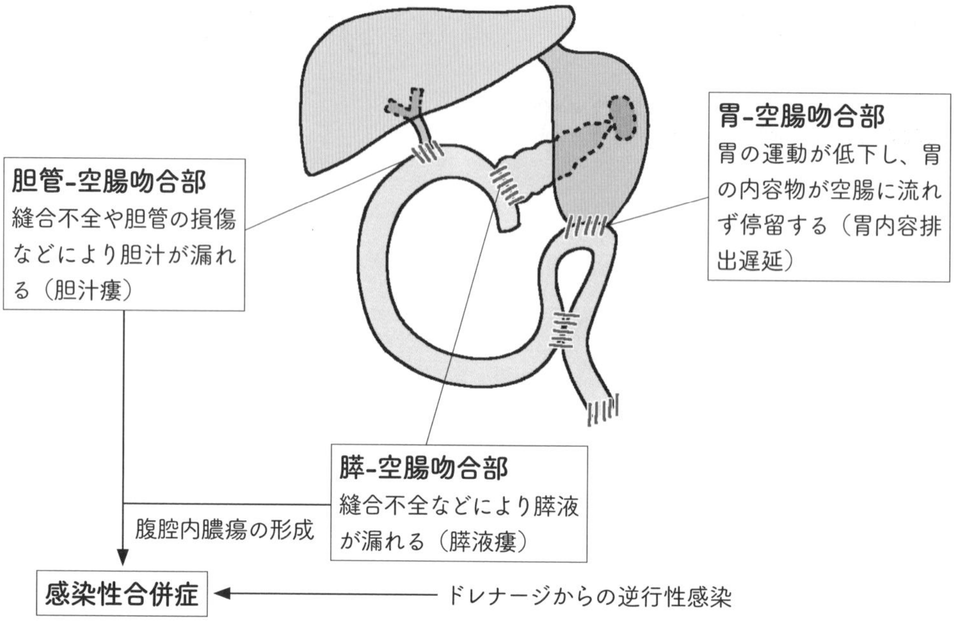

胆管-空腸吻合部
縫合不全や胆管の損傷などにより胆汁が漏れる（胆汁瘻）

胃-空腸吻合部
胃の運動が低下し、胃の内容物が空腸に流れず停留する（胃内容排出遅延）

膵-空腸吻合部
縫合不全などにより膵液が漏れる（膵液瘻）

腹腔内膿瘍の形成

感染性合併症 ← ドレナージからの逆行性感染

②胆汁瘻

　胆管と空腸の吻合部の**縫合不全**があれば、胆汁が腹腔内に漏出することになります。胆管-空腸吻合部に留置したドレーンから**黄色～緑色の排液**を認めた場合は胆汁瘻を疑います。腹腔内の胆汁がうまく排出できれば自然治癒が期待できますが、発熱や腹痛などの炎症所見、ドレナージ不良（胆汁貯留）などがある場合は、新たなドレーンを留置することが検討されます。

引用文献

1.　Kimura W, Miyata H, Gotoh M, et al：A pancreaticoduodenectomy risk model derived from 8575 cases from a national single-race population (Japanese) using a web-based data entry system：the 30-day and in-hospital mortality rates for pancreaticoduodenectomy. Ann Surg 2014；259：773-780.

褥瘡予防用ドレッシングは、標準的な褥瘡予防プロトコルに従って実施する

南條裕子

　ICU患者は、重篤な病態によって組織耐久性が低下した褥瘡発生のハイリスク状態にあります。さらに、治療上で必要な体位および体位変換の制限によって、褥瘡予防に重要となる外力の低減に難渋することが多いです。そのような状況に対して、近年、褥瘡予防のためにドレッシング材を使用することのエビデンスが蓄積され、EPUAP/NPIAP/PPPIAのガイドラインでも**シリコーンフォームドレッシングの使用が推奨**されています[1]。

　しかしながら、どのドレッシング材も予防効果が同じというわけではありません。また、期待する予防効果を得るには、どのように使用するかの"HOW TO"が重要となります。

ドレッシング材の選択

　褥瘡発生の原因となる**外力**には、①**圧力**、②**せん断力**、③**摩擦力**、④**湿潤（温度）**があります。それに対してドレッシング材は、①リスクの高い部位を超えて広く貼付できる大きさで、圧力を吸収するクッション性や厚みがあるもの、②リスクのない皮膚に重なって貼付できる大きさで、横方向の動きを通じてせん断力が吸収できるよう皮膚への接着が良好かつ多層構造であるもの、③外側の摩擦係数が少ないこと、④汗の吸収がよく、ドレッシング材の外に水分を放出する一方、外から水分を入れない不浸透性なものがよいとされています（図1）。そして、これら①〜④を満たすものとして、多層シリコーンフォームドレッシングが勧められます。

　しかしながら、厚みがあるドレッシング材を体温の上昇や発汗が多い患者に使用すると、ドレッシング内部が高温多湿となり、皮膚が浸軟したり、ドレッシング材そのものが軟化してめくれたりします。そのため、自重のかかりにくい部位や自力で除圧できる場合には、③④の機能が高いポリウレタンフィルム

図1　褥瘡予防用ドレッシング（外力低減の機能を満たすもの）

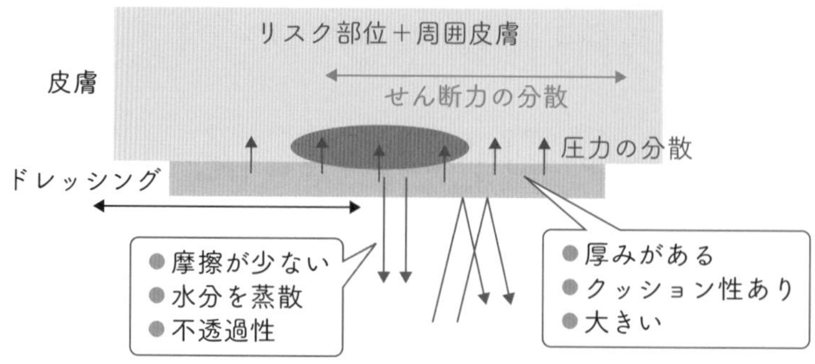

のほうが褥瘡予防に効果的な場合があります。

　　圧力やせん断力分散のためのドレッシング材の大きさは、リスクのある部位から周囲2cm程度とされています[2]。また、その部位に適した形状に開発された製品ならば、しわや剥がれが生じにくく管理しやすくなります。

　　ただし、ドレッシング材を使用したからといって、観察やほかの予防ケアが不要になったわけではありません。皮膚の観察を考慮すると、貼付したままで観察可能な透明なものか、付け外しによる剥離刺激が少ないものを選択することが求められます。

ドレッシングの方法

　　ドレッシング材は、皮膚への接着が不十分だとせん断や摩擦が生じてしまうため、皮膚は清潔で乾いた状態（何も塗らない）にしてしっかり貼付しましょう。ドレッシング材の交換は製造元の指示に従って行いますが、汚れたり、剥がれたり、しわが寄った場合にはそのつど交換しましょう。

標準的な褥瘡予防プロトコル

　　褥瘡予防用ドレッシングにおいて、標準的な予防ケアを継続することは大前提です。**予防ケアの基本**は、①褥瘡発生リスクアセスメント（毎日）、②皮膚の観察（8時間ごと）、③スキンケア（ドレッシング内も）、④外力の管理（マットレス・敷物・体位変換）、⑤栄養と水の管理です[2]。褥瘡予防用ドレッシングの実施を含むケアのフロー（褥瘡予防プロトコル）の例を図2に示します。

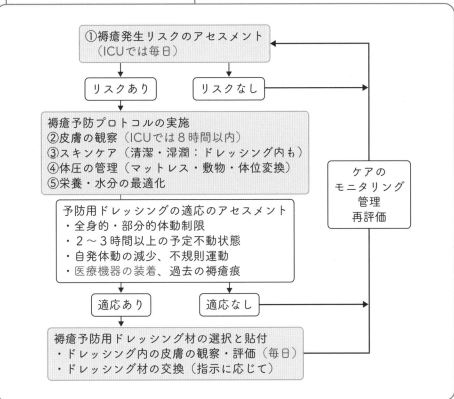

図2　褥瘡予防プロトコルの例

①褥瘡発生リスクのアセスメント
（ICUでは毎日）

リスクあり　　リスクなし

褥瘡予防プロトコルの実施
②皮膚の観察（ICUでは8時間以内）
③スキンケア（清潔・湿潤：ドレッシング内も）
④体圧の管理（マットレス・敷物・体位変換）
⑤栄養・水分の最適化

予防用ドレッシングの適応のアセスメント
・全身的・部分的体動制限
・2〜3時間以上の予定不動状態
・自発体動の減少、不規則運動
・医療機器の装着、過去の褥瘡痕

適応あり　　適応なし

褥瘡予防用ドレッシング材の選択と貼付
・ドレッシング内の皮膚の観察・評価（毎日）
・ドレッシング材の交換（指示に応じて）

ケアの
モニタリング
管理
再評価

World Union of Wound Healing Societies (WUWHS)：WUWHS Consensus Document. Role of dressings in pressure ulcer prevention. Wounds International, 2016.

特に、④外力の管理においては、しわや蒸れの原因となる横シーツやバスタオルは可能な限り使用しないこと、個人要因の変化に応じてリスクも変化することを考慮し、体圧分散寝具の種類、体位変換の時間間隔や体位を調整して実施記録を行うこと（皮膚の発赤の程度や体圧、体位のくずれ等も記録する）は重要です。ルーチンで行えるようにしていきましょう。

引用文献

1. European Pressure Ulcer Advisory Panel, National Pressure Injury Advisory Panel, Pan Pacific Pressure Injury Alliance：Prevention and treatment of pressure ulcers/injuries：Quick reference guide 2019.
2. World Union of Wound Healing Societies (WUWHS)：WUWHS consensus document. Role of dressings in pressure ulcer prevention. Wounds International, 2016.

MDRPUの観察・ケアは、装着している機器リストを用いながら確認する

南條裕子

医療関連機器圧迫創傷（medical device related pressure ulcer：MDRPU）の予防においても、褥瘡の標準的な予防ケア①〜⑤（p.320）は継続します。自重が原因で発生する褥瘡とMDRPUの発生で大きく異なる点は、機器の留置・装着の目的（呼吸・循環の補助、ドレナージ、固定など）が優先されるために機器が動かせず、観察やケアに制限が生じることがあります。また、特にICU患者の場合は、1人に対して使用している機器の数やチューブ・コード類の挿入が多いことから、患者の体動や体位変換によって皮膚と医療機器等の接触部位が変わることにも注意が必要です。

医療機器の選択とフィッティングのコツ

きちんとフィッティングして選択した医療機器であっても、浮腫などによってサイズ等が変わることもあるため、定期的に確認することが求められます。

また、機器が接触する皮膚にドレッシングを実施する場合、使用するドレッシング材が厚すぎて隙間などができないように注意しましょう。例えば、ドレッシング材の厚みや大きさが影響して留置針が浮き上がってしまった、NPPVマスクとドレッシング材の間に隙間ができてエアリークが増え、マスクの圧迫を強めてしまいMDRPUのリスクをさらに高めてしまった、などの危険があります（図1）。

リストを用いた確認

ICUスタッフはMDRPUの予防に対する意識は高いことが報告されていますが[1]、気づかないことや見落とすこともあるでしょう。さらに、それを狙ったようにMDRPUが発生してしまうのではないでしょうか。

その見落としの予防として、患者ごとに使用している機器のリストを作成し、

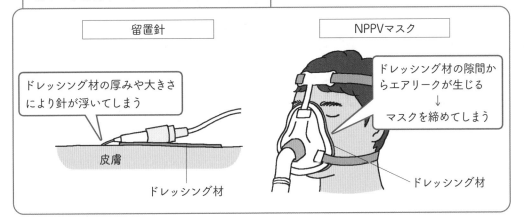

図1　予防用ドレッシング使用時の注意点

留置針

ドレッシング材の厚みや大きさ
により針が浮いてしまう

皮膚

ドレッシング材

NPPVマスク

ドレッシング材の隙間か
らエアリークが生じる
↓
マスクを締めてしまう

ドレッシング材

図2　リストを用いて観察を行う

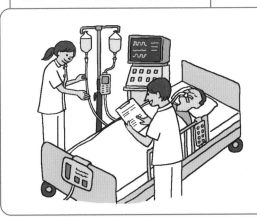

使用している機器のリストを作成してアセ
スメントを行う。発赤を認める際は、写真
に残したり、2人で行うようにするなど、見
落としの予防に努めるとよい

それに沿って接触部の皮膚の観察やその周囲の痛み、不快の有無などをアセス
メントして記録しておくとよいでしょう。皮膚の観察では、機器の端から端を
辿りながら、機器との接触や圧迫が生じる部位を確認するようにします。この
観察は、可能であれば1人ではなく勤務交代時などに前勤務者と一緒に行ったり、
写真に残したりすると見落としがさらに減り、変化に気づきやすくなります（図
2）。チームで取り組んでいくことが必要です。

引用文献

1.　Karadag A, Hanönü SC, Eyikara E：A prospective, descriptive study to assess nursing staff
perceptions of and interventions to prevent medical device-related pressure injury. Ostomy
Wound Manage 2017；63：34-41.

参考文献

1.　日本褥瘡学会 編：医療関連機器圧迫創傷の予防と管理 ベストプラクティス．照林社，東京，2016.

ショックとは、組織の酸素需給バランスが崩れた状態をいう

露木菜緒

ショックは全身性急性循環不全

ショックとは、急性の全身の組織低灌流、つまり**急性循環不全**によって**組織の低酸素症**をきたした状態です。エネルギーの供給と消費のバランスがくずれ、ひいては組織の酸素需給バランスもくずれます。これにより、重要臓器の血流障害が起こって臓器障害が進行し、循環不全が遷延すると多臓器障害・不全へと至ります[1]。

血液循環は、心臓のポンプ作用、血液量、血管抵抗の三要素で構成されています。この三要素のいずれかの異常からショックは発生します。ショックは原因のいかんにかかわらず、循環障害の機序からショックを分類したほうが治療に直結するため、循環障害の機序別に分類されるようになりました。ショックの分類と、原因となる疾患を表1に示します。

しかし、これらのショックが単独に存在するのは、その病態の初期段階のみです。病態が進行すると、いくつかのショックの病態が混在します。そして、次第に心筋抑制作用による心原性ショックの因子が加わってきます。つまり、ショックは時間経過とともに病態変化を考慮しなくてはならないのです。

ショックの原因は心拍出量（CO）の低下

ショックは、組織の低灌流により酸素の需要と供給のバランスが崩れた状態であり、このバランスを整えることが必要です。

全身の酸素の供給量は、酸素を含んだ血液をどれだけ送り出せるかで決まります。つまり、**酸素供給量**（oxygen delivery：$\dot{D}O_2$）は、心拍出量（cardiac output：CO）と動脈血酸素含有量（arterial oxygen content：CaO_2）の積となります。また、CaO_2はヘモグロビン（Hb）にどの程度の酸素が結合している

表1　ショックの分類と原因疾患

分類	種類	原因
血液分布異常性ショック	感染性 アナフィラキシー性 神経原性	敗血症 アレルギー 脊髄損傷
循環血液量減少性ショック	出血性 体液喪失性	大量出血 脱水
心原性ショック	心筋性 機械性 不整脈	心筋梗塞 僧帽弁閉鎖不全 重症不整脈
心外閉塞・拘束性ショック	心タンポナーデ 収縮性心膜炎 重症肺塞栓症 緊張性気胸	

か（動脈血酸素飽和度：SaO₂）ですので以下のような式で表すことができます。

$$DO_2 = CaO_2 \times CO = (1.39 \times Hb \times SaO_2) \times CO$$

　この、全身のDO₂を規定する３つの因子（Hb、SaO₂、CO）のうち、**COが減少する病態がショック**です。COは、一回拍出量（stroke volume：SV）を1分間に何回送り出せるか（心拍数：HR）です。したがって、SVを低下させる要因である前負荷の低下などによる左室容量の減少や、心収縮力低下による駆出量の減少、さらに心拍数の急激な低下がショックの原因となります。

血圧低下＝ショックではない

　血圧低下は循環障害を示す重要な所見です。一般的には収縮期血圧90mmHg以下の場合や、普段の血圧に対して30〜40mmHg以上の低下があればショックを疑います。しかし、ショックだとしても、必ずしも病態が血圧値にただちに反映しないケースも少なくありません。つまり、血圧がいわゆる正常範囲内に保たれていても、COが減少し、皮膚の冷汗やチアノーゼ、乳酸値の上昇があれば循環不全であり、これもショックです。血圧低下＝ショックではなく、血圧の値にかかわらず、**COが減少すればショックと判断**します。したがって、**血圧の値は絶対ではない**という認識が重要です。

表2　ショック徴候

ショックの5P	顔面蒼白（pallor） 虚脱（prostration） 冷汗（perspiration） 脈拍触知不能（pulselessness） 呼吸促迫（pulmonary insufficiency）
指先の毛細血管再充満時間（CRT）	2〜3秒以上
乳酸値	2mmol/L以上

図1　エネルギー産生と代謝

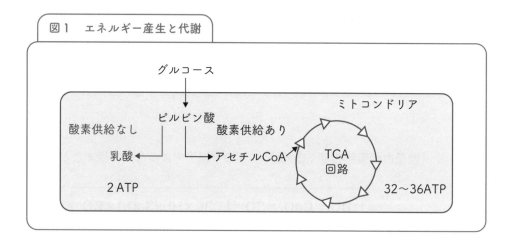

　表2に、血圧低下以外のショック徴候を示します。**ショックの5P**は、顔面蒼白（pallor）、虚脱（prostration）、冷汗（perspiration）、脈拍触知不能（pulselessness）、呼吸促迫（pulmonary insufficiency）ですが、これ以外に、**指先の毛細血管再充満時間（capillary refilling time：CRT）**も末梢循環障害の重要な指標です。CRTは、指先を圧迫して一時的に血流を途絶えさせ、圧迫を解除して血流が戻るまでの時間を測定します。この時間が2〜3秒以上かかると、末梢循環不全があります。また、乳酸値は、組織の酸素不足を示します。通常、酸素がある状態（好気性代謝）では、ピルビン酸からアセチルコリンAとなりTCA回路でエネルギーを産生しますが、酸素がない状態（嫌気性代謝）でも、少なからずエネルギーを産生しようとします。その結果、乳酸が産生されます（図1）。このように、血圧だけでなく、身体所見や乳酸値にも注目することで、ショックの早期発見につながります。

ショック（敗血症以外）②

スコア・指数を活用して
ショックを評価する

露木菜緒

ショック指数は循環血液量減少性ショックに用いる

　　ショックの初期評価として用いる指標に「**ショック指数（shock index：SI）**」があります（表1）。ショック指数は、心拍数/収縮期血圧で表され、収縮期血圧は心拍数の2倍が基準値ですが、同値もしくは心拍数のほうが高値になればショックと判断します。

　　ところが、次のような場合には、ショック指数はあてはまりません。血圧80/50mmHgで心拍数40回/分であったときのショック指数を考えてみます。40/80＝0.5ですから、ショック指数にあてはめれば基準値となり、ショックではないとなります。収縮期血圧が80mmHgしかないのに、本当でしょうか？心原性ショックでは、このようなバイタルサインは頻繁に起こります。血圧低下時に頻脈になるのは、循環血液量の低下を回数で補おうとする代償反応です。したがって、このショック指数は、循環血液量が減少している場合にしか適応されません。しかし、循環血液量減少性ショックでも、β遮断薬を内服していれば交感神経が抑制され、頻脈になりません。また、高齢者は内因性のカテコラミン分泌が低下しているため、同様に頻脈を呈しません。

　　なお、ショック指数は、体重70kgを基準に出血量を想定しています。

表1　ショック指数

	正常	軽症	中等症	重症
ショック指数	0.5	1.0	1.5	2.0
推定出血量（mL）	700未満	750～1500	1500～2000	2000以上
推定出血量（%）	15未満	15～30	30～40	40以上
心拍数（回/分）	100未満	100～120	120～140	140以上

表2　ショックスコア

項目＼スコア	0	1	2	3
収縮期血圧（BP）（mmHg）	100≦BP	80≦BP＜100	60≦BP＜80	BP＜60
脈拍数（PR）（回/分）	PR≦100	100＜PR≦120	120＜PR≦140	140＜PR
base excess（BE）（mEq/L）	－5≦BE≦＋5	＋5＜BE≦＋10 －5＞BE≧－10	＋10＜BE≦＋15 －10＞BE≧－15	＋15＜BE －15＞BE
尿量（UV）（mL/時）	50≦UV	25≦UV＜50	0＜UV＜25	0
意識状態	清明	興奮から軽度の応答遅延	著明な応答遅延	昏睡

●各項目のスコアの合計点による重症度
　0～4点：非ショック　5～10点：中等症ショック　11～15点：重症ショック
BP：blood pressure、PR：pulse rate、UV：urinary volume

ショックスコアは頭部疾患や鎮静時は使用できない

　循環血液量減少性ショック以外のショックも定量的に評価できるスコアとして「ショックスコア（shock score：SS）」があります（表2）。評価項目に、base excess（BE）や尿量が含まれているため、全身状態を加味して評価できます。評価項目は5項目あり、それぞれ点数をつけてその合計点で評価します。**合計点が5点以上からショック**と判断します。

　一方で、意識状態が含まれているため、頭部疾患や鎮痛鎮静薬の使用時、補助循環装置使用時などは使用できません。

SOFAスコアは敗血症性ショック以外でも評価する

　臓器障害の程度を測るスコアとして、**SOFAスコア（Sequential Organ Failure Assessment Score）**があります（表3）。SOFAスコアが敗血症の診断に用いられるようになってから、敗血症を疑う患者には使用していると思います。しかし、ショックは、組織の酸素需給バランスが崩れることにより、重要臓器の血流障害が起こります。したがって、敗血症にかかわらず早期から重要臓器を守るために臓器血流障害を評価していくことは重要ですので、ショック状態ではいかなる原因でもSOFAスコアでの評価は必要です。

表3　SOFAスコア						
	スコア	0	1	2	3	4
意識	GCS	15	13〜14	10〜12	6〜9	<6
呼吸	PaO₂/ FⁱO₂（mmHg）	≧400	<400	<300	<200および呼吸補助	<100および呼吸補助
循環		平均血圧≧70mmHg	平均血圧<70mmHg	ドパミン<5μg/ kg/分 あるいはドブタミンの併用	ドパミン5〜15μg/kg/分 あるいはノルアドレナリン≦0.1μg/kg/分あるいはアドレナリン≦0.1μg/kg/分	ドパミン>15μg/kg/分 あるいはノルアドレナリン＞0.1μg/kg/分 あるいはアドレナリン＞0.1μg/kg/分
肝	血漿ビリルビン値（mg/dL）	<1.2	1.2〜1.9	2.0〜5.9	6.0〜11.9	≧12.0
腎	血漿クレアチニン値（mg/dL）	<1.2	1.2〜1.9	2.0〜3.4	3.5〜4.9	≧5.0
	尿量（mL/日）				<500	<200
凝固	血小板数（×10³/μL）	≧150	<150	<100	<50	<20

日本版敗血症診療ガイドライン2020特別委員会 編：日本版敗血症診療ガイドライン2020．日本集中治療医学会雑誌 2021；28：S23．より引用

　　評価項目の6臓器それぞれに点数をつけ、点数が高いほど臓器障害が強いことになります。合計点数が元の状態よりも2点以上上昇していれば「臓器障害あり」と判断します。

スコア・指数を活用して評価してみよう

　　例に挙げる患者データから、スコアと指数を活用して評価してみましょう。

> 患者データ
> - 現病歴：60歳、男性。仕事から帰宅し気分不快を訴えた。意味不明な言動がみられ、一点をぼーっとみつめていた。家族がおかしいと思い、救急搬送された。
> - バイタルデータ：血圧90/40mmHg、脈拍数100回/分、尿量40mL/時、意識（GCS）E3V4M6＝13点。
> - 酸素：HFNC（高流量経鼻酸素カニューラ）40% 35L/分で開始。
> - 採血データ：PaO₂ 100mmHg、BE −6mEq/L、血小板12万/μL、Bil 1.0mg/dL、Cr 0.8mg/dL。

①ショック指数：ショック指数は「心拍数/収縮期血圧」で計算できるので、100÷90＝1.1

　→評価「軽症」

②ショックスコア

	BP	HR	BE	UV	意識
実測値	90	100	−6	40	13
スコア	1	0	1	1	1

合計4点→評価：「非ショック」

③SOFAスコア

	P/F	Plt	Bil	MAP	GCS	Cr
実測値	250	120	1.0	57	13	0.8
スコア	2	1	0	1	1	0

合計5点→評価「臓器障害あり」

④スコア・指数から考えられること：本事例では、患者はぼーっとしていることから、ショックの5Pである「虚脱」を認めています。また、原因は不明ですが、ショック指数は心拍数と収縮期血圧が逆転しているため、循環血液量減少性ショックであれば軽度ショックです。しかし、ショックスコアは4点で非ショックとなります。一方、SOFAスコアをみると、もともとが正常であるとすれば、5点と臓器の血流障害が始まっています。バイタルサインやデータだけでは一見重症かわかりませんが、実はショック状態であり、早期にとらえて介入しなければ臓器障害が進行し、いわゆる「急変」に至るケースだと考えられます。

Column

出血性ショックの初期は、ヘモグロビンの低下を認めない

　ショックの初期は、必ずしも血圧が低下しないことは前述しましたが、大量出血の初期には、ヘモグロビンの低下もみられません。出血（貧血）の判断は、多くはヘモグロビンやヘマトクリットの値で評価することが多いと思います。しかし、これは**タイムラグ**があることを知っておかなくてはなりません。出血直後は、血球成分だけでなく、血漿もすべて喪失するため、末梢血を採血したところで、血球と血漿の割合は同じため、血液喪失の程度を反映しないのです。ところが、生体は全身の血液量が減少し、十分に血液が駆出できなくなると、細胞内の水分などあらゆるところから血漿を補おうと調整します。その結果、血球より血漿成分が増え、希釈された血液が駆出されるようになり、採血ではヘモグロビンが低下するのです。したがって、骨盤出血や弛緩出血など大量出血が懸念されるような場面では、ヘモグロビンの低下を確認する前に輸血をしないと、臓器血流障害が進行し、生命危機になる可能性があります。

（露木菜緒）

ショック（敗血症以外）③

組織低酸素症の2つの原因って？

露木菜緒

　ショックに陥った患者の予後は、初期対応に大きく左右されます。したがって、早期にショックと判断し、ただちに組織へ十分な酸素供給をする治療を開始することが必要です。そのために、まずは「ショックの判定」、そして気道確保と呼吸管理、循環管理です。ここまではどのショックも同じです。次に、ショックの分類と、それに応じた選択的な治療が行われます（図1）。

図1　ショックに対する初期診療の手順

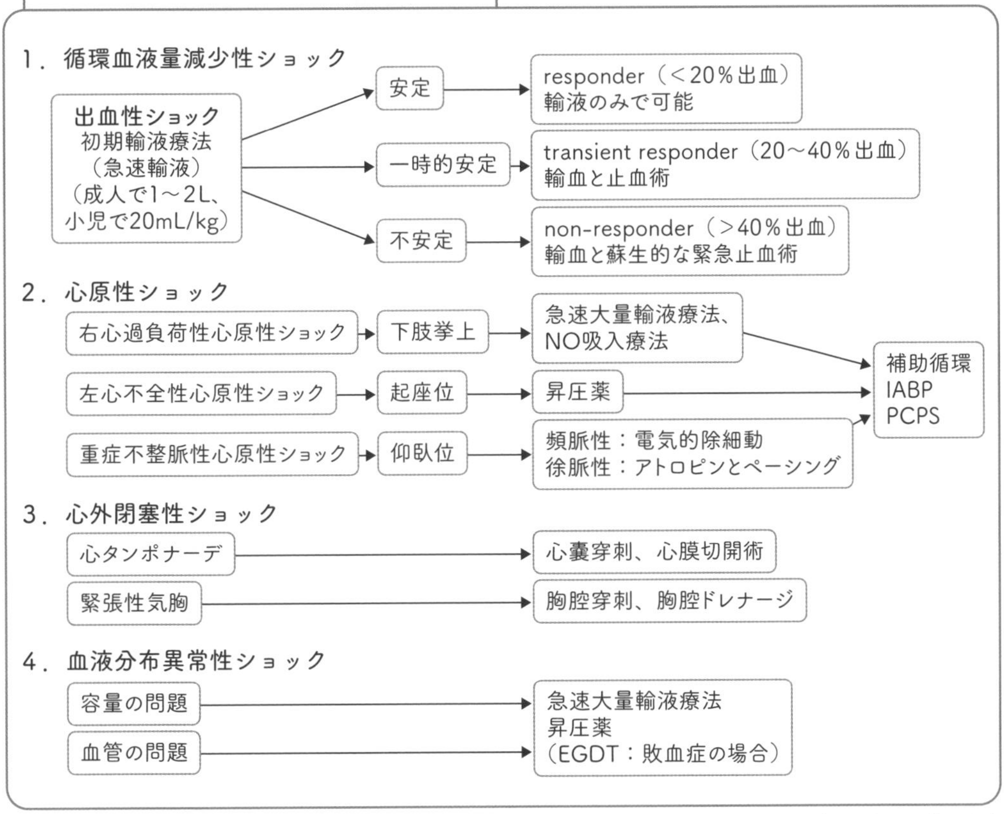

1．循環血液量減少性ショック

出血性ショック
初期輸液療法
（急速輸液）
（成人で1〜2L、
小児で20mL/kg）
→ 安定 → responder（＜20％出血）
輸液のみで可能
→ 一時的安定 → transient responder（20〜40％出血）
輸血と止血術
→ 不安定 → non-responder（＞40％出血）
輸血と蘇生的な緊急止血術

2．心原性ショック

右心過負荷性心原性ショック → 下肢挙上 → 急速大量輸液法、NO吸入療法
左心不全性心原性ショック → 起座位 → 昇圧薬
重症不整脈性心原性ショック → 仰臥位 → 頻脈性：電気的除細動
徐脈性：アトロピンとペーシング
→ 補助循環 IABP PCPS

3．心外閉塞性ショック

心タンポナーデ → 心嚢穿刺、心膜切開術
緊張性気胸 → 胸腔穿刺、胸腔ドレナージ

4．血液分布異常性ショック

容量の問題 → 急速大量輸液療法
血管の問題 → 昇圧薬
（EGDT：敗血症の場合）

垣花泰之：ショックの病態と治療．日本集中治療医学会 編，集中治療専門医テキスト（電子版）．総合医学社，東京，2013：257．より引用

「組織酸素供給障害」と「細胞の酸素取り込み障害」

ショックは組織の低灌流により、酸素の需要と供給のバランスがくずれた状態ですが、組織の低酸素症の原因には主に、**「組織酸素供給障害」**と**「細胞の酸素取り込み障害」**の2種類があります。

「組織酸素供給障害」の原因は、主には**酸素の供給不足**です。循環血液量減少性ショックや心原性ショック、貧血などがそれにあたります。この場合の対応は、貧血の改善、つまり輸血、そして輸液や昇圧薬、徐脈の是正など心拍出量の改善です。したがって、組織酸素化のためには、ヘモグロビン濃度と循環血液量の維持が重要です。出血性ショックで輸血をする場合は、何単位投与するのか、投与後にヘモグロビンはいくつまで上がっているのか（目標Hb）をあらかじめ計算しておくとよいです。投与後その値になっていなければ、まだ出血が持続している可能性があります。

それに対して「細胞の酸素取り込み障害」の原因は、酸素を消費しながらATPを合成する役割を担っている**ミトコンドリアによる利用障害**です。敗血症性ショックや一酸化炭素中毒、シアン中毒などがそれにあたります。この場合は、組織での酸素供給量不足が原因ではなく、酸素が十分にあったとしても、組織で酸素が利用できない状態です。漠然と酸素投与をすることは意味がないだけでなく、重症患者の場合は害となる可能性があります。組織での酸素利用障害の場合は、不要な酸素消費を抑えるしかありません。体温管理、吸引、清拭、リハビリテーションなどのケアをはじめ、鎮痛・鎮静コントロールなど、酸素消費量を減少させるケアを考えます。

いずれも、ショック状態の遷延化は回復も悪く、回復後の再灌流障害の確率も高くなります。また、ショックを離脱したとしても、24時間はモニタリングを継続し観察していく必要があります。

参考文献

1. 森田啓之：高血圧とショック. 本間研一 編, 標準生理学 第9版. 医学書院, 東京, 2020：690.

前負荷・後負荷をイメージして心不全への理解を深めよう

前田倫厚

血液の流れを知ることが、症状の理解へつながる

心不全の問題は大きく分けて2つあります。心拍出量が低下することによる**低心拍症候群（low output syndrome：LOS）とうっ血**です。この2つの問題を理解するには、肺循環と体循環をみるとわかりやすくなります（図1）。LOSとうっ血では、さまざまな症状が引き起こされます（表1）。例えば、大動脈弁閉鎖不全症では拡張期に大動脈弁が閉じないことにより左心室に逆流が起こります。これにより、左心室に負荷がかかり全身の血液循環が悪くなります。

表1　心不全の症状

左心不全	● 肺うっ血に伴う呼吸困難 ● 低心拍症候群（LOS）に伴う全身倦怠感・食思不振・臓器障害など
右心不全	● 体うっ血に伴う下肢浮腫・肝腫大・消化器症状など

図1　血液の循環経路

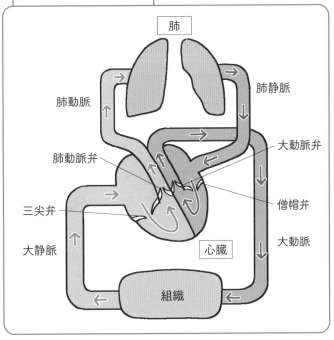

肺／肺動脈／肺静脈／大動脈弁／肺動脈弁／僧帽弁／三尖弁／大動脈／大静脈／心臓／組織

僧帽弁閉鎖不全では左心房に血液が逆流し、全身の血液量が減るだけでなく肺のうっ血などが起こります。

このように、循環の流れと障害が起こる部位を考えることによって症状を知ることができます。

血圧を決める主な因子とは

心不全とは、心臓のポンプ機能が障害されているということです。心ポンプ機能を考えたときに、最も大事な指標が心拍出量になります。心拍出量は1分間に拍出される血液量で、1回に拍出される量（1回心拍出量）に心拍数をかけたものになります。この1回心拍出量を規定する因子として、**前負荷や後負荷**、**心収縮力**があります（図2）。この心拍出量規定因子のいずれかの異常が心不全の原因になります。

前負荷は心臓が収縮直前にかかる負荷で、**左室に送り込まれる血液量**です。そのため、循環血液量や右心房圧の指標になります。例えば、脱水になると心房に流入する血液量も少なくなるため前負荷は小さくなります。

後負荷は、心臓が収縮開始後にかかる負荷のことで、**左室から血液を送り出すときにかかる圧**です。つまり、血液を送り出せる度合いのため、末梢血管抵抗や血液の粘稠度、動脈の弾性が関係してきます。また、大動脈弁の異常でも後負荷は増大します。

心収縮力は、心臓が血液を送り出す力のことをいいます。これには、収縮する力と拡張する力が関係し、心臓の収縮機能と拡張機能がかかわってきます。

図2　心拍出量規定因子

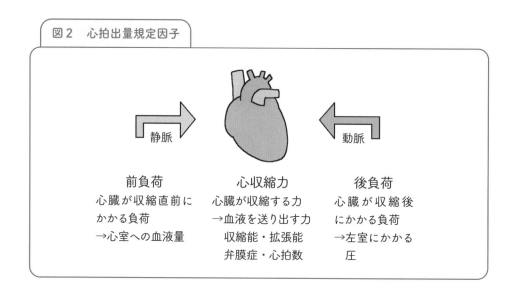

静脈

動脈

前負荷
心臓が収縮直前に
かかる負荷
→心室への血液量

心収縮力
心臓が収縮する力
→血液を送り出す力
収縮能・拡張能
弁膜症・心拍数

後負荷
心臓が収縮後
にかかる負荷
→左室にかかる
　圧

> 図3　収縮不全と拡張不全

収縮不全	拡張不全
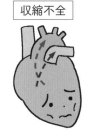	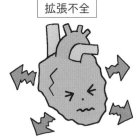
血液を送り出す力が弱い	心臓が硬くて膨らみにくい

心不全は心臓の収縮機能と拡張機能が悪くなる

　収縮不全は、心臓が大きくなって動きが悪くなった状態です。正常ならば拡張期には心室に血液が満たされ、収縮期では血液が約60%以上送り出されるのですが（左室駆出率：LVEF）、収縮不全では50%以下になってしまいます。これは、何らかの心筋障害によって収縮力が低下し、十分に拍出できないということです。

　拡張不全では、収縮はするのですが心臓が硬くなり伸展できないため、心室に満たされる血液の量が少なくなります。そのため、左房圧が上がり肺うっ血になります（図3）。

心不全の治療方法は、タイプに応じて変わる

　急性心不全（acute heart failure：AHF）の初期対応には、クリニカルシナリオ（clinical scenario：CS）という考え方があります（表2）。収縮期血圧で規定されていることが特徴で、これによりすばやく治療にあたることができます。

①CS1の治療

　CS1は、血圧が高いタイプになります。収縮期血圧が180mmHg以上になってくると左心不全で肺水腫を伴ってきます。これは、後負荷が上がることで左心室に負荷がかかり血液を押し出せないため、その前の肺静脈にも負荷がかるためです。この状態を**アフターロードミスマッチ**といい、後負荷が高いため心収縮力との釣り合いに差異が生じます。そのため、後負荷の軽減を図るために血管拡張を行い、血圧を下げていきます。悪い心臓は後負荷を下げることが重要です。

表2 クリニカルシナリオ（CS）

	CS 1	CS 2	CS 3
収縮期血圧（タイプ別）	SBP＞140mmHg（血圧が高いタイプ）	SBP100〜140mmHg（血圧が大きく変化しないタイプ）	SBP＜140mmHg（血圧が低下するタイプ）
主病態	急激な呼吸困難、肺水腫	末梢浮腫（比較的緩徐に悪化）	低灌流所見
治療	血管拡張薬（降圧）、酸素投与（NPPV）、場合によっては利尿薬	hANPや利尿薬、酸素投与（NPPV）	強心薬と輸液→低血圧の改善がなければ血管収縮薬
その他	高血圧によるものが多く、ある日突然に息苦しくなる	胸部X線では、心拡大を認めることが多い	重度の慢性心不全、低心拍出量が基礎にある

CS4とCS5はACSや肺梗塞で、根本的に治療が違うため省略する
SBP：systolic blood pressure（収縮期血圧）

②CS2の治療

CS2では血圧は大きく変化しません。前負荷が問題になっているため、まずは利尿薬を開始します。緩徐に進行するため、慢性のうっ血性心不全になりやすいのが特徴です。また、体重増加や下腿浮腫が症状として表れ、心拡大を伴います。CS1と複合する場合には、血管拡張薬を使用します。

③CS3の治療

CS3は血圧が低下するタイプで、低灌流の状態になります。心臓から血液を送り出せないために、低心拍出量の症状がメインになります。これは**LOSの状態**ですので、患者の元気がなくなります。病棟では、食欲がなくなってくるため注意します。強心薬で心臓の動きを助けてあげますが、血圧が低すぎる場合には血管収縮薬を使用することもあります。

心不全の薬物治療

急性心不全は、心不全そのものの治療になります。具体的には、①血管拡張薬（開く）、②利尿薬（引く）、③昇圧薬・強心薬（叩く）です（表3）。慢性心不全では心臓を保護する治療を行います。心不全では交感神経が亢進しますが、これが長期にわたると心筋壊死や線維化が起こりリモデリングの原因になるため、心臓を休ませます。また、心不全になるとRAA系が亢進することにより血管抵抗上昇、交感神経活性、心肥大が起こるため、これらを抑制する治療となります（表4）。

表3　急性心不全の主な治療薬

目的	一般名	主な商品名など	特徴	注意点
血管拡張薬（開く）	硝酸薬	ミオコール® ニトロール®	●低用量：静脈拡張⇒前負荷軽減 ●高容量：動脈拡張⇒後負荷軽減 ●肺うっ血を改善する	●冠状動脈拡張作用あり ●48時間で耐性出現
	ANP製剤	ハンプ®	●血管拡張作用による後負荷軽減 ・利尿作用による前負荷軽減もある	●急激な血圧低下に注意
利尿薬（引く）	ループ利尿薬	ラシックス® ダイアート®	●利尿作用による心臓の負担を軽減する（前負荷軽減） ・即効性がある ・持続投与によるリバウンド軽減	●腎臓悪化のリスクあり ●低カリウム血症
	トルバプタン	サムスカ®	●利尿作用が大きい（水利尿） ●間質から水を引いてくるため腎機能が悪化しにくい	●高ナトリウム血症
強心薬、昇圧薬（叩く）	ドブタミン	ドブトレックス®	●強心作用が主体 ・血管拡張作用もある ・昇圧作用は強くない	●不整脈、頻脈、動悸、息切れ
	ドパミン	イノバン®	●強心作用と昇圧作用がある ・利尿作用もあるがエビデンスなし	●不整脈、頻脈、動悸、息切れ
	ノルアドレナリン	ノルアドレナリン	●強力な血管収縮作用により後負荷を上昇させる ・心原性ショックの第一選択	●徐脈、頭痛、めまい ・過量投与で心拍出量低下

　心不全はいったん発症すると、進行して入退院を繰り返すことになり、徐々にこの間隔も短くなってきます。そのため、予後を改善し、心不全の増悪を予防していくことが目的となります。

表4　慢性心不全の治療薬

目的	種類	主な商品名など	特徴	注意点
心臓を保護する	ACE阻害薬（アンジオテンシン変換酵素阻害薬）	レニベース® ロンゲス® エナラプリル	●心臓の負担を軽減 ・心不全でのRAA系を抑制する	●空咳、めまい、血管浮腫、高カリウム血症
	ARB（アンジオテンシンⅡ受容体拮抗薬）	ブロプレス® オルメテック® ミカルディス®	●心臓の負担を軽減 ・心不全でのRAA系を抑制する	●めまい、高カリウム血症、低血圧
	β遮断薬	アーチスト® メインテート®	●交感神経を抑制して、心拍数や血圧を抑えて心臓の仕事量を軽減させる	●徐脈、めまい、血圧低下 ●喘息悪化

参考文献

1. 日本循環器学会，日本心不全学会，日本胸部外科学会，他：急性・慢性心不全診療ガイドライン（2017年改訂版）．https://www.j-circ.or.jp/cms/wp-content/uploads/2017/06/JCS2017_tsutsui_h.pdf（2022/6/28アクセス）
2. 江島豊，及川千代：循環管理．加藤正人，星邦彦，長谷川正志 編著，ICUエキスパートナーシング（改訂第2版）．南江堂，東京，2010：91-96，121-131.

意識障害の鑑別のため、状態を把握し検査処置を実施する

長﨑一美

　糖尿病合併症のうち、高度のインスリン作用不足によって引き起こされる急性代謝失調が急性合併症です。急性合併症には、**糖尿病性ケトアシドーシス（diabetic ketoacidosis：DKA）**と、**ケトン産生量が比較的少ない高浸透圧性高血糖症候群（hyperosmolar hyperglycemic syndrome：HHS）**があります。どちらも、種々の程度の意識障害をきたし、重度な場合は昏睡に陥ります[1]。

血糖値の測定とともに検査処置の準備をする

　意識障害を引き起こす原因疾患や要因を表1に示します。糖尿病患者で意識障害がある場合は、まず脳血管障害と同時に血糖の異常を疑い、全身状態の確認と血糖値を測定することが重要です[1]。**POCT（point of care testing：臨床現場即時検査）**血糖測定器で血糖値を確認し、血液・尿検査、心電図、血液ガス分析の準備をしましょう[2]。DKA/HHSの鑑別などについては、図1、表2を参照してください。

検査処置の実施

　静脈に輸液ラインを確保し、医師の指示にもとづき生理食塩水などの輸液を開始します。尿道留置カテーテルを挿入し、心電図モニターを装着します。初期対応時のX線やCTなどの検査指示が出された場合には、早急に対応できるよう準備しましょう[2]。

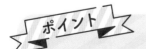
ポイント

SGLT2阻害薬の投与によって、高血糖がなくてもDKAを起こすことがあります。

表1　意識障害を起こす主な原因・要因（AIUEO TIPS）

A	Alcohol	急性アルコール中毒	T	Trauma	頭部外傷
I	Insulin	血糖異常		Temperature	高・低体温
U	Uremia	尿毒症	I	Infection	感染症（脳炎、髄膜炎）
E	Endocrine	内分泌疾患	P	Psychiatric	精神疾患
	Electrolytes	電解質異常		Porphyria	ポルフィリア
	Encephalopathy	脳症（肝性、ウェルニッケ）	S	Stroke/SAH	脳出血、脳梗塞、くも膜下出血
O	Oxygen	低酸素		Seizure	けいれん重積
	Opiate/Overdose	麻薬/薬物中毒		Syncope	失神
				Shock	ショック

青地：器質的な脳障害、白地：二次的な脳機能障害、その他

1．菊原伸子：糖尿病急性合併症 ①種類と特徴．柏崎純子 編，見てできる臨床ケア図鑑 糖尿病看護ビジュアルナーシング 改訂第2版．学研メディカル秀潤社，東京，2021：171．
2．医療情報科学研究所 編：病気がみえるvol.7 脳・神経 2版．メディックメディア，東京，2019：549．
以上2文献を改変して転載

図1　糖尿病患者の意識障害の鑑別

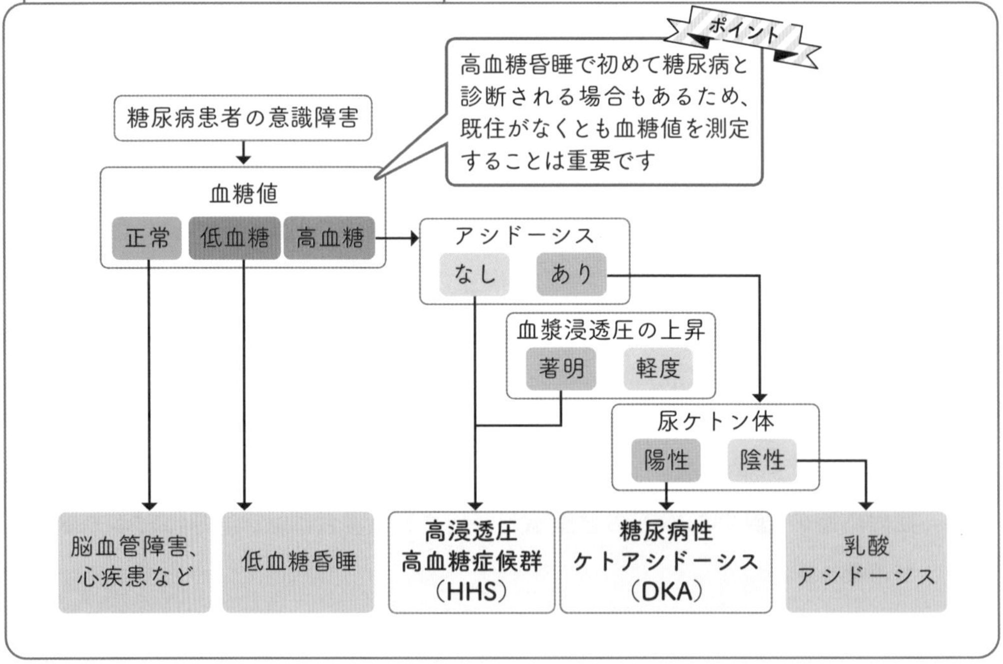

ポイント
高血糖昏睡で初めて糖尿病と診断される場合もあるため、既住がなくとも血糖値を測定することは重要です

糖尿病患者の意識障害 → 血糖値（正常／低血糖／高血糖）

アシドーシス（なし／あり）

血漿浸透圧の上昇（著明／軽度）

尿ケトン体（陽性／陰性）

- 脳血管障害、心疾患など
- 低血糖昏睡
- 高浸透圧高血糖症候群（HHS）
- 糖尿病性ケトアシドーシス（DKA）
- 乳酸アシドーシス

医療情報科学研究所 編：病気がみえるvol.3 糖尿病・代謝・内分泌 第5版．メディックメディア，東京，2019：68．より改変して転載

表2　DKAとHHSの鑑別

	糖尿病性ケトアシドーシス（DKA）	高浸透圧高血糖状態（HHS）
病態	インスリン絶対的欠乏	高度脱水
発症前の既往、誘因	インスリン注射の中止または減量、インスリン抵抗性の増大、感染、心身ストレス、清涼飲料水の多飲、SGLT2阻害薬の投与	感染症、脱水、手術、脳血管障害、薬剤（副腎皮質ステロイド、利尿薬、高カロリー輸液、SGLT2阻害薬）、内分泌疾患（クッシング症候群、バセドウ病）、心疾患
発症年齢	若年者（30歳以下、1型糖尿病）が多い	高齢者（2型糖尿病）が多い
前駆症状	激しい口渇、多飲、多尿、体重減少、はなはだしい全身倦怠感、消化器症状（悪心、嘔吐、腹痛）	明確かつ特異的なものに乏しい倦怠感、頭痛、消化器症状
身体所見	脱水（＋＋＋）、発汗（－）、アセトン臭（＋）、クスマウル大呼吸、血圧低下、循環虚脱、脈拍頻かつ浅、神経学的所見に乏しい	脱水（＋＋＋）、アセトン臭（－）、血圧低下、循環虚脱、神経学的所見に富む（けいれん、振戦）
血糖値	中〜高度上昇（250〜1000mg/dL）	高度に上昇（600〜1500mg/dL）
尿中ケトン体	強陽性（＋）〜（＋＋＋）	陰性から弱陽性（－）〜（＋）
血中ケトン体	高度上昇（血清総ケトン体3mM以上）	正常〜わずかに上昇
血液ガス pH	7.3以下（アシドーシス）	7.3〜7.4
血液ガス HCO₃⁻	≦18mEq/L	>18mEq/L
血液ガス PaO₂	低下	正常
有効浸透圧	軽度上昇（正常〜300mOsm/kg）	著明に上昇（320mOsm/kg以上）
Na	正常〜軽度低下	>150mEq/L
K	軽度上昇、治療後低下	軽度上昇、治療後低下
Cl	95mEq/L未満のことが多い	正常範囲が多い
FFA	高値	ほぼ正常（時に低値）
BUN/Cr	増加	著明に増加
乳酸	約20%の症例で>5mM	しばしば>5mM、血液pH低下に注意
その他の特徴	反復傾向あり、白血球が上昇することが多い	改善後は血糖コントロール良好
鑑別を要する疾患	脳血管障害、低血糖、他の代謝性アシドーシス、急性胃腸障害、肝膵疾患、急性呼吸障害	脳血管障害、低血糖、けいれんを伴う疾患
注意すべき合併症（治療経過中に起こり得るもの）	脳浮腫、腎不全、急性胃拡張、低カリウム血症、急性感染症	脳浮腫、脳梗塞、心筋梗塞、心不全、急性胃拡張、横紋筋融解症、腎不全、動静脈血栓症、低血圧

日本糖尿病学会 編著：糖尿病治療ガイド2020-2021，文光堂，東京，2020：80，より改変して転載

Part **3**

疾患・病態の知恵袋

Column

①清涼飲料水ケトーシス

　糖を含む清涼飲料水の過剰摂取によって起こるケトーシスのことを清涼飲料水ケトーシスといいます。青年期男性で比較的軽症の2型糖尿病患者に好発し、多くは肥満を有します。

　治療は、軽症例ではインスリン皮下注射をします。ケトアシドーシスをきたす重症例では、DKAに準じて治療します。多くの場合はインスリン療法から離脱し、食事療法や運動療法、経口血糖降下薬でのコントロールが可能ですが、治療を中断しやすいため、治療の継続や日常生活への支援が重要[2]です。

②アニオンギャップ

　DKAの際、ケトン体の増加によりアニオンギャップが増大します。

　アニオンギャップは、血中の陽イオン（Na^+、K^+、Ca^+など）の総量と陰イオン（HCO_3^-、Cl^-）の合計の差、$Na^+ - (Cl^- + HCO_3^-)$ で計算します。基準値は 12 ± 2 mEq/Lです。

（長﨑一美）

引用文献

1. 医療情報科学研究所 編：病気がみえる vol.3 糖尿病・代謝・内分泌 第5版．メディックメディア，東京，2019：68-73．
2. 柏崎純子 編：見てできる臨床ケア図鑑 糖尿病看護ビジュアルナーシング 改訂第2版．学研メディカル秀潤社，東京，2021：170-182，316-320．

DKA（糖尿病性ケトアシドーシス）/HHS（高浸透圧高血糖症候群）②

DKAとHHSの治療と合併症を理解して再発予防に努める

長﨑一美

糖尿病性ケトアシドーシス（DKA）の治療

DKAの基本的な治療方針は、輸液とインスリン投与による脱水・インスリン不足の改善です（表1）。インスリンの投与方法は静脈内注射を原則とします。脱水により吸収が不安定であるため、皮下注射は通常行いません[1]。

急激な浸透圧と血糖値の低下は脳浮腫を起こし致命的となるため、急激な血糖・血清ナトリウムの補正は避ける必要があります[1]。また、短時間に大量の水分が身体に入るため、**心不全を起こす可能性**があります[2]。

カリウムは、インスリン投与によりブドウ糖とともに細胞内に移行するため、治療により血清カリウムは急速に低下します。電解質検査は頻回に行い、必要に応じて**カリウムを補充**します[1]。

アシドーシスの原因はケトン体です。インスリン投与によりケトン体産生が抑制されると、これに伴ってアシドーシスも改善するため、原則として補正の必要はありません。炭酸水素ナトリウムを用いる治療は、pH7以下の致命的なアシドーシスの場合に限定されます[1]。

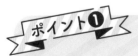
ポイント❶

DKAの治療では、脱水・高血糖・電解質異常の補正が大切です。

表1　DKAの治療

	初期（0〜4時間）	以後
輸液	●生理食塩水を用いて、2〜3L補う ・Na＜155mEq/Lなら生理食塩水 ・Na≧155mEq/Lなら1/2生理食塩水	●輸液のスピードを初期の半分程度に落として、尿量をみながら輸液量を調節する ●血糖値が250〜300mg/dLになったらブドウ糖含有の輸液へ変更
インスリン	●速効型インスリン0.1U/kg/時を静脈内持続注入	●血糖値に合わせてインスリンを増減して継続 ●経口摂取可能となれば皮下注射を併用し、徐々に皮下注射のみに切り換える
電解質補正	●K：4〜5mEq/Lを目標に補充（5mEq/L以下で10mEq/時、3.5mEq/L以下で20mEq/時） ●P：2mg/dL以下であれば補充を考慮	
アシドーシス補正	●原則として補正の必要なし ●pH＜7であれば炭酸水素ナトリウム（メイロン®）投与を考慮	

医療情報科学研究所 編：病気がみえる vol.3 糖尿病・代謝・内分泌 第5版. メディックメディア，東京，2019：73. より引用

高浸透圧高血糖症候群（HHS）の治療

　　HHSの治療は、DKAと同様ですが、輸液による脱水の補正がより重要となります[1]。あわせて、発症のきっかけとなった誘因の除去（前稿「DKA/HHS①」表2、p.341）も重要です[2]。インスリンの分泌能は比較的保たれているため、インスリン投与量はDKAより少量でよい場合が多くあります[1]。

　　高齢者では、心血管障害や腎障害などの基礎疾患を有している可能性があり、治療中に重篤な合併症をきたすことがあるため[2]、注意が必要です。

ポイント❷

　　HHSの治療では、脱水の補正と誘因除去が大切です。

DKA/HHS治療中の合併症

治療過程での合併症予防は、早期発見と対処が重要です。頻回な血糖値や電解質、バイタルサインのチェックと意識状態や全身の観察を行います（表2〜3)[2]。

表2　DKA治療中の合併症

合併症	予防	対処
脳浮腫	●定期的な意識レベルの観察 ●CT、MRI撮影	●マンニトール投与
低血糖	●血糖値の定期的な測定	●50%ブドウ糖液（10〜20mL）の静脈内注射
低カリウム血症	●カリウムの定期的な測定 （1〜2時間ごと） ●心電図異常の観察	●5.0mEq/L以下でカリウムの補充
●その他の合併症：心不全、肺水腫、横紋筋融解症、動静脈血栓症、播種性血管内凝固症候群 （disseminated intravascular coagulation：DIC）など		

菊原伸子：糖尿病急性合併症 ②高血糖昏睡. 柏崎純子 編, 見てできる臨床ケア図鑑 糖尿病看護ビジュアルナーシング 改訂第2版. 学研メディカル秀潤社, 東京, 2021：178. より改変して転載

表3　HHS治療中の合併症

合併症	予防	対処
横紋筋融解症	●筋逸脱酵素系の定期的な測定 ●症状の観察〔筋肉痛、筋力低下、四肢脱力、しびれ、赤褐色尿（ミオグロビン尿）、倦怠感、腎不全症状の徴候〕	●輸液 ●急性腎不全の場合は血液透析
血栓塞栓症・DIC	●抗凝固系の定期的な測定 ●症状の観察（皮膚紫斑、点状出血、臓器症状の徴候）	●抗血栓症薬の投与
心不全（肺水腫）	●輸液の投与量、注入速度の管理 ●全身状態の観察	
●その他の合併症：ショック、脳浮腫、低血糖など		

菊原伸子：糖尿病急性合併症 ②高血糖昏睡. 柏崎純子 編, 見てできる臨床ケア図鑑 糖尿病看護ビジュアルナーシング 改訂第2版. 学研メディカル秀潤社, 東京, 2021：181. より改変して転載

DKA/HHSの再発予防

①DKA/HHSに至った原因を考える

　患者本人や家族から、生活状況や療養の詳細について聞き取りましょう。既往や誘因については、前稿「DKA/HHS①」表２（p.341）を参照しながら、一緒に確認しましょう。

②患者・家族の思い、おかれている状況を確認する

　DKA/HHSに至るまでに、患者や家族の思いや社会的要因など、さまざまな事柄が影響している可能性があります。要因によっては、糖尿病の知識があっても血糖値の管理が十分に行えないことがあることを考慮し、必要な場合は多職種と連携し調整しましょう。

③対応策を一緒に考える

　患者本人が問題点や改善したほうがよい事柄に気づき、改善方法を自ら決めることが重要です。患者本人が決めることができない場合は、看護師が一緒に考えながら提案し、そのなかから決めてもらいましょう。

④継続的に支援する

　入院中に患者本人が決めた改善方法を退院後も実施できているか、継続して支援します。また、新たな問題が生じていないか外来へ申し送り、確認しましょう。

引用文献

1. 医療情報科学研究所 編：病気がみえる vol. 3 糖尿病・代謝・内分泌 第５版. メディックメディア，東京，2019：68-73.
2. 柏崎純子 編：見てできる臨床ケア図鑑 糖尿病看護ビジュアルナーシング 改訂第2版. 学研メディカル秀潤社，東京，2021：170-182，316-320.
3. 日本糖尿病学会 編：糖尿病治療ガイド2020-2021. 文光堂，東京，2020：78-79.
4. 医療情報科学研究所 編：病気がみえる vol. 7 脳・神経 第２版. メディックメディア，東京，2019：549.

けいれん

けいれん発作を発見したら、その場を離れずに応援要請し、A（気道）・B（呼吸）・C（循環）・D（意識）の観察と確保を行う

木村慶子

　けいれんとは、脳内に起こった異常な電気刺激が骨格筋に伝達し、全身あるいは部分的に、筋肉が繰り返し不随意に収縮する状態です（表1）。

　原因としては、脳の器質的障害によるもの、電解質異常、薬剤起因性、低血糖など全身性疾患による二次的な脳障害、過換気症候群などの心因性などがあります。

表1　けいれんの種類

		強直性けいれん	● 筋肉が硬直して硬くなる ● 歯を食いしばり、背を弓なりに反らせる
全般発作	両側大脳半球に異常電気活動が生じ、意識障害と四肢のけいれんを伴う全身性のけいれん	間代性けいれん	● 筋肉が収縮と弛緩をくり返す ● ガクガクと四肢がリズミカルに震える
		強直間代性けいれん	● 強直性けいれんの後に間代性けいれんがみられる
部分発作	脳の局所に限局した部分に異常興奮が生じ、身体の一部にのみけいれんを生じるもので、意識は保たれる		

けいれん発作を発見したらその場を離れずにナースコールや大声で応援要請し、観察と確保を行う

　　けいれん発作を発見したら、その場を離れずに症状の観察・随伴症状に伴う合併症の予防を行います。応援看護師は医師へ報告を行い、すぐに救急カートやモニター類を持って駆けつけます。発見者は、A（Airway：気道）・B（Breathing：呼吸）・C（Circulation：循環）・D（Dysfunction of CNS：意識）で初期観察を行います。

　　心電図モニター、SpO_2モニターを装着しバイタルサインの測定を行い、低酸素状態や不整脈の有無などを観察します。けいれん時は、全身の筋肉の収縮や脳代謝の亢進に伴い酸素を多く消費します。さらに、呼吸抑制を生じ低酸素脳症が起こる可能性があります。また、意識消失により唾液や嘔吐物、気道内分泌物による気道閉塞や窒息の可能性もあります。そのため、呼吸数や呼吸パターン、チアノーゼの有無やSpO_2の値を観察し、必要であれば気道確保や酸素投与などの呼吸補助を行います。

　　けいれん発作時には、その後の的確な治療へ向けて、意識障害はあるのか、けいれんの様式、持続時間、眼球偏位の有無などの観察が重要です。けいれん発作中では、意識障害に伴う外傷や転倒・転落を予防するための環境調整にも注意が必要です。歯を食いしばったり、舌を咬んでいることもあるため、口腔内も観察します。また、けいれんによる脳の一時的な血流低下により、一過性の麻痺が生じる場合もあります（Todd麻痺）。

けいれんが30分以上持続すると脳への不可逆性変化を引き起こすため、すみやかにけいれんを止める

　　点滴ルートがあるかチェックし、末梢静脈路確保の際に採血や血糖測定を行います。抗けいれん薬を服用中であれば、血中濃度の測定など医師の指示を仰ぎます。

　　けいれんを止める際の第一選択薬はジアゼパムです。末梢静脈路の確保が難しい場合は筋肉注射も可能です。薬剤投与後の反応も観察し、医師の指示に沿って、必要時には追加します。

参考文献
1.　百田武司, 森山美知子：エビデンスに基づく脳神経看護ケア関連図. 中央法規, 東京, 2014：40-48.
2.　村上友悟：脳神経の何か変？. 高木靖 監修, 症状・訴えで見分ける患者さんの「何か変？」（異変に気づいた時の行動がわかる）日総研, 名古屋, 2017：138-141.

索引

ICUナースの知恵袋

2022年9月3日　第1版第1刷発行

編集　藤野　智子
発行者　有賀　洋文
発行所　株式会社　照林社
〒112-0002
東京都文京区小石川2丁目3-23
電話　03-3815-4921（編集）
03-5689-7377（営業）
https://www.shorinsha.co.jp/
印刷所　共同印刷株式会社

検印省略（定価はカバーに表示してあります）
ISBN978-4-7965-2566-4